Dérives perverses dans le couple et blessures d'enfance

Études Psychanalytiques
Collection dirigée par Alain Brun et Joël Bernat

La collection *Études Psychanalytiques* veut proposer un pas de côté et non de plus, en invitant tous ceux que la praxis (théorie et pratique) pousse à écrire, ce, « hors chapelle », « hors école », dans la psychanalyse.

Dernières parutions

Françoise PEYPOUDAT, *Regards psychanalytiques sur la formulette de tradition orale, Les enjeux de la transmission,* 2019.
Nafissa BOUKERCHE-DELMOTTE, *Clinique et politique de la douleur,* 2019.
Cléopâtre ATHANASSIOU-POPESCO, *L'organisation du moi, À propos du parasitisme,* 2019.
Julien MAUCADE, *La radicalisation ou La résurrection du père par le fanatisme*, 2018.
Jean-Tristan RICHARD, *Handicaps, institutions et psychanalyse*, 2018.
Béatrice BÉRARD, Lydie CAMUS, Laurent KOELBLEN, Marie-Sarah NÉJADI, Dorit PERL, Christine ZIMAMOU-PRIGENT, *Perversion – Variations sur un thème*, 2018.
Catherine COMBASE, *Histoire de Psyfa – Psychanalyse et famille*, 2018.
Radu CLIT, *Du trauma à l'écriture, un point de vue sur la création littéraire de Herta Muller*, 2018.
Claude NACHIN, *Abrégé de psychanalyse*, 2017.
Cléopâtre ATHANASSIOU-POPESCU, *L'observation d'un bébé de zéro à deux ans dans sa famille. Commentaire psychanalytique*, 2017.
Abderrahmane SI MOUSSI et Mira OURARI-SI MOUSSI, *La psychothérapie psychanalytique en Algérie, Névrose individuelle et névrose collective,* 2017.
ASSOCIATION LA MAISON VERTE, *Prévention, vous avez dit prévention ?*, 2017.
Dominique WINTREBERT, Georges HABERBERG et Élisabeth LECLERC-RAZAVET (dir.), *Rencontres avec la castration maternelle*, 2017.
Guillemette BALSAN, *Temps et mélancolie, Après coup l'adolescence*, 2017.
Franca MADIONI (dir.), *Figures du vide. Psychopathologie et hypermodernité*, 2017.
Vladimir MARINOV, *Le démiurge et le funambule. Brancusi & Giacometti,* 2017.
Michelle MORIN, *De la création en art et littérature*, 2017.

Jeanne Defontaine

Dérives perverses dans le couple et blessures d'enfance

Préface de Philippe Robert

L'Harmattan

5-7, rue de l'Ecole-Polytechnique, 75005 Paris

http://www.editions-harmattan.fr

ISBN : 978-2-343-17575-1
EAN : 9782343175751

Dédicace

À la mémoire de Bernard Defontaine.

Toute ma reconnaissance pour la beauté et la richesse de nos échanges qui font que ce livre existe.

REMERCIEMENTS

Je dédie ce travail aux couples, aux familles et aux patients en souffrance qui ont accepté de m'accueillir dans leur espace d'intimité pour me fournir matière à penser.

Mon affectueuse reconnaissance à madame Reine *Hadjadj pour son aide dans l'accomplissement de cet ouvrage.*

Je voudrais remercier Joël Bernat pour ses encouragements et le soin diligent porté à ce livre.

PRÉFACE

Le couple, dans sa réalité, n'est pas un objet d'étude pour les psychanalystes. Le discours comme vecteur de la représentation psychique, favorisé par la régression, pourrait être recouvert par le perceptif. Au moins jusqu'au « tournant » de 1920, l'objet est relativement contingent du moment que la pulsion est satisfaite. Pourtant c'est dans *Pour introduire le narcissisme* que Freud évoque déjà deux types de choix d'objet – narcissique ou par étayage – répétant ainsi la relation primaire mère-bébé. Mais, même si ce texte porte en germe l'idée d'un narcissisme groupal, nous restons dans une dimension intrapsychique.

Il a fallu attendre les travaux de Jean Lemaire pour penser une lecture intersubjective – et pas seulement interactionniste – des liens d'alliance. La dimension inconsciente dans le choix du conjoint s'inscrit dans une réciprocité et/ou une complémentarité. René Kaës précisera ce point de vue à travers sa conception des alliances inconscientes et en particulier celle du pacte dénégatif.

Des différents points de vue, émerge l'idée d'une répétition d'éléments non liés et non transformés de l'infantile, lui-même traversé par des dimensions trans subjectives et en l'occurrence trans-générationnelles.

À la suite de Pichon Rivière, Janine Puget et Isidoro Berenstein, en développant une certaine lecture du lien, prennent en compte la dimension du socius et de l'actuel. J'ai moi-même souligné que le couple réinterrogeait constamment l'imbrication réalité interne/réalité externe ainsi que répétition et actuel.

Comme nous le savons, Paul-Claude Racamier – comme la plupart des groupalistes - a travaillé avec des patients psychotiques. La question des limites et des frontières psychiques parcourt son œuvre. Celles-ci ne se limitent pas à une lecture psychopathologique, mais à ce qui fonde l'origine de la vie psychique et de façon paradigmatique, sa capacité à se séparer de l'autre. Cela réfère au deuil originaire qui, s'il ne peut s'effectuer, signe des processus de répétition mortifère, éventuellement liés à des deuils non faits dans les générations antérieures.

Le livre de Jeanne Defontaine est à la fois précieux, solide, et ouvert.

Il est précieux car il montre la nécessite de développer les travaux sur les liens d'alliance, permettant de penser – ce qui est en creux dans l'ouvrage – l'imbrication des liens de couple et de famille. Si le lien est une relation en valeur absolue, c'est-à-dire positive ou négative, il peut, par un trop-plein d'excitation, devenir une ligature avec l'impossibilité de reconnaître l'altérité. Soulignons l'aspect processuel de la conjugalité. La « lune de miel » organise une forme de clivage préservant une zone aconflictuelle où le Je et le Nous se trouvent indifférenciés. Les crises, dans leur valence mutative, favoriseront l'accès à l'ambivalence et à une forme de deuil. C'est à cette condition que l'autre n'est plus réductible à l'objet ou à un double narcissique. Un des intérêts du livre de Jeanne Defontaine est de souligner l'aspect structurel de certains fonctionnements de couple barrant l'accès à l'ambivalence.

Cet ouvrage est solide car il s'appuie sur une théorie forte forgée à l'expérience de la clinique. Si Laplanche propose la notion de « situation anthropologique fondamentale », Racamier s'en différencie quelque peu en décrivant différents niveaux de séduction et en particulier une séduction porteuse de négatif, qui rend impossible la séparation psychique. Notons par ailleurs que plus celle-ci est revendiquée, et moins elle est réalisée. Certains sujets pourraient souhaiter constituer un couple pour se séparer de leur famille d'origine ce qui serait la meilleure façon de rester dans l'incestuel.

Si Jeanne Defontaine explicite, en s'appuyant sur les travaux d'André Carel, la confusion entre intime et privé, elle propose également une lecture précise et originale des couples « frère/sœur » que nous rencontrons fréquemment en thérapie. Le lien reste indéfectible, barrant « en même temps » l'accès à la conjugalité, via en partie l'investissement impossible de la sexualité génitale.

Par ailleurs Jeanne Defontaine articule finement sa conception du meurtriel comme meurtre du sujet dans le prolongement d'une tentative de faire le deuil de ce qui n'a pas existé. Les liens premiers défaillants sont souvent pensés dans une emprise et dans une aliénation, et moins dans l'absence d'une séduction narcissique bien tempérée.

Enfin ce livre montre la très grande ouverture théorico-clinique de Jeanne Defontaine. Les présentations cliniques ne sont pas de simples vignettes « illustratives », mais soutiennent à chaque fois le déploiement d'un processus.

Une lecture trop rapide pourrait nous faire regretter un chapitre portant sur le travail de contre-transfert. C'est une dimension fondamentale en thérapie de couple – comme j'ai déjà eu l'occasion de le souligner – et particulièrement dans ces configurations de liens. Mais à chaque fois l'auteur nous fait percevoir les doutes et les incertitudes auxquels se confronte son cadre interne. Nous pouvons reconnaître chez elle ses qualités exceptionnelles d'écoute à travers les situations cliniques ; le travail de contre-transfert apparaît constamment, en particulier lorsque nous sommes en prise avec la perversion.

C'est l'une des qualités remarquables de cet ouvrage : maintenir vivante la théorie en la faisant avancer à l'épreuve de la clinique.

Philippe Robert

INTRODUCTION

Il existe une abondante littérature traitant des difficultés conjugales étudiées à partir des notions de névrose et d'Œdipe. Dans cet ouvrage, nous nous proposons de renouveler le sujet en l'abordant sous un autre angle, c'est-à-dire à la lumière des concepts élaborés par Racamier, en particulier ceux d'incestualité et de meurtriel.

Pour ce faire, je me propose de mettre en évidence la pertinence du travail psychanalytique avec les familles à partir des concepts clés légués, entre autres par Anzieu et Racamier. Ils ont apporté depuis les années 80 un élan nouveau à l'extension de la psychanalyse et à la compréhension des liens conjugaux et familiaux.

Comment définir l'incestuel sinon comme le fait Racamier en 1992 : « Une relation étroite, indissoluble, entre deux personnes que pourraient unir un inceste et qui cependant ne l'accomplissent pas, mais qui s'en donnent l'équivalent sous une forme apparemment banale et bénigne. »

La tendance incestuelle dans la formation du couple est de reconstituer, de répéter avec quelqu'un de nouveau, d'étranger, quelque chose d'ancien, venu d'ailleurs et faisant partie d'une autre scène.

Il pourrait paraître paradoxal d'appliquer cette notion d'incestualité à une relation où les deux partenaires sont issus de familles différentes et n'ont donc en rien transgressé le tabou de l'inceste. En fait, dans notre pratique, nous avons découvert que les couples peuvent être pris dans des interactions pathologiques analogues à celles que l'on trouve au sein des familles dysfonctionnelles ou antœdipiennes.

C'est pourtant de cela dont il sera particulièrement question dans cet ouvrage.

Dans l'incestuel à l'origine des difficultés conjugales, c'est une modalité relationnelle le plus souvent importée de la prime enfance et qui renvoie à l'origine même de la constitution de la relation d'objet. Par exemple, deux amants s'unissent dans le partage d'une illusion d'être des jumeaux, ce qui comporte l'avantage de pouvoir vivre un équivalent de relation incestueuse frère - sœur malgré leur appartenance à des familles différentes. C'est en cela que nous pouvons considérer cette relation comme incestuelle. Des équivalents de relations père - fille, mère - fils figurent d'autres formes d'incestualité dans le couple.

Ainsi, aurons-nous la possibilité de mesurer toute l'étendue de ce concept, issu initialement du travail avec et autour de la psychose. Il donne sens à bien des pathologies de couples présentant une souffrance à la fois intrasubjective et intersubjective. Il s'agit avec l'incestuel d'un équivalent d'inceste.

Ceci n'est pas sans incidences sur la constitution des espaces psychiques et de leurs limites dans le couple marqué par l'incestualité.

De la même façon que R. Kaës a parlé d'appareil psychique groupal (1975) on peut évoquer, comme le fait J.-P. Caillot un appareil psychique conjugal[1]. À l'espace intrapsychique s'ajoute un espace intersubjectif qui entraîne une mise en commun de fantasmes d'idéaux et d'interdits mais cet espace « inter » que l'on pourrait qualifier de privé, comporte la constitution d'un espace individuel intime et secret souligné par A. Carel[2] Cet intime existe envers et contre la fusion du couple le plus soudé. C'est la non-prise en compte de cet intime qui se trouve à l'origine de bien des difficultés conjugales ou familiales. Paradoxalement l'exigence de transparence mutuelle peut côtoyer le « droit au secret » et la nécessité pour chacun d'un espace intime. Dans le cas contraire, c'est la menace d'asphyxie. Comme le souligne A. Carel reprenant le texte de P. Aulagnier le droit au secret est la condition nécessaire pour pouvoir penser. Si l'on reprend le développement d'A. Carel à propos de la topique interpsychique au sein de la thérapie familiale on pourrait avancer que l'une des formes de l'incestualité dans le couple serait un couple où les valeurs opposées de l'intime et du privé sont subverties.

Ce quant-à-soi évoqué par A. Carel s'avère même indispensable pour que la conjugalité puisse se maintenir.

Cet espace psychique intermédiaire préservant l'individualité de chacun peut, dans l'incestuel, finir par disparaître soit avec la participation d'un des deux partenaires par le moyen d'agirs intrusifs et de manœuvres confusionnantes, soit avec la complicité des deux membres du couple animés par un idéal commun de totale transparence. Nous entrons dans le domaine de la topique interactive si bien décrite par P.-C. Racamier en 1993, qui suppose un empiétement des espaces psychiques intimes, un chevauchement d'espaces illustré par le processus d'engrènement et de participation confusionnelle ainsi que par des défenses interactives.

Comment un lien conjugal imprégné d'un plus ou moins fort degré d'incestualité se crée-t-il ? Comment deux êtres sont-ils attirés l'un par l'autre au point de n'avoir qu'un désir conjoint, qu'une idée en tête, celle

---

1 CAILLOT J.-P., (2003), « Introduction à la psychanalyse du couple. Les thérapies psychanalytiques de couple », *Groupal*, 14, pp. 15-33.

2 CAREL A. (1992), « L'intime, le privé et le public », *Gruppo*, 8, p. 23.

de réaliser une unité duelle ou, ce que J.-P. Caillot appelle un « corps conjugal. » Comment au cours de leur vie de couple, peuvent-ils en venir à s'infliger des souffrances intolérables ? Au sein de ce rapport amoureux s'unissent deux histoires. Comment, ces deux problématiques s'intriquent-elles et sur quelles incidences, ce lien est-il amené à se défaire dans le désinvestissement réciproque ou dans le conflit et la haine ?

La paradoxalité est un autre aspect de la pathologie.

Cette problématique, plaçant au centre de notre réflexion l'incestuel, présente en effet un caractère d'actualité ; une évolution de la demande donne à voir la plus grande place faite aux conflits narcissiques centrés sur le mal-être et la dépression, où la paradoxalité occupe le premier plan. Bien des couples qui consultent expriment une logique paradoxale, résumée par J.-P. Caillot et G. Decherf de la façon suivante : « vivre ensemble nous tue, nous séparer est mortel [1]» J.-P. Caillot lui-même a décrit une position narcissique paradoxale « caractérisée par une relation d'objet narcissique où l'investissement narcissique de l'objet est source de sensation ou d'angoisse claustrophobique primitive. Cette sensation ou angoisse insupportable conduit à une rupture de cet investissement de l'objet. Elle est suivie d'un retrait narcissique du sujet alors en proie à une sensation ou à une angoisse agoraphobique primitive, ce qui le pousse à réinvestir narcissiquement l'objet et ainsi de suite[2]. »

Cette paradoxalité propre à l'incestuel naît d'une abrasion de la conflictualité intrapsychique au profit de malaises relationnels, de difficultés d'ordre caractériel, d'agirs répétitifs, d'addictions, de somatisations. On est ainsi amené à constater, au sein de cette symptomatologie, les incidences interactives, le rôle joué par les parents ou la famille élargie dans la constitution d'un délire, d'une somatisation ou d'une addiction.

Cette perspective met en évidence l'existence de couples et de familles prises dans l'étau de transmissions brutes[3] dont la structure constitue une entrave aux identifications œdipiennes.

Notre hypothèse de travail est que la recherche du partenaire s'appuie chez chacun d'eux sur un modèle qui sert de référence, celui de la qualité

---

1 CAILLOT J.-P. et DECHERF G. (1989), *Psychanalyse du couple et de la famille,* Paris Apsygée.

2 CAILLOT J.-P. (2003) « Introduction à la psychanalyse du couple. Les thérapies psychanalytiques de couple », *Groupal,* 14, pp. 15-33.

3 GRANJON E. (1994), « L'élaboration du temps généalogique dans l'espace de la cure de thérapie familiale psychanalytique », pp. 61-73. Conférence aux Journées d'étude de psychologie sociale clinique. Hôpital Imbert. Arles, 21 sept 1994.

de la relation primaire autrement dit, de ce que Racamier nomme relation de séduction narcissique des premiers temps de la vie.

Cette séduction par excès ou par défaut joue un rôle déterminant dans le choix d'objet du partenaire et sur la qualité du lien qui peut, au cours du temps, se transformer en une véritable ligature. Nous qualifierons de dérive ce qu'il advient de ces couples marqués à divers degrés par l'incestualité. La dérive va de la simple scène de ménage au meurtriel proprement dit, impliquant un degré maximal de perversion dans les interactions.

Nous aurons à définir ce concept de meurtriel envisagé comme le *summum* de la relation incestuelle

Considérer cet aspect du problème permet d'appréhender la souffrance conjugale sous un autre angle : celui de l'incidence d'une perversion narcissique à l'œuvre au sein de la relation conjugale. Il questionne la dimension générationnelle de chacun des partenaires, mettant au travail le problème des origines et de l'histoire qui les conduit à de telles dérives.

Telle est l'énigme présente dans certains couples : comment peuvent-ils passer de l'attirance et de l'amour le plus puissant à une relation d'hostilité et de haine ? Comment peuvent-ils osciller parfois d'une extrême à l'autre ?

Cette approche permet d'aborder la composante perverse présente dans la relation conjugale de la façon la moins passionnelle possible car le travail avec les couples sollicite fortement notre contre-transfert nous poussant parfois à contre-agir, tant il est vrai que ce travail avec les couples nous sollicite à des niveaux extrêmement profonds de notre psyché.

Je voudrais communiquer au lecteur les difficultés rencontrées dans le monde actuel à constituer et à maintenir un lien conjugal, et témoigner de mon expérience clinique face aux couples qui viennent consulter afin d'entreprendre un travail de pensée inspiré d'un modèle groupal dans un dispositif calqué sur la relation psychanalytique. Le terme de groupal est justifié car le travail avec les couples implique l'idée d'un agencement constitué par un mini groupe de trois personnes.

C'est encore plus difficile quand il y a des relations de nature meurtrielle, car le meurtriel puise ses racines dans les identifications aliénantes transgénérationnelles qui viennent parasiter la relation du couple. Ceci peut expliquer l'exercice de la relation d'emprise et la victimisation de celui qui la subit et bien souvent se rend complice de l'abus exercé par son partenaire sur sa personne. La prise de conscience ne se réalise souvent que dans un après-coup relativement tardif.

Ce problème apparaît parfois de façon si aiguë que nous pouvons légitimement nous poser la question de l'existence du mal. En effet, jamais autant que dans les couples, ne se trouve mise en jeu l'existence d'une pulsion de mort. Nous verrons comment dans l'alliance de certains couples, une forte paradoxalité règne, révélant l'existence d'une puissante désintrication pulsionnelle.

Dans la rencontre amoureuse se trouvent réactivées des relations intersubjectives voire transsubjectives vécues dans l'histoire infantile. Il faut juste trouver le partenaire adapté à ce schéma ancien qui va pouvoir être reproduit dans la relation amoureuse.

L'imago maternelle dont D. Anzieu se plaît à nous faire la description à travers le couple gémellaire renvoie à une situation archaïque, celle de la relation primaire où le bébé n'est pas vraiment distinct de sa mère. C'est, comme on va le voir, la même confusion qui peut trouver à se reproduire dans maints couples où l'un devient le bébé de l'autre, à protéger continûment ou à sauver.

Le terme d'incestuel renvoie à l'inceste sous l'angle non génitalisé. C'est un mode relationnel où prime la dimension narcissique du lien conjugal de même que l'empreinte archaïque du lien primaire.

C'est pourquoi lorsqu'un couple vient consulter en raison de problèmes sexuels et que l'on est conduit à repérer une relation fortement marquée par l'incestualité, on s'aperçoit bien vite que le problème sexuel ne constitue qu'un aspect superficiel de sa relation. Comme Racamier le constate, l'incestuel est à la fois sexuel -non-sexuel. En effet, il se trouve que la vraie difficulté qui émerge par-delà le problème sexuel, c'est l'affrontement de deux narcissismes. Il est nécessaire de mesurer la part jouée par la faille narcissique au sein de l'interrelation conjugale surtout lorsqu'elle est marquée par l'incestuel.

Enfin viendra la question de savoir ce qu'il en est de l'engendrement et de la transmission dans les couples aux héritages incestueux.

CHAPITRE 1 : LA PLACE DE LA SÉDUCTION DANS L'INCESTUEL

La relation de séduction narcissique des premiers temps de la vie est une chose normale et même nécessaire au bon développement de l'enfant, mais les choses se gâtent quand elle se prolonge indéfiniment, et que le deuil de cette relation idyllique entre la mère et le bébé ne peut se faire. Cette fixation va marquer d'une empreinte narcissique toutes les relations d'objet ultérieures pour les incestualiser. Le modèle de la séduction qui se joue initialement entre la mère et le bébé, autrement dit la séduction primaire, frappe de son estampille la relation de séduction amoureuse.

Dire que la séduction est énigme, c'est souligner son caractère obscur voire ambigu. Elle est énigmatique car elle est à la fois un élément positif, du côté d'Éros promoteur de sexualité donc de vie mais elle peut être aussi au service de la destruction et de la mort. Il y a en effet à distinguer la séduction séduisante du côté d'Éros de la séduction séductrice beaucoup plus dangereuse car porteuse de négatif. Comment faire le partage entre ces deux aspects de la séduction ?

Il faut tout d'abord souligner que la séduction s'organise dans un cadre intersubjectif, c'est-à-dire qu'il faut un ou plusieurs autres pour qu'elle s'instaure. Nous avons besoin de la présence de l'autre et même de plusieurs autres pour vivre et nous développer. Cet autre, c'est d'abord la mère ou son substitut, l'objet primordial qui nous permet de survivre et de nous réaliser comme sujet, mais c'est aussi notre environnement qui a un rôle effectif dans l'accès à notre identité. Il est nécessaire, Winnicott nous l'a bien appris, d'intégrer le regard maternel sur nous pour pouvoir être capable de porter un regard sur nous-même. L'autre est ainsi celui par qui le désir advient. Pas de sexualité possible sans l'émergence de l'objectalité. L'impact narcissique de la séduction est évident, il est à l'origine de la qualité du narcissisme, non dans une phase anobjectale hypothétique, mais toujours au sein la relation à l'autre.

C'est la découverte de la face négative de la séduction qui se présente d'abord dans l'œuvre de Freud. Elle concerne la pathologie de jeunes femmes hystériques qui viennent le consulter. Il en ressort une théorie de la séduction qui consiste à la lier à ou à la rapprocher d'une séduction réelle exercée dans l'enfance par un adulte, en général le père ou l'oncle.

C'est dans ces séductions d'un adulte sur un enfant que Freud va situer l'origine et la source de la névrose ultérieure qui pourra se manifester par des troubles psychiques et somatiques.

Freud va abandonner ultérieurement cette théorie en convenant que tous les pères ne sont pas incestueux. Il va donc mettre les symptômes hystériques sur le compte de fantasmes inconscients. C'est ainsi qu'il sera conduit par ce biais à découvrir la sexualité infantile. Mais il ne renoncera jamais totalement à sa *Neurotica.*

La théorisation par l'après-coup qu'il élabore à la suite de sa découverte est fondamentale car elle va mettre en évidence l'incidence de facteurs internes indéniables qui sortent la séduction de son caractère factuel. Schématiquement, cette théorie suppose que le traumatisme se produise en deux temps séparés l'un de l'autre par la puberté. Elle apporte ainsi une perspective temporelle qui postule que rien ne s'inscrit dans l'inconscient humain à moins qu'il n'existe deux événements, séparés dans le temps par un moment de mutation permettant au sujet de réagir autrement que lors de la première expérience. Le premier temps, celui de l'effroi, confronte le sujet non préparé à une action sexuelle hautement significative mais dont le sens ne peut être assimilé. Cet événement est qualifié de sexuel -pré-sexuel. Il arrive à un sujet qui n'est pas capable d'émotion sexuelle (absence de maturité somatique). Laissé en attente au plan manifeste, le souvenir n'est ni pathogène ni traumatisant. Il ne le devient que par la réminiscence de la première scène, lors d'une seconde, associée à la première par l'entremise du fantasme inconscient. Le processus est situé à la barrière qui sépare deux époques psychiques. L'une, où l'appareil psychique n'est pas préparé et où l'événement premier est vécu comme non sexuel et une autre plus tardive où l'événement anodin prendra une signification sexuelle, mais ceci en fonction d'un mécanisme interne qui lui confère un sens sexuel et traumatique. C'est pourquoi Freud affirme que « l'hystérique souffre de réminiscences. »

Le deuxième axe de recherche qui sert de développement à la théorie de la séduction dans l'optique freudienne concerne la séduction précoce[1]. Il s'agit du rôle de la mère « Ce fut la mère qui dans l'accomplissement des soins corporels donnés au bébé a provoqué et même éveillé pour la première fois des sensations de plaisir dans l'organe génital. »

À partir de ces constatations, deux voies s'ouvrent à nous : soit se limiter à voir dans la séduction un agir sexuel, un moyen d'accès à une

1 FREUD S. (1884), *Nouvelles Conférences sur la psychanalyse,* Paris, Gallimard, 1936.

sexualité qui ne serait pas cantonnée à sa fonction biologique ou à la physiologie de la reproduction soit y pressentir quelque chose de plus fondamental, celle d'un abord à la conscience progressive du sexuel. Telle est la façon dont J. Laplanche aborde le problème[1].

Dans son souci de mettre de côté la dimension factuelle pour aller vers sa dimension essentielle, Laplanche ne souhaite pas se limiter à la séduction restreinte, événementielle ou situationnelle (le bébé dépendant des soins de la mère). Il s'agit de comprendre comment l'adulte séducteur est impliqué dans la séduction et de voir dans celle-ci l'accès de l'enfant au sexuel. Ainsi Laplanche propose-t-il une théorie de la séduction généralisée. Elle ne peut se développer qu'en cernant avec précision l'effectivité de la séduction originaire. Les formes de liens entre le parent et l'enfant sont séductrices car elles véhiculent l'énigme du désir inconscient de l'adulte. En séduisant l'enfant, l'adulte ne sait pas quelles pulsions inconscientes le font agir. Il est donc victime de ces forces dont il ignore le sens.

Avec la séduction originaire, « Nous qualifions une situation fondamentale où l'adulte propose à l'enfant des signifiants non verbaux voire comportementaux imprégnés de signification sexuelle inconsciente »[2]. La découverte très importante dont Laplanche veut examiner les conséquences, « c'est que la sexualité commence avant la puberté, qu'elle ne doit pas grand-chose à la physiologie de la reproduction, qu'elle commence avant la maturité des glandes endocrines et avant l'apparition du langage »[3]. La séduction qui joue donc un rôle dans l'accès au sexuel ; l'adulte transmet à l'enfant sa sexualité par des messages à contenu érotique.

Voilà bien l'énigme que Ferenczi avait tenté de résoudre en utilisant avec bonheur le terme de confusion, ce qui va permettre de faire un pas de plus dans la compréhension du problème. Il y a confusion des langues entre celle de l'adulte et celle de l'enfant qui serait du côté du besoin à satisfaire alors que l'adulte serait sur le versant de la sexualité à assouvir. Au langage de la tendresse qui met en œuvre non seulement « une libido inhibée et transformée » quant au but, il est répondu par le langage de la

---

1 LAPLANCHE J. (2003), « Sur la théorie de la séduction » Nouveaux fondements pour la psychanalyse, Paris, PUF, 1987 ; et « Le genre, le sexe, le sexual », *Libres cahiers pour la psychanalyse*, *Sur la théorie de la séduction*, In Press, pp. 69-87.

2 LAPLANCHE J. (1987), *Nouveaux fondements pour la psychanalyse*, Paris, PUF.

3 DEJOURS C. (2003), « Pour une théorie psychanalytique de la différence des sexes » dans *Libres cahiers pour la psychanalyse*, In Press Edition, p. 55.

passion. Le négatif de la séduction, autrement dit la séduction séductrice soulignée par Freud dans ses premières théorisations sur l'origine de l'hystérie et la séduction férenczienne liée à la confusion des langues se rejoignent : dans les deux cas il y a trauma.

La séduction suppose l'emprise possible exercée par un adulte pervers à l'égard d'un enfant toujours en état d'immaturité, d'incapacité, d'insuffisance par rapport à l'expérience qui lui arrive. Il se trouve alors débordé par une quantité d'excitation non gérable, il est sans recours, en détresse par rapport à l'attentat sexuel perpétré. C'est dans sa réalité somato-psychique que l'enfant peut ou ne peut pas intégrer psychiquement ce qui lui arrive, d'où l'impact traumatique de la séduction.

Le surgissement du sexuel par l'action de l'adulte fait effraction chez l'enfant et comporte également un élément traumatique où la séduction dans sa dimension perverse peut jouer un rôle plus ou moins important. Soulignons l'importance de cette virtualité perverse contenue dans la séduction. Le mot de perversion se retrouve sous la plume de Freud, et Laplanche le cite, montrant ainsi qu'il a bien pris note de cette avancée freudienne dans l'exploration de cet événement.

Rapportons ici ce que Laplanche dit en substance à ce propos : que pour Freud l'anamnèse remonte toujours à des scènes archaïques où l'enfant a été soumis à « l'infection de l'adulte. » Selon Freud, cet adulte n'est pas n'importe lequel, c'est un adulte pervers « déviant quant à l'objet et quant au but puisqu'il est pervers et incestueux » et plus loin, « car on ne peut attendre des personnes qui n'ont aucun scrupule à satisfaire des besoins sexuels sur des enfants qu'elles s'encombrent de nuances dans la manière d'obtenir satisfaction. » Laplanche souligne la dimension de perversion imputée à la séduction par Freud mais la considère comme négligeable. Il souligne sur un ton ironique marqué d'une certaine incrédulité que Freud « ne démordra jamais du caractère pervers du père de l'hystérique. » Ainsi, il y a un ajustement inévitable entre l'adulte et l'enfant, c'est pourquoi Laplanche lui préfère le concept de séduction « généralisée » en raison du caractère inévitable de cette compromission entre l'adulte et l'enfant. Elle est à différencier de la séduction restreinte que Freud réservait aux actes commis par des adultes sur l'enfant et qui généraient des organisations psychopathologiques.

Laplanche théorise la séduction séduisante plus que la séduction séductrice et minimise la potentialité perverse de la séduction. Il écrit « si indéniable que soit la perversion clinique par rapport à l'enfant, cette psychopathologie doit être relativisée, restituée sur un fond que nous savons de l'errance de la sexualité humaine en général, précarité et interchangeabilité de ses buts, étrangeté et inaccessibilité de son objet[1]». En somme c'est, si l'on peut dire, à son insu que l'adulte en vient à séduire l'enfant.

Nous retiendrons avec Freud cet aspect d'une séduction séductrice aux effets destructeurs. Nous découvrons en effet, l'impact narcissique du coup porté. Derrière le sexuel, c'est donc tout le narcissisme qui est en jeu, celui d'une emprise exercée par un adulte soi-disant secourable mais qui ne pense qu'à satisfaire ses pulsions aux dépens d'un enfant qui lui, est en demande d'amour et en quête de tendresse.

Racamier va prendre très au sérieux les dangers présentés par cette séduction déviante en mesurant les conséquences qu'elle peut avoir sur le psychisme de certains patients, sur leurs capacités de penser et de fantasmer. Il faut souligner que c'est à partir de sujets psychotiques ou border-line qu'il mettra au jour l'existence de cette pathologie narcissique pouvant naître de la séduction séductrice. Toutefois, cette découverte finira par s'étendre et sortir du strict domaine de la psychose pour inclure un gradient allant de l'hystérie grave à l'état psychotique avéré. C'est pourquoi Racamier envisage deux formes de séduction : l'une est sexuelle et l'autre, nommée séduction narcissique, est première et va conditionner l'accès au sexuel. Racamier insiste en effet sur le caractère initial de la relation de séduction narcissique, et souligne sa dimension vitale et positive qui en fait une séduction séduisante. Dans la relation primaire, il y a une bonne séduction, une séduction au service de la vie. La mère et le bébé « se plaisent énormément. » Le bébé qualifie la mère et, en quelque sorte, la fait devenir mère, de même que le regard maternel a pour fonction de traiter le bébé comme un être humain et une petite personne. Cet échange primordial entre mère et bébé est à l'origine de sa croissance et de la constitution de son identité. Ce lien est de nature narcissique. Comme on peut le constater, ce narcissisme qualifiant n'est pas en contradiction avec la pulsionnalité. Il implique un investissement réciproque chez la mère et l'enfant, et relève des pulsions d'Éros. Mais on ne peut séparer ce narcissisme naissant de l'ensemble organisé présent dans la famille ni de l'instance surmoïque familiale qui est partie prenante dans la spécificité même de ce narcissisme. Ainsi le narcissisme du bébé se constitue en résonance avec le groupe famille en général organisé par la structure œdipienne. Le surmoi bienveillant régule la vie pulsionnelle. Telle est la manière dont on peut penser la séduction ordinaire, au sein de l'Œdipe ou d'un antœdipe tempéré. Mais tout ne se passe pas toujours de

---

1 LAPLANCHE J. (1987), *Nouveaux fondements pour la psychanalyse*, Paris, PUF.

cette manière. On peut alors se demander pourquoi, notamment chez les sujets atteints de pathologies psychotiques ou border-line que Racamier évoque en disant « Je ne saurai trop insister sur cette différence fondamentale : initialement la séduction est de nature narcissique, elle a un caractère universel, existe au sein de toute évolution individuelle, mais se retrouve chez le psychotique caractérisée par son intensité et par le fait que son caractère narcissique n'en fait pas un élément de sexualité [1] ». Ainsi, dans un contexte environnemental défavorable, la séduction narcissique peut dévier de sa fonction première, car la mère et l'enfant doivent affronter et dépasser une situation difficile, celle du conflit originaire.

Le point de vue narcissique

Au sein de la relation précoce, il existe deux contraintes contradictoires mais inséparables : la première est de sortir d'une union qui risque de devenir mortifère, la deuxième est de maintenir ce lien. C'est là que se joue le conflit originaire. Le problème pour Racamier est de tenter de résoudre ce qu'il nomme « le mal de l'objet. » Ainsi, le processus qui permet à l'infans d'acquérir une identité de sujet différent et séparé de celle qui lui a donné naissance consiste à sortir de l'emprise d'une séduction narcissique qui à la longue peut devenir invalidante. Il est en effet des cas où la séduction narcissique, bénéfique pour le bébé, s'enlise et en se perpétuant devient alors aliénante, voire meurtrielle. L'accès à l'objectalité est barré. Il faut qu'un espace se creuse entre la mère et le bébé pour que celui-ci accède à la vie psychique. Si ce n'est pas le cas, un danger le guette, celui de rester coincé dans une relation incestueuse ou incestuelle et donc de ne jamais naître. Il s'agit d'un danger narcissique de mort psychique pour l'individu qui en est victime.

« Le désir qui, chez la mère la pousse à séduire narcissiquement son enfant est que cet enfant reste une partie d'elle-même et qu'à tous deux ils ne forment qu'un organisme omnipotent défiant tout autre présence, toute autre loi et toute autre force. Le fantasme maternel des origines est parthénogénique : c'est un fantasme de retour avant les origines ; l'enfant narcissiquement séduit est comme s'il n'était pas né, en tous les cas comme s'il n'avait jamais été engendré [2] ».

La séduction narcissique, quand elle se prolonge, comporte un danger, celui de l'enfermement dans l'incestualité, car elle est « une défense contre les pulsions entre le sujet et l'autre et les désirs et angoisses qui s'y

1 RACAMIER P-C (1992), *Le génie des origines,* Paris, Payot, chapitre 4.
2 *Ibid.*, pp. 129.

rattachent. Autrement dit, l'adulte mais plus largement l'environnement familial peut entraver l'ouverture vers l'objectalité et l'intersubjectalité, le désir et la sexualité génitale. L'emprise exercée par la mère sur cet enfant va relever de la perversion narcissique par atteinte du narcissisme de celui qui va en être victime.

La place du narcissisme et du sexuel

Racamier est animé par le souci de comprendre comment l'identité d'une personne s'acquiert, éventuellement de haute lutte, dans la résolution ou non de ce conflit des origines. C'est ainsi que deux voies possibles s'offrent à la dyade mère-enfant. Ils doivent franchir ce cap d'une séduction narcissique qui peut se développer dans deux directions, l'une génératrice d'un surcroît de vie, l'autre faisant obstacle au sexuel en étant un actif pare-excitant. Racamier parle de « pare-feu libidinal [1]».

Dans la situation « normale », c'est au sein de cette attraction de la mère par le bébé et du bébé par la mère - dans le meilleur des cas - que les excitations aussi bien internes qu'externes trouvent à se réguler, voire à se canaliser grâce à la capacité de rêverie de la mère. Cette dimension relationnelle est mouvante et va dans le sens de la vie. La mère contient le bébé et donne forme à son vécu grâce à sa fonction *alpha* qui permet au bébé d'avoir petit à petit accès à la symbolisation. Mais, il est des situations familiales douloureuses qui imprègnent la qualité de la relation de séduction narcissique, des cas où le groupe famille marqué par un deuil infaisable accueille le bébé en lui faisant immédiatement porter l'empreinte d'une imago laissant planer son ombre sur la famille. La séduction narcissique ordinairement source de vie peut, en raison de cette identification aliénante, favoriser la persistance d'un état de séduction pathologique, celle d'une union irréversible, paralysante qui porte la marque du deuil dénié. C'est alors le chemin vers la psychose, l'incestualité, la perversion, c'est à dire vers l'évolution antœdipienne incestueuse et incestuelle.

La dérive de la séduction et l'incestuel

À la différence de Laplanche, chez Racamier, la naissance de la sexualité est subordonnée à celle d'un accomplissement puis d'un renoncement progressif à un attrait réciproque exclusif et de nature narcissique. Ce renoncement implique un deuil, le deuil originaire qui marquera de son

---

1 RACAMIER P.-C. « Familles d'aujourd'hui » in *Revue Française de psychanalyse*, 2002, n° 1, p. 179.

empreinte tous les deuils futurs. Seul ce deuil pourra donner accès à la sexualité et pourra ouvrir la voie vers l'individuation. Mais la possibilité d'accès à ce travail de deuil chez l'enfant et la mère est conditionnée par l'histoire des deuils antérieurs de la famille et par la qualité de leurs résolutions.

C'est à cette condition seulement que l'appel sexuel l'emportera : la séduction narcissique, après avoir culminé, va rétrocéder. « On dirait un large fleuve qui s'étant épanché va disparaître [1]». Racamier ajoute que « le fleuve se retirant ne disparaît jamais complètement, laissant derrière lui un limon fertile et, tout en se retirant, peut aussi revenir régulièrement. » Aussi, Racamier affirme-t-il que ce deuil n'est pas quelque chose de singulier mais qu'il peut, au cours de la vie, se répéter indéfiniment. Les nombreux deuils successifs qui jalonnent notre existence porteront la marque et la qualité de ce deuil primordial qualifié de deuil originaire. La séduction narcissique constitue ainsi un fond d'attraction mutuelle qui persiste toute la vie sous une forme modérée dans sa dimension séduisante. Dans le cas où la naissance du bébé s'accompagne de la réminiscence de pertes dont le deuil n'a pas été fait dans la famille, la séduction narcissique pathologique s'installe enfermant l'enfant dans un étau où l'on ne peut ni être ensemble ni se séparer.

L'énigme et le paradoxe

La bonne séduction constitue un paradoxe ouvert, celui de la transitionnalité qui ouvre sur l'objectalité et l'intersubjectalité. Ce n'est pas le cas de la séduction séductrice qui évoque une situation paradoxale fermée, situation dans laquelle celui ou celle qui vous veut du bien est précisément celui ou celle qui vous veut du mal ; une situation où celui ou celle qui vous aime est celui ou celle qui vous hait et vous rejette ou vous emprisonne.

N'est-ce pas ce qui a lieu quand Racamier écrit : « Supposons une mère hostile à ses propres désirs, toujours attachée à la sienne ; ayant en horreur les désirs libidinaux que l'enfant manifeste, qu'il inspire ou qu'il représente, et toujours enfin menacée de dépression : il faudra que son enfant la complète ou plus exactement qu'il demeure une partie intégrante d'elle-même, au titre d'un organe vital. Cette mère entend donc ré-inclure l'enfant en elle-même une fois pour toutes : cet enfant narcissiquement séduit sera comme s'il n'était pas né[2]. » La mère incestuelle est intensément

1 RACAMIER P.-C. (1995), *L'inceste et l'incestuel,* Paris, Dunod, p 30.
2 RACAMIER P.-C. (1980), *Les schizophrènes,* Paris, Petite bibliothèque Payot, p. 122.

énigmatique car elle adresse des messages indécodables. « Si seulement il n'était pas né ! S'il pouvait ne pas naître, et si seulement il risquait de ne désirer personne » ! Avec Racamier nous entrons dans un domaine jusqu'alors non exploré, celui de la perversion, surtout celui de la perversion narcissique.

Il est évident que chez cet auteur, l'évocation de la séduction narcissique interminable et tueuse d'identité est sous-tendue par sa volonté de rendre compte des psychoses et des perversions narcissiques auxquelles il se trouve confronté journellement. Cette référence implicite à la deuxième théorie des pulsions guide sa pensée. Racamier montre comment la séduction initialement narcissique peut, si elle se prolonge, produire une incestualité qui s'accompagne nécessairement de mouvements pervers narcissiques. La question se pose également de savoir ce que devient la relation incestuelle parent/enfant à la seconde génération et si elle ne débouche pas sur un interdit d'engendrer à l'origine meurtriel.

Exemple clinique 1

Ben et Judith viennent consulter en raison de disputes continuelles qui rendent leur vie impossible. Ce qui nous a frappé, c'est la rivalité et le dénigrement permanent à l'œuvre dans le couple. Ben s'en fait le champion car Judith qui travaille dans le même champ professionnel que lui, réussit plus brillamment. Ben se venge en jetant le discrédit sur ce qu'il estime être « les mondanités » de sa compagne. Il y a donc beaucoup d'expressions, de traits de perversion narcissique dans le couple qui se manifestent par des attaques réciproques touchant également les deux familles d'appartenance. Ces difficultés ont pris leur point d'acmé au moment de la naissance d'un enfant.

Les parents de Ben ont vécu dans un conflit permanent en raison de leurs différences d'origine. Sa mère, issue d'une famille aisée, se prévaut d'une culture supérieure à celle de son mari venant d'un milieu plus modeste. Ben, tout en ressemblant à son père, a le sentiment d'appartenir à la caste maternelle. Il partage avec sa mère un certain mépris pour la branche paternelle estimée plus primaire. Sa position vis-à-vis de son père est ambivalente : tout en ayant comme sa mère une fâcheuse tendance à le déprécier, il est en même temps attentif à sa fragilité. Il semble ne rien pouvoir lui refuser.

On retrouve la même ambivalence dans le couple où précisément Ben a choisi une femme dont l'origine, identique à celle de son père, sera l'objet d'une constante dépréciation. Comme sa mère à l'égard de son mari, il ne cesse de critiquer sa compagne pour des traits de caractère et des comportements jugés étranges ou baroques.

Judith a vécu jusqu'à l'âge de seize dans une famille comprenant ses parents et une grand-mère maternelle qui l'a pratiquement élevée car sa mère était déprimée de manière quasi permanente. Ce qui nous frappe, c'est qu'elle a le souvenir d'avoir été battue par son père alors qu'elle était toute petite. Ces maltraitances ont pris fin à six ans. Judith ignore les raisons de ce comportement paternel de même que le motif de l'arrêt des mauvais traitements. Elle décrit son père comme quelqu'un d'extrêmement coléreux et vindicatif. Son ambivalence est très forte car tout en l'admirant pour ses capacités intellectuelles et sa réussite sociale, elle continue de le haïr et de le craindre profondément. La mère de Judith est une femme effacée, inquiète, soumise aux quatre volontés d'un mari autoritaire et méprisant.

Dans sa rencontre avec Ben, Judith s'est enthousiasmée pour la famille de son compagnon car elle trouvait chez eux la chaleur, l'affection et le réconfort qu'elle n'avait pas eus, enfant auprès des siens.

Après un an de traitement, Judith nous apprend incidemment qu'elle est enceinte. Nous en sommes surpris. Il apparaît que ce problème et tout le contenu émotionnel qu'il implique ait été banalisé, voire occulté et ceci pendant les six premiers mois de grossesse. L'événement nous a été annoncé d'une façon anecdotique et désaffectée. L'impact et le changement profond qu'impliquait cette grossesse dans la vie du couple semblaient déniés jusqu'au moment de la naissance du futur bébé où la dimension incestuelle de leur lien conjugal s'est précisée et où l'angoisse a pu apparaître massivement chez Judith.

Juste après l'accouchement, Judith exprime des fantasmes ou des sortes de rêves à teneur fortement angoissante où elle voit son bébé déchiqueté ou mutilé. Ces rêves la terrorisent, elle peut à peine les évoquer. Judith se dit de plus en plus gauche et démunie face à cet enfant. Paralysée par ces fantasmes, elle se sent en échec dans son rôle de mère. Dès la naissance, Judith a refusé d'allaiter craignant un contact trop étroit avec l'enfant et s'est empressée de confier son bébé à une nourrice à plein temps. Nous apprendrons plus tard, qu'en fait, ce qu'elle veut éviter à tout prix c'est le tête-à-tête avec ce bébé qui lui procure une sorte de malaise intolérable. Certes, elle aime cet enfant, mais ne sait pas comment se comporter avec lui, ne trouvant rien à lui dire pour le calmer ou le rassurer. Elle ne peut pas non plus jouer avec lui. C'est Ben qui endosse un rôle de mère, pensant au biberon ou à la petite laine quand il l'emmène au jardin. Il joue sans relâche avec lui, obéissant plus tard à toutes ses injonctions, comme s'il lui était impossible d'avoir à lui refuser quelque chose. Ce père semble occuper la place laissée vacante par sa compagne.

Nous avons pensé que si Judith avait refusé d'allaiter son fils, c'était en raison d'une angoisse due à une trop grande proximité ou par crainte d'une expérience émotionnelle trop intense. Plus tard, elle évoquera les sentiments troublants que provoque la vision de son enfant en train de dormir : « C'est si beau que c'est insoutenable. » Elle ne peut regarder son enfant dormir, elle craindrait de le broyer ! Ce qui apparaît, c'est que la relation de séduction narcissique avec cet enfant lui est insupportable probablement parce qu'il éveille en elle une sorte de réminiscence de son vécu infantile, celui d'une séduction ratée avec une mère inadéquate.

Ce bébé semblait arriver dans sa vie comme un trouble-fête, quelqu'un qui allait lui nuire, faire obstacle à ses projets professionnels. Ce bébé était perçu comme un alien dévoreur d'énergie. Depuis la naissance de cet enfant, elle éprouve une fatigue incommensurable. Ce manque d'enthousiasme chez Judith contraste profondément avec celui de la belle-famille qui exulte devant cet enfant. Judith dira que son beau-père déborde d'excitation et que sa belle-mère est au bord de l'orgasme ! Leur présence et leur sollicitude excessive font perdre ses moyens à cette jeune mère. L'enfant, quant à lui, oscille d'une position d'alien à celle de messie dans la psyché des deux familles respectives.

Ben ne se situe pas comme père mais plutôt comme la mère de son fils. Il ne manque en tout cas jamais de souligner les défauts et les carences de Judith quand elle tente de tenir son rôle de mère. Chez Ben, il y a une identification féminine qui s'exprime par le maternage excessif, voire caricatural, avec le bébé. Il est dans une perpétuelle relation physique avec l'enfant, contacts de peau à peau, jeux, roulades... Il envie les femmes, leurs grossesses et leurs capacités d'allaitement. Il prend la place de la mère qu'il estime défaillante, mais il ne lui donne pas la confiance et le soutien qui pourrait lui permettre d'occuper sa fonction maternelle. Au contraire, cette usurpation s'accompagne d'une critique et d'une disqualification permanente de sa compagne en tant que mère.

Ce qui frappe dans ce couple, c'est que la famille de chacun des partenaires illustre les deux extrêmes de la séduction. Dans la famille de Ben, le rôle de la séduction séductrice est massif, notamment celle des hommes de la famille, père et grand-père à l'égard du bébé. Il s'agit d'une séduction qui se joue en concurrence avec les femmes. Elle se manifeste par une extrême proximité des corps et par les contacts physiques répétés. La relation de séduction du père et du grand père vis-à-vis de cet enfant s'exprime par un collage excessif, voire très érotisé, transgressant de façon continue le tabou du toucher, ayant pour fonction de s'approprier l'enfant.

Mais cette incestualité ne se cantonne pas à la seule famille de Ben, on va aussi la retrouver dans la famille de Judith, mais elle est d'une autre nature : si le père de Ben est concupiscent et regarde sa bru de façon très érotisée, Judith s'est toujours sentie regardée par son père comme « son objet, au même titre que les balles de tissus qu'il manipulait dans son magasin. » La dépression maternelle n'a pas autorisé une relation de séduction positive, voire séduisante entre mère et fille. L'impact narcissique de ce défaut de séduction primaire chez Judith se manifeste dans son incapacité à pouvoir investir son enfant. Les fantasmes meurtriers l'envahissent. Ils font obstacle à une véritable séduction. Cela pose une vraie énigme pour nous, les thérapeutes, mais également et surtout pour la patiente. Elle est parasitée par des phobies d'impulsion envahissantes l'entravant dans sa capacité de jouir de sa maternité. La patiente vit la naissance de ce bébé comme celle d'un enfant qui a statut de frère et non de descendant. L'envie vient faire écran à sa capacité de pouvoir l'investir comme son propre enfant. N'ayant guère connu avec sa propre mère ce moment fondamental de la séduction séduisante, comment pourrait-elle alors le vivre avec son bébé ?

Au manque de regard maternel fait suite une relation au père marquée par l'emprise, dans laquelle elle s'est sentie perdre son statut de personne. Toute tendresse était exclue. Face à la dépression de sa mère, incapable de s'occuper d'elle, la grand-mère de Judith a dû prendre en charge l'éducation de sa petite fille. Ainsi mère et fille se sont trouvées dans une position équivalente, comme des sœurs. Par ailleurs, il a régné dans la famille de Judith une complicité des femmes, voire une alliance contre le seul homme de la famille qui, refusant son rôle de père et de mari, régnait en tyran tout-puissant. Cette confusion des places représente l'un des symptômes majeurs de l'incestualité familiale et donc d'une configuration antœdipienne.

Le travail de maternalité n'a pas eu lieu chez Judith, car l'enfant est perçu au niveau du fantasme comme un rival sexuel. L'arrivée de cet enfant a une répercussion sur le couple. Elle dit que toute la libido de son compagnon est canalisée vers son fils, si bien qu'il n'en reste plus pour elle. Elle est jalouse du bébé comme si elle était non sa mère mais sa sœur. Un acte symptôme, en l'occurrence une voix extrêmement doucereuse et inauthentique qu'adoptait Judith pour parler à son fils, nous a permis de comprendre que sa distance au bébé était en fait liée à son angoisse de céder à une impulsion de le tuer. Après élaboration, il est apparu que cette voix qualifiée par elle de « voix de fausset » avait pour fonction de dissimuler la voix autoritaire, sèche et péremptoire que son père utilisait en permanence avec famille et ses domestiques pour donner des ordres ou lancer des injonctions. La conséquence est que Judith joue en permanence le ventriloque de ce père, objet de détestation en même temps qu'objet d'admiration. Le passage de l'un à l'autre impliquant la paradoxalité de la relation.

Judith n'a pu parvenir à s'identifier que très partiellement à sa mère perçue comme une femme déprimée, vaincue, passive et soumise à un mari tyrannique, une « mère morte » pour reprendre l'expression de Green[1]. À la différence de l'incestualité très adhésive présente dans la famille de Ben, c'est une incestualité meurtrière qui semble sévir dans la famille de Judith, autrement dit, dans ce couple, nous voyons les deux pôles d'une même réalité.

Nous utilisons à dessein le terme de « meurtriel » - concept élaboré par Bernard Defontaine - pour marquer fortement l'échec majeur de la séduction narcissique au sens de la séduction positive et séduisante. Évoquer le meurtriel impose l'idée que non seulement la séduction séduisante est absente, mais qu'il s'y rajoute un élan de dureté et de démesure infiltré de pulsion de mort. Judith mettra un certain temps avant d'admettre que cette relation à son père a été à la fois quelque chose qui lui a fait honte et qu'elle tendrait à reproduire avec les siens, notamment avec son fils et son compagnon.

Nous utilisons l'approche de J.-P. Caillot qui oppose la paradoxalité dans la relation à un autre mode relationnel relevant de l'ambiguïté. Celle-ci en effet, suppose l'ambivalence, c'est à dire implique un niveau déjà plus élaboré du psychisme capable de tolérer la conflictualité.

Toute cette incestualité fait du bébé un bébé paradoxal, sauveur et alien à la fois, sauveur car il est l'enfant qui va sauver le couple d'une rupture imminente, alien car il est un enfant conçu avec le père, un bébé incestueux. Ce clivage correspond à celui des parents pris dans une oscillation paradoxale entre un intense désir d'enfant, contrecarré par un désir de mort inconscient à l'égard du bébé imaginaire mais qu'il faut à tout prix contre-investir. Ce bébé monstrueux, c'est un bébé non viable en raison des fantasmes incestueux dont il serait porteur. On comprend que cette jeune mère, emprisonnée dans ses paradoxes, puisse prendre de la distance vis-à-vis de ce bébé à qui elle donne la vie pour se l'incorporer en le broyant fantasmatiquement. Si Judith lutte en permanence contre son impulsion à tuer ce bébé, on comprend alors son impossibilité à jouer, sa crainte du tête-à-tête avec lui et également son énorme fatigue comprise comme une lutte permanente entre son amour impossible pour son enfant

---

1 GREEN A. (1983), *Narcissisme de vie, narcissisme de mort*, Paris, éd. Minuit, pp. 222-253.

et ses pulsions agressives. La question se pose de savoir si Judith n'est pas sous l'effet d'un interdit d'engendrer.

Dans un mouvement inverse, on se demande si Ben n'est pas là pour contre-investir le désir meurtrier de sa compagne en tentant d'insuffler sans cesse une énergie vitale à ce bébé, objet de vœux de mort. Ben, pris dans le fantasme complémentaire de celui de sa femme trouvera une sorte d'auto-justification de sa position maternante à l'égard de son enfant et de cette séduction excessive qui annonce l'incestualité.

Cette vignette clinique illustre l'impact au sein d'une famille de la séduction narcissique dans ses extrêmes, soit par excès, soit par défaut. Nous avons souligné combien la défaillance de séduction originaire de bon aloi dans l'enfance de chacun des partenaires a pour conséquence une dépression dans le couple. Chacun a tenté de la colmater par des attaques perverses narcissiques. Elles avaient pour but de renflouer un narcissisme profondément blessé et défaillant contre lequel chacun des partenaires a tenté de lutter par des moyens différents.

Ce qui nous semble important de souligner, c'est que ces extrêmes de la séduction existaient déjà à la génération précédente dans les deux familles, malgré des formes différentes mais aptes l'une et l'autre à générer de la confusion quant aux places de chacun. Nous avons tenté de montrer que les difficultés de ce couple, leur confusion, leurs manques et leurs excès dans la parentalité s'installaient déjà sur un terrain générationnel pathologique car fertile en incestualité.

C'est cette privation de séduction de la part d'une mère déprimée et incapable de l'investir qui rend la patiente incapable de donner à son enfant ce qu'elle-même n'a pas reçu. Par ailleurs, c'est cet excès de séduction au caractère interminable qui se trouve agi chez Ben vis-à-vis de son fils, en résonance avec le collage excessif qui le lie à sa mère et les rend tous deux complices et opposés au père.

Cette vignette clinique réunit deux familles qui ont en commun l'antœdipe. Leur fonctionnement est marqué par l'incestualité et leurs moyens de défense contre la dépression se manifestent par différentes expressions perverses narcissiques.

Trois ans de travail analytique avec ces jeunes parents leur ont permis d'établir une distance considérable d'avec leurs familles respectives et de fonctionner sur un mode moins incestuel.

C'est ainsi que les deux partenaires ont pu avoir accès à une parentalité plus affirmée grâce à une prise de conscience progressive puis une mise à distance de leurs identifications aliénantes. En même temps, le lien phobique maternel s'est atténué, de même que le collage excessif de Ben avec son enfant. Cet homme a eu la capacité d'introjecter une fonction paternelle en identification avec le surmoi protecteur que nous incarnions dans le transfert. Ses attaques perverses contre son épouse ont considérablement diminué. Le couple a acquis une certaine empathie réciproque. Il lui est même devenu possible de se manifester parfois de la tendresse. Les projections des deux partenaires à l'égard de leur enfant se sont atténuées et ainsi, le bébé a pu se développer de façon satisfaisante.

Plusieurs années se sont écoulées depuis la fin de cette thérapie et nous ne savons pas ce qu'ils sont devenus depuis.

CHAPITRE 2 : VERS LA DÉCOUVERTE DE L'INCESTUALITÉ

Inceste et œdipe

« L'inceste n'est pas du registre de l'Œdipe, il n'a rien à faire avec le tabou de l'inceste, il n'est pas non plus du registre de la castration [1]». La différence entre l'Œdipe et l'inceste peut être illustrée par deux personnages, Œdipe et Périandre que Racamier oppose pour mettre en évidence l'écart entre deux formes de défenses en rapport avec l'inceste (p. 242 de l'inceste et l'incestuel).

Périandre était roi de Corinthe, un bon roi qui avait succédé normalement à son père. Il était également bon père et bon mari.

Durant son enfance, il avait eu une mère très dévouée qui l'adorait et le voulait tout à elle. Lorsqu'il devint adulte, comme elle ne pouvait à aucun prix le perdre, elle utilisa un stratagème qui, à ses yeux, se l'attacherait à tout jamais : elle lui fit croire qu'une femme amoureuse le désirait ardemment mais qu'elle était trop pudique pour pouvoir se présenter clairement à lui et avouer son amour. Une rencontre fut organisée à la nuit tombée, incognito. La nuit d'amour fut très belle et d'autres suivirent. Résolu à percer ce mystère, Périandre découvrit que cette amante merveilleuse était sa propre mère. Fou de rage d'avoir été ainsi berné, il tenta de l'abattre, mais elle précéda son geste en mettant fin à ses jours.

Racamier nous dit que c'est à la suite de cet inceste accompli avec sa mère que Périandre devint un tyran sanguinaire, un vrai pervers. Sans doute identifié à celle qui l'avait agressé et trompé, il assassina son épouse et tua des innocents.

Comparons Œdipe à Périandre : Œdipe a séduit sa mère, Périandre a été séduit par la sienne. Avec Périandre, nous avons une figure de l'inceste accompli, une figure du déni ou de la répression : il sait qu'il a agi un inceste mais ne veut pas le savoir. Périandre ne refoule rien car, conscient de son forfait, il le met de côté sans en mesurer les conséquences. L'obscurité dans laquelle l'inceste est consommé symbolise son désir de ne pas voir et de ne pas savoir. Ainsi, tout inceste fait alliance avec le déni et reste dans le non-dit. Racamier souligne que Périandre aurait pu reconnaître l'odeur de sa mère, mais ce non ressenti est le signe d'un autre

---

1 RACAMIER P.-C. (1998), « Incestuel », *Vocabulaire de psychanalyse groupale et familiale*, t. 1, p. 151.

déni, celui de sa réalité psychique interne. Périandre la laisse de côté, ne veut rien savoir de ce qui se passe avec sa séductrice de mère, mais il est dans une sorte de complicité implicite avec elle pour la mise en acte de cet inceste.

Ce n'est pas le cas d'Œdipe qui tue son père et couche avec sa mère dans la méconnaissance totale de ce qu'il fait puisqu'il ignore qui sont ses vrais parents. Il refoule cette vérité, comme cela a déjà eu lieu à la génération précédente. Œdipe ayant pris connaissance de son crime va tenter de l'expier en se crevant les yeux. Il paie par la culpabilité sa prise de conscience, le prix de sa connaissance.

À l'opposé de l'Œdipe qui véhicule des rêves et des fantasmes, « L'inceste sera tout entier dans la mise en acte hors de la psyché, en dehors et à l'encontre du conflit [1]». On peut affirmer que la répression exercée par Périandre sur le sens de sa conduite marque la fuite devant une conflictualité non représentable et s'effectue sur un fond de deuil impossible à faire. Il s'agit bien pour Périandre et sa mère de ne pouvoir renoncer au lien très puissant qui les a unis quand il était enfant. L'inceste est une mise en acte hors psyché qui vise à évacuer toute souffrance psychique issue du conflit originaire.

Ainsi pour Racamier[2] « le patient qui couche avec sa mère le fait non parce qu'il la désire, mais au contraire pour éviter de la désirer. » La mise en acte empêche le fantasme, c'est pourquoi l'inceste a une fonction, celui de « pare-feu libidinal. » En exauçant le désir, il vise à le tarir. Évacué d'avance, le désir sera satisfait sans fantasme : il ne reste rien à désirer.

Il apparaît ainsi que l'inceste est un agir anti conflictuel et anti fantasmatique. Il échappe à la représentation comme à l'interdit. Il est interactif et à coup sûr associé à une pathologie familiale en grande partie occulte. En fait, l'incestuel comporte tous les aspects que nous venons d'énoncer, il se présente comme un équivalent d'inceste.

Il y a encore une trentaine d'années, l'Œdipe était la seule référence en psychanalyse reconnue. Or, face à la psychose, le praticien est amené à renoncer à ce modèle. La question est alors de savoir s'il faut associer un inceste à toute psychose.

Dans les familles psychotiques, dit Racamier « cherchez l'Œdipe, vous ne le trouverez pas » ou encore « l'inceste n'est pas l'Œdipe, il en est même tout le contraire [3]». L'incestualité désigne un climat familial dans lequel

---

1 RACAMIER P-C., (1992), *Le génie des origines*. Payot. p. 135.
2 *Ibid.*, p. 135.
3 RACAMIER P.-C. (1997), « Brève histoire de l'incestuel », *Groupal*, 3, p. 147.

l'enfant est amené contre son gré, mais par une violence plus pernicieuse que dans l'inceste, à accueillir les désirs sexuels d'un ou des deux parents abuseurs et à les satisfaire aux dépens de sa propre sexualité. Il ne faut pas oublier que l'enfant, au départ victime de la séduction du parent, peut par la suite en devenir complice.

L'incestuel comme équivalent d'inceste

L'approche des problèmes rencontrés par le couple met en avant une dimension importante de la vie relationnelle et transsubjective. C'est Racamier qui le premier a repéré ce type particulier d'interactions dans ses recherches autour de la schizophrénie. Or, il s'est avéré que cette trouvaille ouvre une perspective jusqu'alors insoupçonnée, qui permet l'application de ce concept d'incestuel ou d'incestualité aux familles (psychotiques ou non) ainsi qu'à de nombreux couples.

Racamier définit ainsi l'incestuel. C'est « ce qui dans la vie psychique individuelle et familiale porte l'empreinte de l'inceste non fantasmé, sans qu'en soient présentes nécessairement les formes génitales[1]. » L'accent doit porter ici sur le non fantasmé. L'inceste fantasmé comme le meurtre fantasmé définit l'œdipe. L'inceste et l'incestuel ne relèvent pas du fantasme mais de l'agir. À l'Œdipe, Racamier oppose l'inceste : « L'inceste n'est pas l'Œdipe, il en est même tout le contraire [2]».

Avant d'aborder les mouvements de l'incestuel dans le couple, il paraît utile d'approfondir ce concept, en opposant l'inceste à l'Œdipe et l'inceste à l'incestuel.

Racamier ajoute : « L'incestueux dans ce que nous connaissons d'ordinaire en analyse c'est le fantasme et le produit d'une symbolisation, tandis que l'incestuel ne résulte d'aucune symbolisation. Il est tout dans l'agir, pas forcément dans le génital de l'inceste, mais plus souvent dans des équivalents d'inceste qui sont des comportements au travers desquels une relation de nature incestuelle transite[3]. »

Il faut souligner que cette notion d'équivalent impose l'idée que nous ne sommes pas dans le déplacement ni dans le symbole. En aucun cas l'incestuel ne pourrait être un substitut déguisé de l'Œdipe, donc une formation de compromis ! Les rêves où l'inceste se donne à voir à ciel

---

1 RACAMIER P.-C. (1991) *GRUPPO*. p. 64)

2 RACAMIER P.-C. (1998) « Brève histoire de l'incestuel », *Groupal*, 3, p. 7.

3 RACAMIER P.-C. (2002), « Familles d'aujourd'hui », *Revue française de psychanalyse*, 2002, 1, p. 179.

ouvert sans aucun travail de déformation ne sont pas des rêves œdipiens mais incestueux. Ils ne procèdent d'aucun travail de symbolisation.

L'incestuel est essentiellement comportemental, « on ne peut donc le considérer comme un substitut déguisé de l'œdipe qui lui est de nature fantasmatique. »

L'incestuel est un équivalent d'inceste, il ne porte aucune empreinte fantasmatique, il ne résulte pas d'un déplacement, n'est pas le fruit d'un compromis, ne témoigne même d'aucune ambiguïté véritable. Il n'est que le substitut déguisé d'un acte incestueux.

Il ne peut donc être défini que négativement : « Il n'est pas du registre de l'Œdipe. Il n'a rien à faire avec le tabou de l'inceste, il n'est pas non plus du registre de la castration et du deuil. Il n'est pas de l'ordre de la représentation de désir qu'elle soit consciente ou inconsciente. Il n'est pas de l'ordre du fantasme. Il ne fait pas alliance avec le rêve. Il n'emprunte pas les voies du symbole. Il ne prête ni au déplacement ni au compromis [1]».

L'incestuel est omniprésent et caractérise les familles dites antœdipiennes. Il est associé à des modes de défenses que l'on trouve dans la psychose ou dans la perversion, comme le déni et la répression. À l'opposé du conflit œdipien, l'incestuel est totalement anticonflictuel, et n'engendre aucune culpabilité. Les familles dans lesquelles sévit l'incestuel, ne sont pas régies par la prohibition de l'inceste ou tout au moins, cet interdit est posé d'une façon floue et incertaine ; cela a des conséquences importantes car il y règne une grande confusion : confusion des places, confusion des sexes et confusion des générations. Les limites et les différenciations entre les êtres ne sont pas marquées au point qu'une mère peut occuper la place d'un père et qu'un enfant peut se situer à une génération antérieure à celle de ses parents.

Comment ce concept si riche en implications, cette notion aussi étrangère à l'idée même de la conjugalité, peut-elle être applicable au couple ? En effet, le conjugal témoigne en principe d'une union exogamique, c'est-à-dire qu'il est l'antithèse d'une union incestueuse. Il s'agit d'un interdit fondamental, celui de l'inceste, présent dans toutes les cultures. Il marque la différence entre nature et culture. Cet interdit implique d'aller chercher une épouse, non dans sa propre famille mais dans une autre, et instaure de fait l'échange de femmes, de biens et de

---

1 RACAMIER P.-C. (1998), *Vocabulaire de la psychanalyse*, tome 1, éd. du Collège, p. 151.

services. [1] Toutefois, Lévi-Strauss n'avait pas remarqué cette notion d'équivalent incestueux.

Nous nous proposons de repérer les mouvements incestuels à la base des pathologies conjugales présentes chez les couples désaccordés qui viennent demander l'aide d'un psychanalyste.

En effet, le travail analytique avec les couples découvre une dimension relationnelle intersubjective. La majeure partie de ces couples en difficulté présente des traits de nature incestuelle.

Le concept d'incestualité inaugure une clinique destinée à une pathologie non marquée par l'Œdipe et dont les manifestations sont proches de la perversion.

La confusion des espaces

Les marqueurs de l'incestuel

La porosité des espaces

Un aspect de l'incestuel réside dans la confusion des places et des espaces psychiques de chacun au sein de la famille. Abordons d'abord la confusion. Elle est agie et non objet de pensée. Elle se joue au sein du couple dans le comportement du sujet vis-à-vis de son ou de sa partenaire dans une sorte de malentendu comportemental qui relève de l'inconscient au sens descriptif du terme. L'autre du couple peut être mis à la place d'un frère avec qui on va entrer en rivalité, ou avec qui on va rejouer un rapport de domination/sujétion. Cet autre peut tenir le rôle d'un enfant à surprotéger ou à maîtriser et dominer, ou encore d'un parent dont on recherche la protection. C'est ainsi que la dérive la plus fréquente de la relation d'un couple consiste à reproduire un modèle ancien qui a marqué de son empreinte la vie psychique du sujet. Le modèle est révolu mais le sujet n'a pas renoncé à ce modèle et va chercher à le répliquer indéfiniment dans une relation avec un partenaire. Il s'agit de chercher à retrouver la fusion initiale d'une expérience exceptionnelle vécue lors de la prime enfance, mais cela peut être aussi répéter inlassablement une expérience traumatique, à seule fin de tenter de la maîtriser.

Enfin, l'attirance exercée par une personne sur une autre peut naître d'une sorte de réminiscence d'une relation du sujet avec des personnages importants de la petite enfance. Trouver l'être aimé ce n'est jamais que le retrouver, dira Freud en substance. Ceci pour montrer l'impact, dans la vie amoureuse d'adulte, des premières relations qui ont marqué la vie infantile.

---

1 CHARBONNIER G. (1969), *Entretiens avec Claude Lévi-Strauss*, Paris, Les Belles Lettres.

Pourtant, un adulte ne peut se développer véritablement qu'après avoir quitté et vraiment fait le deuil des expériences, bonnes ou mauvaises, qui ont marqué sa vie d'enfant. C'est ce deuil qui ne se fait pas dans l'incestuel. Pour Racamier, face à l'incestuel, il convient de rechercher le deuil inaccompli qui lui est sous-jacent. En ce sens, on peut affirmer que le couple incestuel est un couple paradoxal, un couple -non-couple pour reprendre l'expression de J.-P. Caillot[1].

Le couple naît le plus souvent sur la base d'une illusion duelle ou gémellaire comme D. Anzieu a pu le décrire. Les conflits naissent de ce que cette relation implique une idéalisation initiale ou une sorte de fusion primitive qui, à un moment donné et sous l'influence du temps et d'événements extérieurs, va dégénérer en conflits parfois insolubles, en rapport avec la chute de cette idéalisation.

À un moment de sa vie, le couple va devoir faire le deuil de cette illusion duelle et se transformer. Or, il est des couples qui ne se remettent jamais de devoir renoncer à cette illusion première. L'illusion ici n'est pas prise dans son sens négatif mais bien plutôt dans le sens où Winnicott a pu l'utiliser comme un moment primordial nécessaire à la constitution d'un lien. Dès lors, va se poser le problème de la reconnaissance de l'altérité. Un couple très uni, voire fusionnel, a le désir de s'enfermer dans une bulle unique mais ceci n'est qu'un fantasme. Il reste néanmoins double car c'est l'union de deux personnes qui ont chacune une personnalité et une histoire différente. C'est cette différence qui est escamotée dans l'illusion amoureuse et c'est la découverte que chacun est amené à faire lors de la vie à deux : sortir de l'illusion identitaire, faire le deuil de l'autre comme double. Une fois sorti de l'illusion, le problème se pose de la réappropriation par chaque partenaire de son espace psychique personnel. Chacun des partenaires vise à préserver son espace et donc à pouvoir sauvegarder une bonne distance d'avec l'autre, tout en restant amoureux. Un couple dérive ou se détériore quand, pris dans le feu de la passion, les partenaires ne font plus qu'un, un corps pour deux, une tête pour deux. L'illusion duelle, née de la passion amoureuse va peu à peu s'avérer aliénante.

Parmi les couples demandeurs de soins, certains partenaires fusionnels commencent à se sentir dépossédés d'eux-mêmes, disent ne plus savoir qui ils sont, se sentent incapables d'avoir un espace d'intimité. L'état d'élation de la rencontre amoureuse a permis pour un temps à chacun d'eux de

1 CAILLOT J.-C., DECHERF G. (1989), *Psychanalyse du couple et de la famille,* Paris, Apsygée.

renoncer à une part narcissique de soi pour forger cette unité duelle tant recherchée. Pourtant, après un certain temps, malgré leurs ressemblances et leur goût d'être ensemble, force est de reconnaître leurs différences. C'est cette prise de conscience de l'altérité de l'autre qui peut être douloureuse car elle est paradoxale et se résume ainsi : « ni ensemble, ni séparés. »

Ainsi, les difficultés du couple proviennent parfois de l'indétermination des limites et des différences. La fusion initiale peut être vécue par l'un comme une intrusion de l'autre dans son espace intime générant des angoisses claustrophobiques, alternant paradoxalement avec des angoisses agoraphobiques. On a du mal à vivre ensemble mais on a tout autant de mal à se séparer. Un lien de nature paradoxale surgit faisant perdre au couple ses repères et sa stabilité. La difficulté est renforcée par le fait que dans les premières rencontres amoureuses, les individualités sont confondues dans un lien gémellaire qu'Anzieu considère comme un équivalent de l'illusion. C'est un moment d'exaltation analogue au coup de foudre : on est pareil, on fait fi des différences qui peuvent nous opposer, on inaugure une ère nouvelle basée sur un fantasme commun, celui d'être auto-engendré ou de s'auto-engendrer. Il s'agit d'un moment essentiel auquel on est contraint de renoncer.

Cette illusion, qu'Anzieu qualifie d'illusion gémellaire, marque les débuts du couple d'amants. C'est la rencontre de l'altérité, donc le deuil de cette gémellité qui peut s'avérer difficile notamment quand un enfant arrive et que l'on passe de deux à trois. C'est donc là qu'une transformation doit advenir, impliquant un véritable travail psychique, sinon c'est la mort du couple. L'accès à la parentalité impose un véritable remaniement psychique, car un processus de maturation s'opère tant pour la mère (maternalité) que pour le père (paternalité) dès la conception.

Nous verrons dans cette fusion initiale la menace d'un empiétement mutuel de ces espaces personnels. C'est ce que Racamier a décrit sous le terme d'engrènement. Il en sera question plus loin. Ce terme indique que les espaces de chacun sont subvertis : dans un premier temps, le couple s'enferme dans une bulle. Il a donc une vie privée au sein de cet univers, espace duel. L'intime de chaque partenaire est respecté mais il peut aussi se trouver empiété par la présence invasive de l'autre. Le sujet engrené se met à douter de sa propre pensée et se demande si elle n'est pas simplement le reflet de celle du partenaire.

L'héritage incestuel et son rôle dans la vie du couple : le rôle des imagos

Il existe une incestualité normale, celle qui est présente dans soins maternels donnés au bébé. En effet, quoi de plus normal que ce contact de peau à peau, accompagné de l'échange des regards qui jouent un rôle déterminant dans la séparation qui adviendra plus tard. Cette incestualité normale conditionne l'évolution favorable des auto-érotismes. Mais, cette séduction normale, voire vitale, des premiers temps de la vie si elle est réussie, doit conduire au deuil originaire, c'est-à-dire à la situation où la mère et l'enfant parviennent progressivement à se déprendre de leur attachement réciproque. Comment définir ce deuil qualifié par Racamier de deuil originaire ? Pour cet auteur « C'est le processus psychique fondamental par lequel, le moi, dès ses prémisses, avant même son émergence et jusqu'à la mort, renonce à la possession totale de l'objet, fait son deuil d'un unisson narcissique absolu et d'une constance de l'être, indéfinie et par ce deuil qui fonde même ses origines, opère la découverte ou l'invention de l'objet, et par conséquent de soi grâce à l'intériorisation [1]».

Il arrive que cette séduction narcissique normale devienne une relation pathologique lorsqu'il y a chez le parent et aussi chez l'enfant l'impossibilité d'y renoncer, de faire le deuil d'un état fusionnel qui peut, dans le cas où il se prolonge indéfiniment, devenir mortifère et s'opposer à toute croissance et à tout développement. Dans une telle situation, il peut arriver que cette séduction primaire n'ait pas été suffisamment satisfaisante. Elle risque alors de déboucher sur un deuil impossible et de générer un climat incestuel. Cette relation fusionnelle ne se limite pas aux seules relations mère-bébé mais peut s'étendre à la famille tout entière. Ainsi, les membres d'une famille antœdipienne n'ont pas plus intériorisé le tabou de l'inceste que celui plus archaïque, du toucher, qui favorise l'accès à la relation incestueuse. Le sujet de l'incestuel ne s'individualise pas : les corps restent confondus, les limites entre les personnes sont transgressées comme on l'a vu précédemment en évoquant le flou des limites.

Dans l'incestuel, la figure du père, en tant que représentant du surmoi, n'est ni présente comme référence dans la famille ni dans la psyché de la mère. Ce qui en résulte, c'est la faillite du surmoi et celle de l'autorité. Tout cela peut se résumer absence de limites dans tous les domaines.

Comment cet aspect de l'incestuel se manifeste-t-il dans le couple ?

---

1 RACAMIER P.-C. (1993), *Cortège conceptuel*, Paris, Apsygée, pp. 33-34.

Cela peut être sous la forme d'un héritage auquel l'un, l'autre ou les deux partenaires ne peuvent renoncer. Nous dirons, pour paraphraser Freud, que c'est l'ombre de l'imago maternelle qui tombe sur le couple.

Les difficultés peuvent être liées à la persistance d'un objet séducteur, une sorte d'imago dont le sujet n'a pas vraiment pu se séparer ou faire le deuil et qui parasite la relation de couple en faisant obstacle à la relation amoureuse. L'incestuel peut aussi se manifester dans le couple lorsque dans le fantasme, l'un des partenaires confond l'autre avec un parent incestuel et s'arrange pour qu'il endosse ce rôle. Enfin, la troisième façon qu'a l'incestuel de se manifester dans le couple consiste à répéter inlassablement le modèle du couple parental dont l'un des partenaires ne peut se défaire. Il y a dans ce type de relations familiales un climat qui est véritablement traumatique car l'enfant n'a pas un statut de personne mais joue les faire-valoir en étant un instrument au service du narcissisme de l'adulte. En ce sens, on peut dire que dans le nouveau couple si, soit l'un soit les deux partenaires sont issus d'une telle famille de prédateurs, on assiste à une sorte de réédition du trauma.

Incestuel et vie fantasmatique

À la vérité la connaissance que nous avons du fantasme et de sa nature est intimement liée à celle du complexe d'Œdipe. En effet, « on ne comprend l'Œdipe qu'à travers ses fantasmes et l'on ne connaît le fantasme que par l'Œdipe » nous dit Racamier dans plusieurs de ses écrits. Ce n'est que dans l'Œdipe que se rencontrent des fantasmes véritables, dotés de propriétés spécifiques, c'est-à-dire scénarisés et obéissant à un déroulement. Ils traduisent le jeu des désirs et des contre-désirs émanant de l'inconscient. Ils sont capables d'évoluer et sont dotés d'une organisation réticulaire qui associe chacun d'entre eux à l'ensemble de ses compagnons. Le fantasme est en effet construit sur le modèle d'un scénario dont l'archétype inconscient est constitué par la scène primitive et dont l'exemple conscient est représenté par le roman familial.

C'est ainsi que le fantasme est soumis à la double loi du refoulement et du retour du refoulé. Il sera conscient ou inconscient, communiqué ou gardé secret mais en aucun cas, il ne perdra sa double qualité d'être un objet intrapsychique avec des origines.

L'incestuel au contraire reflète la vacuité fantasmatique. Il constitue un registre qui se substitue à celui du fantasme et se tourne vers la mise en acte. « L'incestuel ne s'imagine pas, ne se représente pas ; ne se fantasme pas ; il ne se symbolise pas non plus ; au lieu de dérivés symboliques, il ne pourra que se réduire aux équations symboliques, selon la distinction bien précise d'Hanna Segal [1]».

Rappelons que dans le champ de la névrose, on a affaire à une sexualité fantasmatique inconsciente en rapport avec le complexe œdipien alors que dans les structures non névrotiques, il s'agit d'une sexualité agie qui se situe hors du champ de l'œdipe et qui ne peut parvenir à s'organiser en fantasmes.

Racamier a produit un concept propre à rendre compte de cette carence fantasmatique inhérente à l'incestuel à travers la notion de fantasme -non-fantasme. Il le définit comme : « Une formation intermédiaire entre le fantasme et l'éprouvé brut. Une formation qui du fantasme emprunte la place sans en posséder la propriété non plus qu'en remplir les fonctions. » « Le fantasme -non-fantasme est tout d'une pièce et non ramifié, agissant mais non scénarisé, transmissible, mais non communicable, centré sur le corps mais prêt à s'agripper au corps de l'autre[2]. »

Qu'en est-il du fantasme dans le couple ? Il nous faut réfléchir à cette absence de vie fantasmatique dans les couples marqués par l'incestualité. En général, ils fonctionnent en agir et contre-agir. Cette carence fantasmatique est un facteur essentiel dans leur vie sexuelle qui s'exprime le plus souvent sur le mode opératoire. Anzieu avait déjà signalé ces couples gémellaires qui viennent consulter pour une insatisfaction de leurs relations sexuelles. C'est ce dont il va être question au paragraphe suivant.

Vers une sexualité opératoire

Dans le couple, l'un des motifs de la recherche du partenaire est l'accomplissement sexuel. Or, il est fréquent de constater que dans les couples incestuels, la sexualité n'occupe pas le premier plan.

Quel est donc le type de sexualité qui lie les partenaires ? L'incestuel s'oppose à l'inceste génitalisé, il se situe dans un registre paradoxal, celui du sexuel -non-sexuel.

Ainsi, avec l'incestuel, les rapports génitaux sont peu fréquents et ceci au profit d'une sexualité prégénitale d'ordre anal et oral dominante. On peut dire que beaucoup d'aspects non génitaux de la sexualité se trouvent mis en jeu dans les relations de couple marqués par l'incestuel. Par

---

1 RACAMIER P.-C. (1998), *Vocabulaire de psychanalyse groupale et familiale,* t. 1, Paris, éd. du Collège, p. 154.

2 RACAMIER P.-C., cité par J. Defontaine dans un article de la *Revue Française de psychanalyse,* 2002, p.179.

exemple, la sexualité d'un couple incestuel peut se constituer sur un mode nourricier qui rappelle celui d'une mère avec son bébé. Les sexes sont indifférenciés, l'un ou l'autre des partenaires pouvant tenir le rôle de la mère nourricière et protectrice d'un partenaire vécu comme impuissant et démuni, qu'il faut à tout prix sauver ou protéger. Parfois, la dérive va vers la figuration d'un rapport de maîtrise et de domination, celle du maître et de l'esclave dans un lien véritablement tyrannique où le facteur anal est prédominant. À ce stade les éléments pervers foisonnent car l'altérité du compagnon ou de la compagne ne semble pas reconnue.

Quelle sexualité dans l'emprise perverse ?

Exemple clinique 2[1] : l'imago maternelle et le déclin sexuel

Cette vignette clinique met en évidence l'obstacle à une vie sexuelle accomplie dans un couple où l'imago maternelle invasive domine, mettant à l'œuvre des défenses contre une angoisse archaïque de dissolution présente au moment des rapports sexuels.

Béatrice se plaint d'avoir trouvé dans le portable de son compagnon des messages montrant sa fréquentation de sites de rencontres avec des partenaires proposant des massages.

C'est deux ou trois mois après la naissance d'un enfant que cette découverte survient. Dans les premiers temps, nous avons compris que la naissance de ce bébé avait éveillé chez Francis la réminiscence de sa petite enfance et des soins qu'il avait reçus de la part de sa mère. Dans ses pratiques masturbatoires, il s'identifiait ainsi au bébé et se consolait certainement d'un retrait de sa femme, toute captée par sa maternité. Mais malgré les années écoulées, il continuait à rencontrer sur Internet des partenaires et vraisemblablement à rechercher dans ces caresses sans pénétration, des soins maternels, sorte de réédition des contacts excessifs avec sa mère dont il était proche. Ces contacts avaient dû vraisemblablement se prolonger bien au-delà de l'âge de raison, pour relever finalement de l'abus sexuel. Peu à peu, nous avons compris que l'indifférenciation de ses partenaires lui permettait de ne s'attacher à aucune et de se prémunir contre tout lien affectif.

Par ces agirs multiples, sous forme de recours à des prestations tarifées, il transformait ainsi un rapport vécu passivement dans l'enfance en un rapport actif où le fait de payer lui conférait le contrôle de la situation.

---

1 Cet exemple clinique est issu d'un cas de supervision présenté par Madame Mirella de Piciotto.

Le couple en vint à parler de sa sexualité. L'épouse se plaignait de rapports partiels. Francis ne voulait pas jouir au motif qu'il voulait conserver sa jeunesse. Il y avait dans cette retenue une crainte d'engloutissement. C'est l'image d'un vagin dévorateur d'énergie et de jeunesse. Pour Francis, affronter la pénétration diminuait sa capacité d'être, ses forces, sa vitalité et, dans ce jeu, la tendresse était dangereuse. Est-ce cela qui le sécurisait ? Il y avait pour lui dans l'orgasme une indifférenciation et une sorte d'angoisse d'une relation trop étroite dans laquelle il aurait pu se dissoudre. Nous comprenons alors que l'incestualité entretenue avec sa mère constituait un obstacle à une relation satisfaisante avec une femme. Lorsque l'imago maternelle domine dans le couple, le sexuel décline ! Par ailleurs, dans le type de rencontres qu'il aménageait, il y avait massage et fellation mais rien qui puisse évoquer le vagin. Cette situation brouillait la différence des sexes et ne provoquait aucune angoisse de castration qu'il aurait fallu vaincre s'il y avait eu pénétration. Dans une relation sexuelle normale, on bute sur la différence des sexes et c'est ce que le patient voulait éviter.

Dans ce couple, il faut considérer la place prise par la relation incestueuse du patient avec sa mère, et dont il n'a pas fait le deuil, avec la conséquence que cela comporte, à savoir une dimension anti-sexuelle au sens génital du terme.

Plus tard, la patiente révèle que, durant son enfance, elle a été abusée par ses frères. Nous évoquons le climat perpétuel d'excitation qui pouvait régner du fait de ces abus. C'est comme si elle était perpétuellement excitée. Elle évoque l'image d'une cocotte-minute dont le couvercle est tout le temps sous pression. À plusieurs reprises, elle dira « Je ne trouve jamais d'apaisement. » Nous comprenons ainsi qu'elle-même est envahie de fantasmes incestueux au moment des rapports avec son compagnon.

Exemple clinique 3 : quand l'incestualité impacte la puissance sexuelle

Cet homme, appelons le Jean-Paul, est venu demander une analyse car il souffrait d'éjaculations précoces qui se manifestaient régulièrement au cours des relations sexuelles avec son épouse qu'il aimait beaucoup. Il se sentait très malheureux de ne pas parvenir à la satisfaire.

Dès le début de l'analyse, nous sommes frappée par le caractère cru de son transfert : souvent il a le fantasme que nous nous retrouvons sur le divan amoureusement enlacés. Nous évoquons alors un souvenir dont il a eu l'occasion de faire le récit quelque temps auparavant. Il faut préciser que cet homme, dans son enfance et au-delà, avait pour habitude de s'allonger avec sa mère. Il évoque alors ce souvenir : couché aux côtés de sa mère, il avait tenté de lui caresser les seins et elle lui avait alors dit : « Arrête, ton père pourrait arriver. » Il est évident que dans l'analyse, nous représentons transférentiellement ce personnage maternel accessible et non vraiment protégé par la barrière de l'inceste.

Le caractère cru de ses déclarations nous fait penser qu'il n'est guère sensible à l'interdit qui pèse en principe dans les relations avec une femme analyste quand on est un patient. Il ne symbolise pas, n'utilise aucun détour, aucune métaphore plus feutrée pour parler de son ressenti transférentiel.

Ce serait une erreur de penser que cette mère était œdipienne car, même si la limite est posée, elle n'émane pas d'elle mais de l'évocation d'une instance extérieure. Il semble que ce refus soit motivé par la peur du gendarme et non par une nécessité interne venue d'un surmoi bienveillant qui oppose à ce geste l'énoncé de l'interdit de l'inceste entre mère et fils. À cette occasion, j'ai souligné que sa mère lui parlait, non pas comme une mère pourrait le faire à son fils, mais comme une femme à un amant qui risquerait d'être surpris par la venue du mari. Il a alors confié que sa mère lui avait révélé que son mariage avec son père avait été uniquement motivé par son souhait d'avoir des enfants. Elle avait ajouté que la venue au monde du patient avait été « le plus beau jour de sa vie. »

Ici, le père ne constitue guère une barrière et le fils lui-même se pense plus investi par sa mère que ne l'est son père. Il serait donc, de ce fait, capable de la satisfaire mieux que le père ne le ferait. C'est ce type d'illusion qui est entretenu par la mère incestuelle.

Jean-Paul a été séduit par ses paroles, convaincu en cela d'avoir été pour sa mère l'homme de sa vie. Nous pouvons constater avec cet exemple combien il a payé cher ce statut. Ne le voit-on pas ici incapable de satisfaire son épouse ?

Cette incestualité agie avec sa mère renvoie à un état d'inaccomplissement, celui de l'éjaculation précoce actuelle avec l'épouse. Cet élan de toute-puissance auquel la mère n'a pu mettre un frein lui donne le sentiment de pouvoir rivaliser avec son père, mais une autre partie de lui sait que c'est illusoire et qu'un enfant ne peut rivaliser avec un adulte. C'est la même angoisse qu'il éprouve lorsqu'il est au lit avec une femme, car revient en force le souvenir de l'excitation produite par la proximité du corps de sa mère, si proche, presque offert, et le pressentiment de l'impossibilité à la satisfaire du fait de son immaturité physiologique.

Cette position paradoxale dans laquelle ce patient s'est trouvé lors de son adolescence, se traduit par une position aussi paradoxale dans sa relation amoureuse d'adulte, car tout en sollicitant sans arrêt sa compagne actuelle pour faire l'amour, il ne supporte pas le désir de celle-ci, tout comme la séduction opérée par sa mère avait été ce qu'il recherchait mais aussi ce qui lui avait été infiniment traumatique.

Il serait possible d'évoquer une angoisse de castration mais ce serait une erreur car l'interdit de l'inceste n'est guère agissant vu le contexte fortement incestuel. Ici, ce qui est à considérer, c'est plutôt l'angoisse archaïque d'être anéanti. Derrière l'inhibition à pénétrer une femme se cache la peur d'être aspiré, voire englouti par un vagin maternel excité, qui serait en même temps perçu comme une bouche dévorante, d'où son impossibilité à faire face au désir de sa partenaire. On voit les composantes prégénitales en jeu dans cette sorte de régression liée à l'incestualité, l'une anale dans la perte de la maîtrise de l'érection, l'autre orale dans la peur d'être aspiré, dévoré par la partenaire. Donc, il ne s'agit pas d'angoisse liée au complexe d'Œdipe ou à une triangulation qui relève de l'Œdipe.

Vers le transsubjectif

La tendance à fusionner peut conduire à un empiétement des espaces respectifs. Cette sorte d'annexion relève d'une tendance anale à maîtriser le psychisme du partenaire au point qu'il ne sache plus très bien faire la part entre ce qui relève de son désir propre et de ce qui lui a été injecté.

Dans un couple venu consulter pour troubles de la stérilité, l'un des partenaires utilise l'autre comme dépotoir de son angoisse liée à son délire dans le réel. Ainsi, la diversion imposée par le mari relègue au second plan le motif de la consultation. Beaucoup de sujets, prisonniers et porteurs de l'angoisse de leurs partenaires sont paralysés dans leurs capacités de penser au point d'être incapables d'affirmer leurs propres désirs.

Le terme « délirer dans le réel » invention de Racamier a été repris par M. Hurni et G. Stoll : il s'agit de construire quelque chose de délirant à partir d'une situation réelle ; ici, des soucis professionnels sont évoqués par le mari pour éviter l'angoisse liée au problème de stérilité du couple.

Il s'agirait donc de commuer la réalité psychique ou symbolique, celle de leur impossibilité à procréer, en réalité factuelle et tangible. Pas un mot n'est vraiment prononcé sur ce qu'ils vivent comme une véritable castration de leur capacité d'engendrement, pas un mot sur l'obéissance aveugle au diktat familial qu'ils avaient évoqué lors de précédentes séances, obstacle qui cantonne le couple dans un statut infantile d'assistés. Tout est centré sur l'angoisse du mari, sur sa peur de ne plus remplir son carnet de commandes et de ne plus pouvoir payer ses employés.

Cette désymbolisation est un coup porté au psychisme de l'autre qui va se laisser envahir par l'espace psychique de son compagnon tout en oubliant son projet propre ; d'où l'aspect dévastateur de ce processus de désymbolisation. Dans l'après-coup, ce qui est apparu c'est l'habileté du mari à éviter le conflit avec son épouse concernant ce désir d'enfant qu'elle semble finalement être la seule à porter.

Exemple clinique 4 : incestualité et emprise

Voici un exemple de la dimension anale présente dans la tentative de domination de l'autre. L'évolution sociale de l'épouse agitait chez le mari une menace d'abandon intolérable pour son narcissisme. Ici, l'incestualité s'exprime sous la forme d'une intrusion de l'espace psychique de l'autre pour en imprimer comme une marque négative qui va ligoter la partenaire.

Dans un couple, une jeune femme voudrait, après une naissance et une interruption de son activité professionnelle liée à la maternité, arriver à reprendre un emploi, seule manière de regagner de l'estime à ses propres yeux. Son mari la pousse dans ce sens mais de nombreux agirs de sa part montrent qu'en réalité, il n'accepte pas ce désir d'indépendance de son épouse. Aussi fait-il tout pour rendre ce projet impossible et s'arrange pour que la reconversion de son épouse devienne utopique. Sans jamais le formuler, il ne supporte pas qu'elle déserte la maison, aille à des rendez-vous et s'éloigne d'un univers où il est, avec les enfants son seul pôle de préoccupation. Pour le mari, il est nécessaire de faire barrage à cette prise d'indépendance : il multiplie des agirs visant à miner toute velléité d'autonomie financière chez sa compagne, s'appliquant à une sorte de désaveu de la réalité psychique de l'autre. Ce même partenaire, tout en se rendant compte de ce rapport profondément perturbé à son épouse, prend acte de ses propres faits et gestes sans les comprendre, mais surtout en tentant d'en détruire le sens. L'épouse convaincue de sa propre incapacité finira par renoncer à son désir d'indépendance.

C'est le sens même du désir de l'autre et de son projet existentiel qui fait non-sens, car il suppose que l'autre s'éloigne et cet éloignement est vécu comme l'anticipation d'une rupture possible. Nous avons là l'expression de l'emprise qui est une transgression agie de l'espace psychique de l'autre. Elle relève véritablement d'une prise de pouvoir, d'un assaut de l'espace psychique de sa compagne et de tout projet personnel qu'elle voudrait mettre en œuvre.

A. Green[1] a parlé de déni de la « réalité psychique interne » mais ce déni concerne aussi la réalité psychique inter-psychique liée à l'éprouvé émotionnel de l'autre, pris dans la relation, déni qui peut parfois se traduire en équivalents monétaires, en quantité. Par exemple, dans le cas précédent

---

1 GREEN A. (1983), « Le complexe de la mère morte » dans *Narcissisme de vie, narcissisme de mort, Paris,* éd. Minuit,

la reprise de l'activité professionnelle de l'épouse devient une simple question de calcul, elle est réduite à une simple question d'argent : le prix de la garde des enfants ne serait-il pas plus élevé que le salaire de l'épouse ? Il n'est pas tenu compte du désir de la jeune femme.

Dans le couple, cette cruauté se double d'une terrible bonne conscience car aucun des protagonistes n'assume la responsabilité de ce qui se passe. En ce sens on pourrait dire qu'il y a dans ce type de couple incestuel, un refus d'accorder à l'autre un statut de sujet. Nous sommes à la limite du meurtriel, ce mouvement qui dénie à l'autre le statut de sujet mais peut aussi s'adresser à soi-même. On retrouve là les comportements qui semblent dépsychisés. Le partenaire entrave l'évolution sociale de sa femme. Il agit de telle sorte qu'elle ne puisse sortir de la cage que représente leur union, mais il ne semble pas prendre conscience du sens de sa conduite ni de la forte angoisse qu'il éprouve face au changement de statut de son épouse. L'épouse elle-même se rend victime d'une telle méprise car, ayant déjà souffert d'expériences douloureuses autour de la séparation et craignant de les revivre, ne peut mettre un terme à l'emprise de son compagnon.

Ce qui est présent dans un couple en crise, immergé dans l'incestualité, c'est un mécanisme de désignification des conduites de l'autre. Le partenaire qui agit ainsi ne peut en aucun cas s'identifier à ce que l'autre ressent. Tout cela renvoie en fait à la reconnaissance de l'altérité du partenaire.

Exemple clinique 5 : un déni d'altérité

Dans ce cas clinique, c'est le désir et le plaisir pris par la partenaire qui est insupportable. Son compagnon lui envie son investissement, estimant probablement qu'en la matière il n'y a pas de place pour deux.

Tel patient décrit ce qui se passe au sein de son couple comme une série d'actes désaffectés, c'est-à-dire vidés de leur intentionnalité, effectués de façon automatique : aucun désir personnel n'est à l'origine de tels actes. Nous comprendrons plus tard que le désaccord dans ce couple est d'origine sexuelle : l'épouse refuse assez régulièrement des relations sexuelles dont elle ne retire pas grand plaisir. Nous allons mettre en évidence un acte symptomatique du mari, pouvant être compris à la fois comme une vengeance et comme une attaque et une usurpation de l'espace de l'autre.

Dans ce couple, l'épouse qui adore les activités de jardinage a son carré de plantes rares. Elle se plaint de découvrir un jour cet espace à moitié détruit. Elle mime alors de manière très suggestive l'état de déréliction de ses plantes chéries, soignées et admirées comme ses bébés. Elle s'aperçoit que son époux a usurpé cet espace auquel il n'avait pas droit d'accès, qu'il l'a arrosé exagérément, ce qui a fait mourir les plantes.

Un autre jour, elle constate que d'autres plantes de son carré ont été sectionnées de façon excessive et en déduit que son époux est venu couper tout ce qui dépasse pour empêcher la repousse de ces plantes rares et les détruire purement et simplement. Quand nous interrogeons le mari à propos de cet agir, il est incapable d'en rendre compte sinon de dire qu'il pensait bien faire, mais aussi qu'il déteste le désordre. S'il a coupé les branches des plantes en question, c'est parce qu'elles semblaient malades. Il précise qu'il veut que tout soit net dans son jardin. « Ce qui me guide dans mon action c'est l'ordre » affirme-t-il.

À travers cet exemple qu'il faut prendre au sens imagé du terme, nous avons une démétaphorisation de l'espace psychique de l'autre qui est à proprement parlé, annulé. Ce qui apparaît clairement c'est qu'il ne peut pas expliquer pourquoi il a supprimé la plante, la seule chose qu'il trouve à dire c'est « Vous savez bien que je suis obsessionnel » ! Il s'abrite derrière son symptôme et ma supposée empathie d'analyste, pour se justifier, mais en réalité, il ne supporte pas tout ce qui peut être source d'une jouissance chez son épouse. Il agit mais ne peut ni ne veut mesurer l'impact de son envie et de sa possessivité. Ici, c'est l'investissement de l'épouse qui fait l'objet d'une attaque envieuse. L'intervention que nous avons pu faire a consisté à tenter de donner du sens à quelque chose qui apparaissait comme extrêmement concret, l'espace qui était alloué à l'épouse et que le mari avait tendance à empiéter. N'est-ce pas l'idée de perdre son espace qui est la crainte la plus forte dans l'union conjugale ? On peut ici considérer que l'incestualité est présente dans ce couple sous la forme d'empiétement de l'espace de l'autre, ce que Racamier a nommé justement le transsubjectif.

Les éléments pervers présents dans l'incestualité

Dans d'autres couples, la faille narcissique de l'un ne peut parvenir à se colmater que par un mouvement pervers narcissique visant à imputer au partenaire la responsabilité des éléments négatifs de la vie du couple. Il s'agit ici par identification projective de s'arranger pour faire de l'autre le réceptacle de ses propres angoisses. Dans le lien conjugal marqué par l'incestuel, on est surpris de constater qu'il y a un non-enregistrement, une non-validation des règles, des codes et des lois, négligences ou inconséquences que l'on peut imputer à un fonctionnement antœdipien. Ce non-respect de la loi est le plus souvent transmis par la famille d'origine. Il se remet en action quand le couple devient une famille. Il y a une sorte de répétition de tels agissements d'une génération à l'autre : un homme ayant eu constamment le sentiment d'être rejeté par son père durant son enfance, pourra, lors de la naissance d'un bébé, éviter d'en assumer la paternité et donc de le reconnaître légalement ou encore ne pas assumer financièrement sa paternité. Une telle répétition qui ressort du déni de la parentalité, relève de ce fait de la manifestation de la pulsion de mort.

Dans ce même registre, à l'écoute de certains couples, on constate une sorte d'incapacité à nommer l'autre, il s'agissait toujours de dire « ma compagne » ou « mon épouse » ou encore « elle » pour parler de cette femme ici présente. Lors de certaines séances conjugales, il est arrivé que le mari ne prononce quasiment jamais le nom de son épouse, au point qu'elle était contrainte de le lui rappeler. La même situation s'est présentée avec un patient psychotique qui ne pouvait guère appeler son fils autrement que « le fiston », connotant à la fois le déni de sa filiation et une sorte de déni identitaire.

Est-ce ce qui a lieu dans le couple incestuel ? Nous avons souvent remarqué l'usage de la troisième personne en présence du compagnon ou de la compagne, ce qui a pour fonction de transformer l'autre en « la chose dont on parle. » Doit-on comprendre que c'est la marque de la déception de s'être aperçu que le couple ne fait plus un, que l'autre est un étranger ou que l'alliance initiale a disparu ?

Par ailleurs, à l'intérieur du couple désaccordé, quand le conflit fait rage, la référence à la Loi est effacée. En fait, il apparaît que le couple fonctionne selon sa propre loi, celle du talion. Beaucoup de traitements sont interrompus par l'un des partenaires en raison précisément de la mise en triangulation qu'il a du mal à tolérer et de la présence du thérapeute, témoin incarnant la Loi par la mise en place et le maintien du cadre.

Nous pouvons aussi repérer de redoutables systèmes de dissimulation qui peuvent entraver le travail. Dans un couple en conflit permanent, nous avons pu constater que pendant des mois, l'époux dissimulait son addiction aux jeux de hasard par d'habiles stratagèmes pour camoufler le vrai niveau de vie du ménage. Ainsi, il pouvait cacher à son épouse ses pertes au jeu et la restreindre financièrement. Là encore, on peut voir la place majeure occupée par l'argent comme moyen de manipulation.

Il faut préciser que bien souvent, le partenaire est partie prenante des agissements de son complice : les interrogations concernant ces confusions présentes sont réprimées, mises de côté en raison des conflits qu'elles peuvent engendrer et qu'il faut éviter.

Exemple clinique 6 : conjugalité incestuelle

Antoine et Lisa sont venus consulter car ils n'ont plus de relations sexuelles depuis la naissance de leur fils Jules qui a quatre ans.

Cette inhibition a commencé selon eux au moment où Lisa était enceinte : ils avaient peur de décrocher le fœtus. Plus tard, on apprendra qu'en fait ils ne pouvaient faire l'amour car ils avaient l'impression que le fœtus était l'observateur de leurs relations, ou qu'ils le faisaient participer à leurs ébats.

Commentaire : Dans l'imaginaire de ce couple, l'enfant à venir n'est en aucun cas perçu comme leur enfant à tous deux. Il est plutôt appréhendé comme un tiers qui pourrait occuper la scène primitive, séparer les protagonistes. Il y a une forme de rationalisation visant à justifier l'abstinence sexuelle de ce couple. Ici, c'est la notion d'engendrement qui est mise en jeu : le couple ne peut se constituer comme susceptible de devenir parents.

Ils se sont connus dans un camp naturiste où ils passaient leurs vacances avec leurs familles respectives. La patiente a fait la connaissance de son époux par l'intermédiaire de son frère, homosexuel. Dès le départ, elle a pensé que son frère était l'amant d'Antoine. Est-ce une sorte de rivalité amoureuse avec son frère qui l'aurait attirée vers lui ?

Il apparaît aussi que la relation amoureuse entre Antoine et Lisa s'établit à partir du lien incestuel de Lisa à son frère. Ne pourrait-on dire qu'à travers Antoine elle retrouve son frère ?

Lisa a décidé d'épouser Antoine au moment où elle s'est sentie lâchée, voire abandonnée par sa sœur jumelle qui venait de se marier. Lisa est une très jolie femme, elle dit avoir été l'objet du désir de toute la famille, à l'exception de sa mère qui détestait ses jumelles et idolâtrait son unique fils.

Commentaire : Antoine serait donc l'élu de Lisa mais sur l'illusion d'être le remplaçant de la sœur jumelle. C'est une alliance qui s'effectue sur la base d'une commodité. Antoine est l'instrument grâce auquel Lisa ne percevra aucun manque. Un élément pervers est ici présent sous la forme de l'ustensilisation du partenaire.

Lisa a fait état d'attouchements avec son frère et au moment où elle a commencé à avoir des amies, la sœur jumelle n'a cessé de les harceler au téléphone pour les traiter de lesbiennes.

Commentaire : on peut remarquer ici la confusion établie entre une relation affectueuse et une relation amoureuse où la sexualité est présente.

Dans ce traitement, nous avons pu mettre en évidence les relations incestuelles qui régnaient dans la famille, entre les deux sœurs et le frère, mais aussi dans les rapports de Lisa avec son père : lorsqu'elle avait treize ans, il l'a surprise dans un café, tête à tête avec un garçon et s'est alors comporté comme un amant jaloux, l'injuriant et la frappant en public.

Plus tard, il fouillait dans sa chambre et après avoir découvert son journal intime, il est parti nager en mer pour disparaître. Il a interrompu les vacances de toute la famille et a demandé sa mutation afin d'être sûr que l'amant de Lisa ne pourrait jamais la retrouver.

Commentaire : le père n'occupe pas sa place de père mais agit avec sa fille comme un amant trompé.

Extrait de séance : Quelque chose s'est passé avec son père. « Ce n'était pas, dit-elle, quelque chose de physique. Il n'y a pas eu de rapport physique mais c'était une relation particulière. » Par exemple, elle explique qu'au moment de l'adolescence sa sœur pouvait inviter des copains ou des flirts à la maison mais pour elle, c'était impossible, interdit.

Commentaire : la famille est marquée par une sexualisation poussée et pourtant cette sorte d'absence de pudeur côtoie paradoxalement une très grande pudibonderie. En effet, dans le passé, les parents imposaient le camp de nudistes aux enfants pour toutes les vacances, mais le père éteignait la télévision quand, dans un film, deux acteurs s'embrassaient.

Une sorte de répression sexuelle prévaut dans la famille d'origine : la chambre à coucher des parents était un véritable sanctuaire dont aucun indice d'une quelconque vie sexuelle ne filtrait jamais, si bien que Lisa avait cru que ses parents étaient totalement chastes jusqu'au jour où, avec sa sœur, elle a pu, stupéfaite, découvrir dans leur chambre les éléments d'une sexualité qualifiée de très élaborée. « Toute l'année on vivait ainsi dans la plus grande pudibonderie mais pendant les vacances, à peine arrivés sur le parking du camp de nudistes, il fallait se déshabiller, montrer son corps et exposer aux yeux de tous une sexualité naissante. » Elle vivait cela comme une honte et une humiliation. « Je ne retournerai plus jamais là-bas : ça me dégoûte de voir le corps nu de mes parents et ça m'a toujours dégoûtée. » « N'empêche, dit Antoine, tu ne voulais aller nulle part ailleurs. »

Commentaire : Lorsque les enfants ont été pubères, la famille de Lisa a vécu ce moment comme un risque d'éclatement et de perte de l'unité familiale. La sexualité qui était là pour resserrer les liens devenait quelque chose de dangereux.

Dans le couple, Antoine n'accepte de faire l'amour que sous les draps, la lumière éteinte et il ne la caresse jamais, ce dont elle se plaint. Elle apprit, lors d'un documentaire sur les kangourous, que 95% des prématurés survivent s'ils sont restés en contact avec le corps de leur mère. Antoine refuse les contacts, ce qu'il veut c'est uniquement faire l'amour. Il y a une peur du collage chez Antoine et une peur de la pénétration chez Lisa.

Antoine dira qu'il se refuse à jouer les nounours auprès de son épouse. Quand elle a rencontré son futur mari, elle avait le fantasme d'entrer dans son ventre afin qu'il se trouve comme enceint d'elle. En fait, elle lui demande d'être une mère. Antoine se défend en mettant un traversin entre eux dans leur lit afin de délimiter leurs territoires et d'éviter le contact de leurs peaux.

Commentaire : évidemment on peut penser qu'à travers la relation à son épouse qu'il met à distance, Antoine veut se défendre contre une mère jugée trop tactile ou trop collante. Dans une famille œdipienne, on établit une différence entre la relation conjugale marquée par la sexualité et la relation filiale. Ici, la confusion est signe l'incestualité, de même que l'incapacité de vivre des moments de tendresse qui est alors immédiatement confondue avec le sexuel.

Le couple vit donc une sorte d'oscillation paradoxale que J.-P. Caillot a qualifié de relation narcissique paradoxale qu'il a mise en lien avec le conflit originaire par lequel le nourrisson est soumis à des forces qui tendent à le séparer de sa mère en même temps qu'il continue à faire corps avec elle. Les partenaires du couple sont pris dans le double mouvement : l'agoraphobie chez l'un des partenaires le pousse à se rapprocher du conjoint et s'accompagne de claustrophobie chez le partenaire qui dans un mouvement en retour le met à distance. Ainsi, quand l'un tend à se rapprocher, l'autre s'éloigne et inversement.

Avec Jules, le père ne se montre jamais nu et s'enferme à double tour dans la salle de bains ou dans les toilettes. On peut voir, dans cette précaution une sorte de contre-investissement de tendances exhibitionnistes. Ceci atteint un tel niveau, qu'au camp de nudistes, Jules a pu dire : « Tous les messieurs ont un zizi sauf Papa. »

Lisa est bien plus libre avec son fils. Il lui arrive de prendre son bain avec lui. Elle dit qu'elle n'a pu nourrir le bébé ayant eu peur d'avoir un orgasme durant l'allaitement. Elle se contente de jeux verbaux avec lui et évite le corps-à-corps qu'elle vivrait comme incestueux. Elle est agacée par les jeux physiques d'Antoine avec son fils, craignant qu'il ne devienne homosexuel. Antoine aussi éteint la télévision pour que son fils ne soit pas perturbé par une scène de baiser.

Antoine et son frère cadet de douze mois ont été élevés par leurs grands-parents maternels, dans une atmosphère particulièrement aseptisée. Antoine ne voyait ses parents que de loin en loin et ce n'est qu'à l'âge de quinze ans qu'il a pensé que ses parents pouvaient avoir des relations sexuelles mais il s'est efforcé de mettre cela de côté en disant : « C'est leur affaire, pas la mienne, cela ne m'intéresse pas. » De même, il a fait une impasse totale sur sa propre vie sexuelle. Jusqu'à l'âge de trente ans, ses parents ne l'ont jamais vu avec une jeune fille.

Le père d'Antoine a demandé à Lisa de lui enregistrer des films pornos. Dans leur ancien appartement, il lui faisait des visites fréquentes et inopinées.

La mère d'Antoine est décrite comme une femme qui minaude. Elle adore faire asseoir son fils sur ses genoux, lui disant qu'il est son « petit canard bleu. » Elle caresse beaucoup les cheveux de ses fils au point que le frère d'Antoine s'est fait raser le crâne. Cette femme d'environ cinquante ans s'habille selon Lisa, comme une prostituée : robe panthère, décolleté plongeant, cheveux blond platine, bas résilles et talons aiguilles. Quand Lisa suspecte son mari de contacts sexualisés avec sa mère, Antoine s'interroge : « Il ne le lui a jamais demandé. Peut-être ne lui refuserait-elle pas » ? Puis il se défend : « Que faut-il faire contre une telle mère, la tuer » ?

***Commentaire**:* Antoine souligne ainsi la séduction exercée par sa mère sur lui depuis son plus jeune âge et montre combien il n'a pu s'en défendre, au point d'en avoir été complice.

Antoine reproche à son épouse de s'être refusée à lui le soir de leurs noces, mais Lisa nous explique que lors du mariage, il avait passé toute la soirée assis aux pieds de sa mère à jouer de la flûte, et celle-ci, alanguie, appuyée contre son épaule chantait pour l'accompagner.

***Commentaire**:* on notera la dimension exhibitionniste et provocatrice de la relation mère-fils où la mère ne peut s'effacer, même le jour des épousailles.

Le père d'Antoine insulte ouvertement son épouse et Lisa se plaint de ce que son mari en fasse autant. Par ailleurs, il ne cesse d'étaler leur vie sexuelle devant leurs amis et d'invoquer publiquement la responsabilité de sa femme dans le fait qu'elle ne veuille pas « baiser. » Il lui reproche, tout comme son père à l'égard de son épouse, d'être excitante et de refuser les rapports sexuels. Antoine affirme que devant ses amies, Lisa ne cesse de faire des plaisanteries sexuelles pour jouer les affranchies et utilise, très à l'aise, un vocabulaire extrêmement cru et dénué d'ambiguïté.

***Commentaire**:* l'absence de frontières entre la vie intime et la vie publique est un autre aspect de l'incestualité.

Un fantasme de prostitution et des problèmes d'argent sont au cœur des difficultés de ce couple. Quand Lisa accepte de coucher avec son mari, elle est récompensée par un cadeau ou par un week-end quelque part. Quand elle apprend qu'elle a un découvert à la banque, elle se précipite dans les magasins pour faire des dépenses inconsidérées. C'est une manière d'obliger son mari à payer comme elle le faisait autrefois avec son père. Dans les conflits avec celui-ci, il arrivait à Lisa de faire des tentatives de suicide pour se venger et lui extorquer des sommes d'argent importantes qu'elle dépensait en vêtements et bagatelles.

Lisa finit par reconnaître qu'au travers des dépenses imposées à Antoine, elle veut lui faire endurer ce qu'elle a fait subir à son père : « lui couper les couilles », dit-elle. Tout ce problème autour de l'argent dans le couple va aussi s'exprimer dans le transfert. Lisa est incapable de payer ses séances. Ceci nous est apparu comme une duplication de leur activité et de leur vie sexuelle. Ce sont leurs relations d'argent qui tiennent lieu de relations sexuelles. Ainsi, dans cet équivalent sexuel du « payer » et du « faire payer », Antoine perpétue la relation de Lisa et son père. Antoine jure qu'il fera payer à son épouse les années d'abstinence sexuelle qu'elle lui a imposées.

Extrait de séance : la question du paiement des séances est abordée. Ils avaient décidé de payer chacun à son tour une séance. Antoine donne tous les mois à sa femme une certaine somme d'argent pour les frais de la maison. Il comptait que Lisa s'arrangerait pour puiser dans cette somme le montant de sa thérapie mais elle a dépensé cet argent par petites sommes pour son usage personnel. La conséquence est que son compte bancaire est à découvert. Elle ne peut plus payer ni ses cours ni ses séances. Antoine a comblé son découvert pour ses cours mais se refuse à payer de nouveau pour les séances. Il ajoute que ce n'est pas tant l'argent en lui-même qui est en cause mais le comportement de Lisa. Elle dépense frénétiquement dès qu'elle n'a plus d'argent sur son compte. Quand elle a appris son découvert qui l'empêchait de régler le montant de ses séances, Lisa a téléphoné à son père pour lui demander de la sortir de ce mauvais pas. Bien que, selon elle, il soit très riche, il a d'abord refusé avant d'envoyer un chèque de mille euros, accompagné de remarques désobligeantes à l'égard d'Antoine qui s'est senti humilié.

Commentaire : l'incestualité est présente sous deux formes, celle de l'argent et de l'importance accordée à l'argent en tant que substitut de la sexualité. Dans la prostitution, l'argent est l'un des instruments du pouvoir exercé sur l'autre afin de le contraindre à accomplir certaines actions ; la deuxième forme réside dans la confusion de Lisa entre son père et son mari qu'elle manipule de la même façon.

Ce qui s'oppose à une sexualité génitale, c'est qu'Antoine et Lisa vivent comme des siamois, soudés justement par une sexualité d'équivalence, paradoxale, qui lie et sépare, qui qualifie et disqualifie. On peut considérer cette soudure gémellaire comme une défense paradoxale contre la menace de rupture de leur lien adhésif et les protège contre une génitalité qui individualise et différencie.

La séparation chirurgicale de deux siamois qui ont un organe vital en commun nécessite souvent de sacrifier l'un pour sauver l'autre. Dans ce couple il existe un fantasme de cette sorte qui était également présent dans la famille de Lisa à propos des jumelles. Une telle configuration impose une sorte de logique du sacrifice. Dans leur enfance, les deux sœurs s'étaient perdues dans la forêt. Lorsqu'elles ont été retrouvées par leur père, il s'occupa d'abord de la sœur de la patiente. Lisa se vit alors abandonnée : le sauvetage de l'une devant se payer par le sacrifice de l'autre.

La même logique sévit dans le couple. La réussite professionnelle d'Antoine n'a été possible que par les échecs de Lisa dans le monde du travail et, quand après avoir fini ses études, elle se lança dans une activité libérale, ce fut au prix d'investissements financiers risqués qui se firent au détriment d'une progression professionnelle d'Antoine.

Dans la thérapie de ce couple, les interruptions dues aux vacances ont permis la mise à jour d'un transfert incestuel. Un jour nous avions décommandé une séance et alors qu'ils avaient oublié cette annulation, ils sont restés un moment derrière notre porte, persuadés que les thérapeutes avaient refusé de les recevoir car ils se livraient à des ébats sexuels avec le couple précédent.

Extrait de séance : on aborde la question de la séance annulée : « Cela fait drôle de trouver la porte fermée, on se demandait ce qui se passait. » Ils rient et ont des réticences à parler. Antoine a imaginé une chute à ski et que nous avions les deux pieds dans le plâtre. Il finit par dire : « Pendant qu'on était derrière la porte et que vous n'ouvriez pas, on imaginait que vous faisiez une séance avant nous, avec un autre couple et que vous faisiez des choses ensemble. »

Thérapeutes : « Peut-être la séparation vous a-t-elle conduits soit à l'agressivité - nous avons les deux pieds dans le plâtre - soit à l'érotisation - la séance de thérapie se transforme en relation sexuelle à quatre » ?

L'idée est évoquée qu'ils ont peut-être imaginé que la séance pourrait dégénérer et donc qu'il pourrait se passer autre chose que de la thérapie entre thérapeutes et patients, du sexe par exemple ? Se verraient-ils eux-mêmes agir leurs fantasmes à travers ce couple qu'ils imaginent avant eux ?

Thérapeutes : « Votre manière de resserrer les liens serait alors d'imaginer quelque chose de sexuel et même d'incestueux entre nous puisque nous avons déjà vu que nous étions un peu comme vos parents. »

CHAPITRE 3 : À PROPOS DE l'ILLUSION GÉMELLAIRE

Nous reprenons ici une réflexion engagée en 2003 et publiée dans la revue Groupal[1]. Notre propos consiste à montrer que l'illusion gémellaire et la gémellité sont les expressions privilégiées de l'incestuel dans le couple. Cette incestualité se repère dans le déni des fantasmes originaires, en l'occurrence le déni de la différence sexuelle et le déni de la castration. Ce qui prévaut dans l'union du couple gémellaire, c'est le fantasme contra-originaire ou, comme dirait Racamier, le fantasme-non-fantasme d'auto-engendrement, lui-même précédé historiquement du fantasme -non-fantasme connexe d'autodésengendrement.

En 1986, dans la revue *Gruppo*, Anzieu publiait un article intitulé « Introduction à l'étude du moi-peau dans le couple[2]. » Ce texte traite tout d'abord des différentes modalités de la relation d'objet au sein du couple.

Les modalités d'organisation du couple : gémellaire ou narcissique, choix d'objet par étayage, modalité hétérogène

L'idée d'Anzieu est qu'à l'adolescence, les couples amoureux se constituent essentiellement selon deux modalités qui seront éventuellement reproduites lors d'expériences de couple ultérieures sous une forme tantôt atténuée, tantôt exacerbée.

Couple gémellaire

La première modalité repose sur une illusion fondatrice, nommée illusion duelle ou mieux gémellaire car, dans ce cas, le couple se fonde sur l'illusion que les partenaires sont un couple de jumeaux imaginaires. « Le couple, écrit-il, se fonde essentiellement sur l'intimité psychique. Les partenaires partagent les mêmes idées, les mêmes lectures, les mêmes études, les mêmes goûts, les mêmes activités. Ils se communiquent constamment leurs pensées. La recherche et la découverte de leurs similitudes constituent la principale source d'énergie et de satisfaction commune. Ils réalisent un couple de jumeaux imaginaires, unisexes et à la

---

1 DEFONTAINE B., DEFONTAINE J. (2003), *« A propos de l'illusion gémellaire chez Didier Anzieu », Groupal,* 2003, 14, pp. 34-48.

2 ANZIEU D. (1986), « Introduction à l'étude du moi-peau dans le couple », *Gruppo,* 2, pp. 75-83.

limite interchangeables. » « Une fusion symbiotique les soude ensemble dans [...] un espace psychique d'inclusion mutuel. » Anzieu voit à l'origine de cette configuration le fait que « chaque partenaire a été dans son enfance très dépendant, de l'image maternelle et n'a pu se séparer de sa famille d'origine qu'en emportant avec lui la peau imaginaire de cette mère. Leur couple s'enveloppe dans ces deux peaux imaginaires maternelles. » Ainsi, l'enveloppe psychique ou le Moi-peau est structuré selon une double paroi, typique pour cet auteur, de l'enveloppe narcissique idéalisée.

Ces couples gémellaires sont donc des couples narcissiques. On pourrait dire que l'élection du partenaire comme objet d'amour s'est faite selon une modalité que Freud a désignée comme choix d'objet narcissique et définie ainsi « un type de choix d'objet qui s'opère sur le modèle de la relation du sujet à sa propre personne, et où l'objet représente la personne propre sous tel ou tel aspect. » Dans *Pour introduire le narcissisme*[1], Freud précise que selon ce choix narcissique d'objet : « On aime [...] ce que l'on est (soi-même), ce que l'on a été, ce que l'on voudrait être, la personne qui a été une partie de la personne propre. » C'est ainsi que l'incestuel trouve une voie d'expression dans certains couples, appelés gémellaires par Anzieu.

On sait que Freud oppose à ce type de choix narcissique un autre modèle qu'il appelle un choix d'objet par étayage, dans lequel l'objet d'amour est élu sur le modèle des figures parentales en tant « qu'elles assurent à l'enfant nourriture, soins et protection. »

Couple différentiel

Anzieu, différencie les couples gémellaires des autres qu'ils ne nomment pas précisément et que par commodité nous appellerons « couples différentiels. »

Ces derniers se constituent sur la base de l'exploration de leurs différences et en tout premier lieu de celles qu'actualise leur sexualité génitale. Elle est donc au premier plan de leurs relations et les recherches et expérimentations qu'elle suscite sont les constituants mêmes de ce type de couples différentiels. Ils sont, pourrions-nous dire, obsédés par la recherche des différences, mais une fois découvertes, explorées et expérimentées, elles perdent par là même de leur attrait et de leur qualité. Ces couples, comme le remarque encore Anzieu, ne s'octroient qu'un avenir temporaire voir éphémère. Ils sont en quelque sorte des couples en

1 FREUD S. (1914), *Pour introduire le narcissisme*, La vie sexuelle, Paris, PUF, 1973.

mal de couple ; en d'autres termes, ce choix d'objet se révélera inadéquat pour figurer l'essence même du couple.

Le gémellaire relève d'un choix d'objet narcissique. L'élection du partenaire se définit comme un choix qui s'opère sur le modèle de la relation du sujet à sa « propre personne. » Qu'en est-il lorsque précisément le sujet qui élit sa partenaire, le fait sur un modèle de relation qui est profondément incestuel ? Le fantasme du Tamagushi qui sera étudié plus loin, préside à certaines unions et s'effectue précisément sur ce modèle de l'étayage. Elle n'en a pas moins un caractère profondément incestuel en raison du déni de la sexualité génitale qui sert de base à la relation.

Quant au couple différentiel, surtout fondé sur la recherche du sexe, le facteur temps y est décisif. En effet, le couple se constitue autour de la recherche des différences mais une fois découvertes, elles deviennent vite insupportables. L'élément paradoxal est très important.

Couple à modalité hétérogène

Il faut noter qu'Anzieu décrit des modèles. Les couples réels sont en fait des mixtes qui empruntent pour les assembler, tels ou tels traits de ces deux archétypes, dans une composition dont les proportions sont variables et inégales. Le couple différentiel, nous l'avons vu, s'il existait dans toute sa pureté ne serait qu'éphémère et se volatiliserait dès sa constitution. Pour durer, ne serait-ce qu'un temps relativement limité, il doit avoir aussi, à moins d'une souffrance difficilement tolérable, des éléments de gémellité. Quant au couple à prédominance gémellaire, il est impossible qu'il ne trouve en l'autre que des similitudes. La différence des sexes est malgré tout incontournable dans un couple hétérosexuel. Étrangement, Anzieu n'a pas fait référence au couple homosexuel qui constitue le plus haut degré de gémelliparité dans le couple. Il n'en demeure pas moins qu'ici encore, les différences réelles et imaginaires sont inévitables. Dans le rapport sexuel homosexuel, la différence des sexes est certes niée ou contournée mais elle est, de ce fait même, présente au moins fantasmatiquement.

L'illusion gémellaire et l'illusion groupale

L'illusion groupale est constituée essentiellement par un fantasme dont Anzieu nous donne la description suivante : « Nous avons été conçus par parthénogenèse, nous subsistons dans le ventre maternel par conception continue. Nous sommes conçus mais non encore nés, notre naissance est indéfiniment reportée, le désir de notre mère étant de nous garder et notre désir étant de rester ainsi, tous bien ensemble et tous bien en elle[1]. » Il écrit encore : « Nous sommes nés non d'un père mais de notre propre groupe ; nous ne tirons pas notre origine d'un être ou d'une réalité extérieurs. Nous sommes un groupe matrice qui s'engendre lui-même. » Cet auto-engendrement groupal est l'expression d'un fantasme si particulier qu'Anzieu le caractérise comme étant un contre-fantasme originaire ou mieux, un fantasme contra-originaire, ceci justement parce qu'il détruit, parce qu'il tue les fantasmes originaires et en particulier celui de la scène primitive.

L'illusion gémellaire et l'illusion groupale reposent donc toutes les deux sur un fantasme d'auto-engendrement ou plus exactement d'auto-engendrement continué. Le concept de contre-fantasme originaire ou de fantasme contra-originaire que décrit Anzieu est un proche parent du fantasme -non-fantasme de Racamier. Leur lien est évident puisqu'ils ont un même contenu, l'auto-engendrement. Cependant, pour Racamier le fantasme-non-fantasme d'auto-engendrement est précédé - sinon historiquement du moins logiquement - par le fantasme -non-fantasme connexe d'auto-désengendrement alors que la notion de création ou d'auto-engendrement continué n'est présente que dans l'œuvre d'Anzieu.

C'est par analogie avec sa notion d'illusion groupale qu'Anzieu a introduit celle d'illusion gémellaire. Le credo de la première peut se formuler ainsi : nous sommes bien ensemble, nous formons un bon groupe et celui de la deuxième sera : « nous devons être, nous sommes un bon couple. » Il faut souligner que la situation de couple comme celle de groupe mobilise les angoisses persécutives et dépressives et même semble-t-il des angoisses encore plus archaïques liées à la relation duelle avec la mère. Nous y reviendrons. Dans cette situation régressive, l'illusion gémellaire est au même titre que l'illusion groupale, écrit Anzieu, « la contrepartie de ces angoisses archaïques, comme la fusion avec la bonne mère est, pour le nourrisson, dans le cadre de la relation duelle, la contrepartie des fantasmes visant le mauvais sein ou le mauvais objet[2] ». Aussi la formule canonique des deux illusions est-elle exactement la même : « nous sommes tous – ou nous sommes tous deux – de bons objets dans le sein de la bonne mère et nous nous aimons les uns les autres – ou l'un l'autre – comme elle-même nous aime en nous concevant, nourrissant et soignant. »

---

1 DEFONTAINE B. (2003), « A propos de l'illusion gémellaire chez Didier Anzieu », *Groupal*, 14, p. 40.

2 ANZIEU D. (1971), « L'illusion groupale », *GRUPPO* 1, pp. 110-113.

Anzieu reconnaît explicitement qu'il utilise le terme d'illusion dans le sens qu'en donnait Winnicott. Pour ces deux auteurs, la notion n'a pas une connotation exclusivement négative. Pour Winnicott une phase d'illusion, celle par exemple d'avoir créé le sein, est absolument nécessaire à la constitution de l'espace transitionnel. Un aspect tout aussi nécessaire et positif de l'illusion est souligné par Anzieu quand il écrit que le groupe ne peut pas être «... vivant et agissant et créatif s'il n'appuie pas sa vie psychique sur un fond d'illusion groupale. C'est l'illusion groupale qui est constitutive du groupe comme entité psychique [1]». Nous dirions qu'il en va de même pour l'illusion gémellaire. Il faut concevoir qu'une phase d'illusion gémellaire est également nécessaire à la constitution du couple comme entité psychique. Mais une phase n'a qu'une existence passagère. On peut évoquer ici, l'éventualité d'un heureux passage d'une phase d'illusion gémellaire à une phase d'illusion familiale, concept qui serait à rapprocher de celui de moi-peau familial.

Revenons maintenant sur un point qu'Anzieu souligne avec force : « La première condition de l'illusion groupale est le clivage. » Il précise : « Pour que le groupe puisse devenir le bon sein introjecté, il faut qu'il trouve un mauvais objet sur lequel le transfert négatif soit projeté[2]. » De notre point de vue, il en va de même pour l'illusion gémellaire. L'illusion groupale implique que soit posée quelque part l'existence d'un mauvais groupe et l'illusion gémellaire impose corrélativement l'existence d'un mauvais couple, souvent celui de leurs parents respectifs. C'est d'ailleurs dans et par le rejet radical de ces couples parentaux qu'ils s'appréhendent comme formant un couple idéal, idéalement bon, en opposition avec ces couples parentaux, diaboliquement mauvais. Il nous faut poursuivre cette analogie et affirmer que l'illusion gémellaire implique au même titre que l'illusion groupale un déni des fantasmes originaires nous dit Anzieu. Son idée est bien celle d'un rejet radical et même d'une véritable destruction de ces fantasmes originaires. L'illusion groupale et l'illusion gémellaire balaient le fantasme originaire de séduction sexuelle car seule la séduction narcissique est ici opérante. Elle écarte le fantasme de castration puisqu'elle nie la différence des sexes. Mais, c'est avec le déni du fantasme originaire de scène primitive que nous rencontrons ce qu'il y a de plus frappant et de plus essentiel dans les implications de ces deux types d'illusions. Elles annulent tout aussi radicalement ce fantasme originaire. Ceci explique

1 ANZIEU D. (1984), *Le groupe et l'inconscient*, Paris, Dunod, p. 14.
2 *Ibid.*, p. 76.

l'incapacité foncière du couple gémellaire à enfanter et le pousse de ce fait à fonctionner comme couple anti-famille.

Le couple gémellaire, contrairement au couple différentiel, n'investira lui que bien faiblement la sexualité génitale. « Les relations sexuelles dans de tels couples, écrit Anzieu, sont souvent peu importantes en quantité et en qualité. Il arrive qu'elles se limitent à des contacts épidermiques qui garantissent la similitude des corps et des gestes... Ils n'envisagent pas d'avoir d'enfants, ou s'ils le désirent pour des raisons de conformisme social, ils n'arrivent pas à en avoir, faute de pouvoir se différencier et se projeter en père et mère potentiels. » L'insatisfaction sexuelle génitale est alors inévitable. Elle fait peser sur le couple une menace de névrose actuelle, accompagnée de symptômes comme l'angoisse, la neurasthénie, l'hypocondrie ou le risque de somatisation.

Il n'est même pas possible de dire que la caractéristique du couple gémellaire soit le fantasme d'une psyché pour deux, c'est à dire pour « deux corps » car, écrit Anzieu, les partenaires « souffrent de posséder des corps distincts et d'avoir à les reconnaître dissemblables. [...] Ce qui sous-tend leur relation, c'est le fantasme d'avoir un corps unique pour eux deux. » On peut ajouter que c'est précisément ce fantasme de corps commun qui fonde ce que J-P. Caillot et G. Decherf[1] nous ont appris à repérer comme « objet-couple » dont le modèle est précisément le couple gémellaire. Zazzo[2] disait que ce qui l'avait motivé dans son étude des jumeaux, c'était surtout le fait qu'ils constituaient à ses yeux le prototype même du couple. « Là où ils ne sont pas semblables, les membres du couple se consolent en se constatant complémentaires. » Anzieu ajoute cependant que « cette complémentarité est mal vue dès qu'elle gagne en importance, car elle porte atteinte à leur idéal d'un partage égal de toutes les activités, responsabilités, possibilités et réalisations, et aussi car elle éveille entre eux la rivalité et les expose à la lutte pour le pouvoir. » Nous dirions que cette complémentarité est vécue comme inquiétante parce derrière elle se profile déjà la différence. Les couples réels participent à la fois, dans des proportions certes variées, du couple gémellaire et du couple différentiel. Encore faut-il ajouter que c'est du bon dosage de ces proportions dont dépend, sinon le bonheur ou le malheur, du moins l'entente ou la mésentente et, de ce fait, l'avenir du couple.

D. Anzieu insiste pourtant sur la fragilité particulière du couple gémellaire. Sa double enveloppe maternelle, écrit-il, « enferme les deux

1 CAILLOT et DECHERF, *Psychanalyse du couple et de la famille*, Paris, 1989, Apsygée.
2 ZAZZO, *Les jumeaux, le couple et la personne*, PUF, 2015, 7ème éd.

partenaires dans une bulle à l'abri de la réalité. » Il est bien évident qu'elle ne peut pas être longtemps tenue à l'écart. Rapidement elle finit par faire éclater cette bulle narcissique. Avec le projet de former un couple idéal qu'ils conçoivent comme un couple à l'abri du conflit - et pour eux tout désaccord est appréhendé comme conflit - ils se sont efforcés de refouler, de cliver et de projeter à l'extérieur tout ce qui pouvait les différencier. » Pour Anzieu, le refoulé a vocation revenir en force. Pour nous, il s'agit plutôt d'autre chose : les difficultés du couple gémellaire viennent du fait que le maintien du clivage demande une dépense énergétique à laquelle rapidement le sujet ne peut plus faire face car ce clivage ne fonctionne pas comme un étayage d'arrière-plan permettant à chacun de développer, de renforcer son individualité et d'assurer une nécessaire recharge libidinale. C'est pourquoi, « des reproches de plus en plus fréquents, écrit Anzieu, sont adressés au partenaire comme porteur de la différence et comme facteur de désunion, d'où des disputes et le retour paradoxal dans le jeune couple soit de la mésentente qu'ils abhorraient, soit de l'opposition distinctive des rôles et des caractères qu'ils récusaient. »

Anzieu souligne ce fantasme dans le couple gémellaire. Il écrit qu'ici, « Le but primaire et même originaire, du couple est d'être un couple ; il lui faut pour cela répéter continuellement le moment de la création du couple. Les ratés, les échecs de cette création continuée sont imputés au partenaire ou retournés masochiquement sur soi[1].

Remarques concernant la paradoxalité et les dérives propres à la relation gémellaire

Le fantasme de base dans la relation gémellaire c'est l'idée que former un couple idéal suppose que chacun a le « sentiment d'être tout pour l'autre. » C'est cette proposition que nous voudrions discuter afin de montrer à quelle aporie elle mène. L'autre, c'est ce qui est à la fois l'objet du désir et une source d'angoisse au sein du couple. Il n'y a plus d'espace intime pour chaque partenaire.

Voilà le rêve initial, trouver dans l'autre son propre double narcissique peut être celui qui a été absent pendant l'enfance. Une telle transparence devient rapidement aliénante car elle implique la perte de son intimité personnelle, de son autonomie, de la crainte de se faire phagocyter par l'autre, de vivre dans une espèce de prison où l'œil de l'autre serait omniprésent. Il est important de constater comment cette gémellité peut virer à une relation d'emprise comme le suggère R. Dorey dans son beau texte : « l'interaction de deux désirs se solde par l'asservissement de l'un au

1 ANZIEU D. (1986), « Introduction à l'étude du moi-peau dans le couple », *Gruppo*, 2, pp. 75-81.

profit de l'autre [1]». Cette idée peut conduire à une sorte de claustrophobie vécue par l'un ou par l'autre. La discorde apparaît quant à la claustrophobie de l'un répond l'agoraphobie de l'autre. À ce sentiment que l'on peut résumer par « j'étouffe dans la relation, je veux prendre des distances », il est répondu « je suis perdu loin de toi. » Ainsi, pour que la relation soit durable, il est nécessaire que chacun puisse avoir un espace privé. Afin d'être toujours objet de désir, ne faut-il pas garder une part de mystère ? Comment constituer un bon couple sans empiéter sur l'espace privé de l'un ou de l'autre ? Nous sommes dans une configuration qui est celle de la topique interactive. Elle évoque en effet la possibilité d'espaces psychiques bien définis les uns par rapport aux autres alors que dans le fonctionnement antœdipien les limites sont floues et peuvent s'interpénétrer.

Après quelques années d'analyse, une patiente nous rapporte un échange avec son mari. Écoutons-la : « Je me sens moi, lui ai-je dit, je suis moi et il m'accepte telle que je suis. J'étais rassurée, mais je lui ai alors retourné la question : est-ce que tu penses que je t'accepte tel que tu es. Il a eu un sourire gêné et il a esquivé. » Elle est inquiète de cette pirouette de son mari. Nous lui avons alors demandé : « Y a-t-il une partie de lui qu'il ne puisse pas vous révéler » ? Nous découvrons alors que quelque temps auparavant, il y avait eu pour lui une séparation douloureuse dans sa vie professionnelle, le départ d'un associé avec qui il était très lié. Ce qui fait l'objet d'une occultation chez son mari, sa part d'ombre, c'est le deuil à faire de cette sorte de double narcissique que représentait cet associé devenu rival puisqu'ils se sont mis chacun à son compte. C'est cette part d'ombre qui est soustraite à l'échange entre la patiente et son époux. Cette relation personnelle du mari avec son associé n'est pas verbalisée. Peut-être est-elle d'ailleurs non verbalisable dans ce mystère propre au monde intérieur du mari et de l'amitié qui le liait à son associé : peu de mots sur le deuil fait ou à faire de cette amitié.

De la même façon, la patiente s'est plainte à son mari de sa propre sœur. Mais elle a découvert que de telles confidences n'étaient pas sans risque. En effet, pour elle, ces griefs seront rapidement oubliés et pardonnés au nom du passé commun alors qu'il n'en est pas de même pour le mari qui restera sur l'impression désagréable du conflit récent entre son épouse et sa belle-sœur.

---

1 DOREY R. (1981), « La relation d'emprise », *Nouvelle Revue de Psychanalyse,* n° 24, p. 124.

Ici, l'incestuel réside dans le transsubjectif. On peut le considérer comme une sorte d'empiétement des espaces privés de chacun des membres du couple, d'où le paradoxe ouvert consistant à rester soi tout en étant deux !

Création continuée et avortement perpétuel

Nous souhaitons maintenant présenter un nouveau concept, celui de « création continuée » et « d'avortement perpétuel ». Il se situe à l'opposé du fantasme d'auto-engendrement continué, qui lui est l'apanage de l'individu, du couple, du groupe ou de la famille.

Ce nouveau concept se réfère à une imago maternelle groupale, familiale ou gémellaire et correspond à la façon dont le groupe, la famille ou le couple vient s'inscrire dans la psyché ou si l'on veut dans l'appareil psychique groupal, familial, gémellaire ou individuel. Ce qui définit donc cette imago maternelle archaïque, ce qui en fait l'essence et le tissu même, est constitué par une entité biface, faite de ces deux fantasmes -non-fantasmes contra-originaires, que nous avons dénommés création continuée et avortement perpétuel.

Le contenu du premier de ces fantasmes est celui d'une gestation continuée, ce qui implique l'existence d'un enfant non né et destiné à ne jamais naître, afin que n'advienne pas la séparation de la naissance, appréhendée comme un événement mortifère, fantasmée comme un avortement. Pour préserver l'enfant-fœtus de cette mort imminente ou plus exactement de ce désir permanent de meurtre, d'avortement perpétuel, la mère archaïque doit non seulement garder le bébé dans son ventre mais elle doit le créer, le recréer en permanence par un engendrement perpétuel, par une véritable procréation continuée. Ceci constitue une défense primaire contre l'avortement perpétuel tout en étant sa face complémentaire ; c'est pour sortir d'une telle séduction maternelle narcissique, d'une si complète dépendance, d'une si totale aliénation que sont élaborés - par l'individu, par le couple, par le groupe, par la famille - les fantasmes d'autodésengendrement. Il faut, pour échapper à une telle emprise, se désengendrer de la procréation maternelle continuée et par une mégalomanie opposée mais de même grandeur, s'auto-engendrer. Pour naître d'une mère qui refuse de le faire naître, le sujet doit alors, comme le dit d'une façon saisissante Racamier « se naître », naître à lui-même, en dépassant la crainte de cette naissance-avortement, ce qui lui impose de risquer sa vie dans des entreprises dangereuses ou dans des tentatives de suicide mais dans lesquelles, comme l'affirme encore cet auteur, il s'agit justement non pas de se tuer mais au contraire de « se naître. » On ne s'étonnera pas de trouver en ces eaux si profondes cette co-présence de la vie et de la mort car c'est de désintrication pulsionnelle dont il s'agit ici, et l'une de ses plus extrêmes manifestations est justement celle de la paradoxalité dont nous avons ici une formule canonique : il faut se suicider pour vivre, se mourir pour se naître.

Cette paradoxalité n'a pas échappé à Anzieu, l'inventeur du concept de transfert paradoxal. C'est ainsi qu'il a repéré, au cœur même des difficultés du couple gémellaire, l'existence d'une fonction toxique par laquelle, écrivait-il, « trouve à se satisfaire sa visée d'autodestruction. » Il poursuivait « La formule de l'illusion duelle demande à être complétée par une suite paradoxale : « Nous sommes un bon couple, dont chaque membre est mauvais pour l'autre[1] » ou dans une formulation inversée : « Nous sommes de bons membres qui formons un mauvais couple. » Nous reviendrons sur ces nouveaux concepts et sur leur articulation paradoxale mais un autre point doit tout d'abord retenir notre attention. Anzieu nous a en effet appris que relève également de l'imaginaire groupal ce qu'il a appelé un fantasme de casse[2].

Nous souhaitons discuter ce propos. Anzieu considère tout d'abord et à juste titre nous semble-t-il, qu'illusion groupale et fantasme de casse constituent un couple antagoniste. Il précise ce rapport dans sa notice sur l'illusion groupale[3].

« Les fantasmes de casse résultent du clivage du transfert groupal. Ils expriment le transfert négatif, tandis que l'illusion groupale, dont ces fantasmes sont l'inverse, concentre le transfert positif. »

Retenons l'idée suivante : l'illusion groupale et le fantasme de casse sont l'un et l'autre le résultat d'un même processus de clivage. Le fantasme de casse est donc de même niveau, de même nature et sans doute de même structure que le fantasme central de l'illusion groupale. Nous pensons qu'il s'agit en fait d'un contre-fantasme originaire d'autodésengendrement du groupe. Il faut donc affirmer l'existence d'une différence de niveau, de nature et de structure entre d'une part les fantasmes originaires et d'autre part les contre-fantasmes originaires. C'est d'ailleurs pour cette raison que Racamier a proposé pour eux une appellation différente, celle de fantasmes -non-fantasmes qui de plus souligne leur

---

1 ANZIEU D. (1986), « Introduction à l'étude du Moi Peau dans le couple », GRUPPO 2, p. 79.

2 ANZIEU D. (1998), « Fantasmes de casse », *Vocabulaire de psychanalyse groupale et familiale,* Paris, Ed. Le Collège de Psychanalyse Groupale et Familiale, t. 1, pp. 113-114.

3 ANZIEU D. (1998), « L'illusion groupale », *Vocabulaire de psychanalyse groupale et familiale*, Paris, Ed. Le Collège de Psychanalyse Groupale et Familiale, t. 1, pp. 133-139.

caractère paradoxal. La différence entre les deux types de fantasmes est donc marquée, les fantasmes originaires n'étant pas paradoxaux. Ajoutons que les fantasmes originaires sont les producteurs de fantasmes au sens habituel et freudien du terme. Ils ne sont pas originaires mais dérivent d'eux. Tous sont en fait articulés les uns avec les autres en un vaste réseau fantasmatique qui constitue le tissu même de la psyché. Ils s'opposent aux fantasmes -non-fantasmes contra-originaires qui sont eux, destructeurs des fantasmes originaires et par là, de tous les fantasmes. Ce sont des pompes à vide et lorsqu'ils se mettent à flamber, ils sont responsables de l'extrême pauvreté, voire de la totale vacuité fantasmatique et psychique des sujets qui en sont dépositaires. On qualifie alors leur fonctionnement d'opératoire terme utilisé par P. Marty dans le champ de la psycho-somatique.

Après avoir affirmé dans *Le groupe et l'inconscient*[1] que « les fantasmes de casse remplissent une fonction unifiante [...] et qu'ils intègrent tous les niveaux de l'angoisse » car « on y trouve intriqués, l'angoisse paranoïde de dévoration et de persécution destructrice, l'angoisse paranoïde de morcellement du corps et du moi, l'angoisse dépressive de séparation de la mère et l'angoisse de castration au sens strictement phallique du terme. » Anzieu écrivait quelques années plus tard d'une façon plus concise : « Les fantasmes de casse sont la forme spécifiquement groupale de l'angoisse de castration (en termes freudiens) ou de l'imago du sein persécuteur (en termes kleiniens). » Nos réserves et même nos désaccords viennent du fait que le fantasme de castration phallique est un fantasme originaire et que le fantasme de casse est - au même titre que le fantasme central de l'illusion groupale - un contre-fantasme originaire, un fantasme -non-fantasme. Les fantasmes originaires appartiennent à la sphère œdipienne et en sont l'un des constituants. L'œdipe, disait en substance Racamier, c'est le fantasme contrairement à l'antœdipe qui est fantasme -non-fantasme. Les fantasmes de l'illusion groupale et de l'illusion gémellaire tout comme les fantasmes qui sous-tendent la casse groupale et son équivalent gémellaire, la scène de ménage, ne sont pas des fantasmes œdipiens, ce sont des contre-fantasmes originaires, des fantasmes -non-fantasmes antœdipiens. Un autre argument peut être soutenu : le second déterminant de l'antœdipe n'est autre que l'incestuel. Or le couple gémellaire est par définition même un couple incestuel. En effet, ne s'agit-il pas d'une union amoureuse équivalente à celle qui adviendrait avec un frère ou une sœur jumelle ? Il ne s'agit pas ici d'un simple argument rhétorique car l'expérience clinique nous montre tous les jours que les couples gémellaires sont en fait des couples

1 ANZIEU D. (1984), *Le groupe et l'inconscient,* Paris, Dunod, pp. 101-126.

incestuels. La notion et les analyses d'Anzieu permettent même de justifier le qualificatif d'incestuel appliqué aux membres d'un couple qui appartiennent à des familles totalement étrangères l'une à l'autre mais qui partagent à juste titre l'illusion d'être des jumeaux. Ceci leur permet de vivre alors un équivalent de relation incestueuse.

La scène de ménage, nous dit Anzieu[1] reflète un organisateur logique paradoxal du couple qui semble être le suivant : « On s'entend pour ne pas s'entendre » ou encore : « On crie pour ne pas s'entendre. » Quant au fantasme qui la sous-tend, il est à l'illusion gémellaire ce que le fantasme de casse est à l'illusion groupale. Anzieu en parle d'une façon qui cadre assez bien, nous semble-t-il, avec ce que nous proposons. En raison des exigences de la réalité, la bulle narcissique ne peut très longtemps isoler le couple, l'illusion fait alors place à la désillusion. L'hostilité du monde extérieur est retournée sur le couple et l'autre partenaire en est tenu pour responsable, cet autre « qui ne veut pas ou ne peut pas tout partager de sa vie psychique. » Tous les griefs, toutes les déceptions, toute la haine se déchargent alors dans la scène de ménage. Malgré tout, l'essentiel du lien par un renversement paradoxal qui marque sa nature antœdipienne est constitué d'affects négatifs : « C'est la haine qui devient le sentiment partagé qui soude paradoxalement l'unité dyadique. L'amour de l'autre est remplacé par l'amour de cette haine. »

L'auto-engendrement continué est au cœur de l'illusion groupale et de l'illusion gémellaire, comme l'auto-désengendrement perpétuel est au cœur de la destructivité, de la casse et de la scène de ménage. Cet antagonisme procède d'un même phénomène de clivage. Mais le point essentiel est que l'auto-engendrement et l'auto-désengendrement perpétuels correspondent en fait à un effort gigantesque et incessant pour sortir d'une emprise exercée par l'imago archaïque maternelle groupale[2]. Pour C. Pigott, cette imago peut aussi bien s'incarner dans le couple gémellaire que dans le groupe et la famille. Ainsi, cette imago engendre et avorte à la fois et ses enfants et elle-même, ce qui signe la nature narcissique et paradoxale de cet engendrement.

---

1 ANZIEU D. (1986), « La scène de ménage », *Nouvelle Revue de Psychanalyse*, 33, pp. 201-209.

2 PIGOTT C. (1999), *Les imagos terribles,* Paris, Les éditions du Collège de Psychanalyse Groupale et Familiale.

Introduite par J.-P. Caillot, la notion de position narcissique paradoxale [1]fonctionne ici comme concept opératoire. Nous ajoutons que cette imago maternelle groupale ou gémellaire se définit par une oscillation paradoxale entre deux modalités temporelles, l'une positive et l'autre négative. Ces deux modalités ont été appréhendées dès l'Antiquité grecque : « Le temps – l'ayon, disait Héraclite d'Éphèse, est un enfant jouant aux dés. Royauté d'enfant. » Il s'agit là d'un temps de pure positivité qui déploie et fait apparaître ce qui n'était que potentiel : le 6, le 4, le 3, la paire, le brelan, la suite, etc. C'est le temps qui inscrit dans l'être ce qui n'était que dans les limbes du possible, donc le temps qui engendre, génère, accouche de l'être. Ce temps s'oppose radicalement à Kronos, le temps comme pure négativité, qui dévore ses propres enfants, rend éphémère et détruit toute chose. C'est pour échapper à l'oscillation entre ces deux temporalités extrêmes dont est faite l'imago maternelle groupale ou gémellaire que l'illusion, elle aussi groupale ou gémellaire, tente de sortir par une autre illusion tout aussi démesurée, celle d'éternité.

Dans l'illusion gémellaire, écrit Anzieu[2], « Le temps est supposé avoir commencé avec la naissance du couple [...] ce temps est circulaire et se referme sur lui-même. En tant que couple, il se veut toujours jeune, d'une éternelle jeunesse, hors histoire... Tels les peuples heureux, les couples heureux n'ont pas d'histoire. » Et, ajoute-t-il, l'illusion gémellaire étant, les rend « imaginairement éternels. »

---

1 CAILLOT J.-P., DECHERF G. (1985), « La position narcissique paradoxale », *Gruppo*, 1, pp. 47-67.

2 ANZIEU D. (1996), *Créer détruire,* Paris, Dunod, voir le chapitre 17 intitulé « Introduction à l'étude des fonctions du moi-peau dans le couple. »

CHAPITRE 4 : LE FANTASME DU TAMAGUSHI

La paradoxalité comme moyen d'éviter la conflictualité

Le jeu du Tamagushi est un modèle très parlant d'un fonctionnement familial aux effets paradoxaux et délétères, propre aux familles antœdipiennes. En effet, à la différence de la famille œdipienne qui est régie par l'interdit œdipien, la famille antœdipienne porte à son comble le degré d'incestualité. Dans les familles antœdipiennes, le tabou de l'inceste et du meurtre n'est pas opérant. C'est l'alternance entre le laxisme et l'autoritarisme qui domine. Il n'y a pas d'espace psychique propre et les places de chacun sont confondues et empiètent les unes sur les autres. Les relations intersubjectives propres aux familles œdipiennes sont remplacées par des relations transsubjectives et la paradoxalité est prévalente, les processus de symbolisation sont inexistants de même que l'ordre générationnel peut se trouver inversé. Au sein de ce type de famille, ce que nous nommons effet Tamagushi exprime une certaine forme d'incestualité présente dans la relation mère-enfant et se répercute dans la famille et dans le couple. Ce fonctionnement paradoxal peut se mettre en place comme défense anti-conflictuelle, d'essence foncièrement incestuelle.

Le jeu du Tamagushi

Ce jeu consiste à élever un petit animal virtuel, le Tamagushi, sorte de compagnon électronique venu tout droit du Japon. Il s'agit de prendre soin de ce petit animal afin de l'aider à se développer mais si l'on cesse à un moment donné de s'en occuper, il finit par dépérir et mourir. Ce qui signifie qu'en dehors de l'aide permanente effectuée par quelqu'un d'extérieur, le Tamagushi ne possède pas en lui-même la capacité de survivre. Il est donc constamment sous l'effet d'une menace d'anéantissement.

Dans une première approche, le Tamagushi est l'enfant issu d'un engendrement conflictuel qui concerne les parents et en particulier la mère dans sa relation à son nourrisson. Dans certaines familles et dans certains couples, cette conflictualité propre à l'engendrement est évitée par la mise en place de défenses paradoxales. Ces défenses concernent prioritairement la mère face à son nourrisson puis à son bébé puis à son enfant devenu grand. Elles visent à éviter à tout prix le conflit d'ambivalence et sont de nature incestuelles.

Il s'agit donc de s'acharner à faire vivre pour éviter une tendance à faire mourir. Avec Bernard Defontaine, nous avions déjà découvert cette fantasmatique que nous avions dénommée « création continuée et avortement perpétuel. » Il s'agit d'un fantasme parental à deux faces dans lequel l'enfant ne peut survivre sans la contribution permanente d'un parent, le plus souvent la mère. Ainsi, à la façon du Dieu de Malebranche, le couple parental mais le plus souvent la mère a-t-elle le sentiment de devoir le créer de façon continue. En effet, pour Malebranche, Dieu veille à la continuité d'existence de ses créatures qui nécessitent sa constante intervention. Cette conception s'oppose à celle de Descartes pour qui Dieu donne la vie à ses créatures une fois pour toutes puis les laisse libres de choisir leur destin. Nous avons là un modèle pour penser la relation entretenue par certaines mères à l'endroit de leur progéniture. Nous avons rencontré à de nombreuses reprises ces enfants qui naissent dans des familles où l'on ne leur accorde aucun crédit quant à la capacité de se maintenir en vie (Spinoza dirait « persévérer dans l'être »).

Aussi, certaines mères imaginent-elles qu'elles doivent en permanence veiller sur leur enfant pour qu'il continue à survivre. Nous avons là un modèle très parlant de la création continuée.

Mais il est essentiel de souligner que cette tendance à se sentir indispensable au maintien en vie du bébé a un versant plus secret : l'avortement perpétuel dont cet enfant est l'objet et qui exerce sur lui une constante menace de mort ou d'anéantissement. Le désir d'avorter l'enfant est présent en permanence. Il y a répétition, injonction interne contre laquelle ces mères doivent lutter en permanence par le fantasme de création continuée. Ne seraient-elles pas victimes d'un interdit d'engendrer ?

Nous avons donné le nom de Tamagushi à l'enfant englué par l'emprise d'un parent identifié à Dieu lui-même dans sa création. Nous avons découvert également que ce fantasme ne se limite pas à la relation mère-enfant, mais peut aussi affecter tous les membres d'une famille et être présent en particulier dans la relation de couple, illustrant ainsi une forme d'incestualité.

En fait, plutôt que de parler de fantasme, il convient d'évoquer ici la notion de fantasme -non-fantasme. Racamier avait donné ce nom à une formation qui à l'opposé du fantasme n'implique guère de scénario fantasmatique mais est tout entière centrée sur l'agir. J.-P. Caillot a souligné la structure paradoxale de cette formation qui a précisément pour fonction de tuer l'activité fantasmatique. « Le modèle type du fantasme -non-fantasme est celui d'auto-engendrement qui n'a pas pour but de changer la scène primitive mais vise plutôt à l'annuler [1]». Le fantasme - non-fantasme n'a de fantasme que le nom, c'est un fantasme partagé entre tous les membres d'une famille. Il est à base de déni et est essentiellement à l'œuvre dans les comportements qui animent beaucoup de relations conjugales.

Avec le Tamagushi, nous sommes proches de ce que Racamier a décrit « du double principe de survivance et d'anéantissement [2]» dont il sera question plus loin. Comment survivre à une menace d'anéantissement permanent ? Cette relation vicariante, c'est-à-dire propre à suppléer au dysfonctionnement supposé exister chez le partenaire, vient alors en lieu et place de la relation sexuelle au sein du couple.

Cette configuration du Tamagushi met en jeu une paradoxalité fermée qui a une incidence délétère sur les capacités de développement. Ainsi, le bébé Tamagushi pris dans une telle emprise parentale ne posséderait pas la capacité de grandir en raison de cette relation maternante initialement établie pour l'aider à grandir. D'où le caractère paradoxal de ce fonctionnement qui illustre une certaine forme d'incestualité familiale et aussi et surtout conjugale. Nous le verrons aussi à l'œuvre dans le fantasme de sauvetage unilatéral ou même réciproque, prévalent dans certains couples.

De plus, cette relation fait obstacle à la possibilité d'élaborer une scène primitive, source de toute capacité fantasmatique. En effet, cette relation est essentiellement agissante et comportementale. L'effet Tamagushi est présent dans toutes les familles antœdipiennes.

L'effet Tamagushi est générateur d'une véritable tyrannie qui opère de génération en génération. Il est foncièrement incestuel dans la mesure où il se situe dans le prolongement de la séduction narcissique non interrompue par un deuil originaire. Ce pseudo fantasme présent dans certaines relations de couple ne fait que répéter cette forme d'incestualité découverte dans la relation mère-enfant.

La tentation incestueuse

Le temps est arrêté dans ce fantasme -non-fantasme car le bébé Tamagushi est un bébé éternel. Mais que se passe-t-il quand l'enfant Tamagushi aborde les transformations physiologiques liées à la puberté ? Cette relation vitale du Tamagushi à son engendreur va s'effacer au profit d'une sexualisation défensive qui occupe la place revenant à la tendresse.

---

1 CAILLOT J.-P. (2015), *Le meurtriel, l'incestuel et le traumatique,* Paris, Dunod, p. 137.

2 RACAMIER P.-C. (1992), *Le génie des origines,* Paris, Payot, p. 143.

Le parent menacé par la séparation et par la nécessité de devoir renoncer à l'emprise ne regarde plus son enfant comme le bébé qui a grandi et dont il n'y a plus lieu de préserver la vie continûment mais bien plutôt comme un partenaire sexuel à séduire afin que la relation ne puisse jamais s'interrompre, comme l'histoire de Périandre l'a illustré plus haut !

Lorsque la relation se sexualise, la pulsion de mort n'en est pas moins présente sous la forme d'un excès d'Éros qui fait fi de toute barrière et de toute limitation permettant une véritable intrication pulsionnelle.

La paradoxalité fermée s'inscrit alors dans un incestuel meurtrier car en aimant son enfant d'un amour sexuel, le parent tue le lien filial qui les unit et détruit pour l'enfant toute possibilité d'essor ou de développement personnel. Nous pouvons constater alors le caractère paradoxal de cette incestualité à la fois sexuelle et non sexuelle. Cet enfant, prisonnier d'une forte incestualité parentale, puis complice de celle-ci, va rencontrer les plus grosses difficultés dans sa vie de couple, car il sera pris dans un lien paradoxal qu'il répétera.

Paradoxalité et déni de la temporalité

Le fantasme -non-fantasme du Tamagushi est partagé entre l'enfant et son parent. Pour tous les deux en effet, le temps s'est arrêté. L'enfant Tamagushi, otage de l'emprise exercée par son parent sur lui, ne grandit ni ne se développe psychiquement. C'est un fantasme -non-fantasme à base de déni. Le temps n'a pas d'effet sur la relation du Tamagushi à son éleveur. L'enfant ne se voit pas grandir et le parent ne favorise en rien sa croissance. Cette incestualité mise en place pour déjouer le temps qui passe et la mort installe paradoxalement quelque chose de figé et de mortifère dans la relation.

L'engendreur a engendré mais sans véritablement le faire, car engendrer suppose non seulement de donner la vie mais également de donner à l'autre la capacité de se maintenir en vie et surtout de se développer.

Qui ne possède pas la capacité de grandir sinon celui qui n'a pas la vie, car toute vie implique la croissance ? Le Tamagushi est vivant mais il est également mort ou plutôt, il n'est ni vivant ni mort. Nous touchons là une autre dimension de la paradoxalité qui va s'inscrire au cœur même de l'identité du sujet : ni mort ni vif ou né et non né.

Ainsi, il s'agira pour l'enfant Tamagushi de se sortir du danger de mort permanent que constitue l'impossibilité de vivre et de se développer par lui-même ou, comme dirait Spinoza, de développer son *conatus*, sa capacité d'être, sa force de persévérer dans l'être[1].

Nous avons affaire à un anti-fantasme partagé, à base de déni entre le parent et son enfant : l'enfant ne peut penser son propre développement, le parent ne peut imaginer son enfant adulte. Ce fantasme fait obstacle à toute possibilité d'autonomie psychique avec absence du développement des capacités de penser, autant de traces de la pulsion de mort.

Impact de l'imago transgénérationnelle et l'interdit d'engendrer

Dès la naissance, le fantasme présent est celui d'une non-viabilité d'un bébé qu'il faudrait au cours du temps et sans arrêt protéger d'une mort imminente. D'où vient cette menace de mort qui pèse sur l'enfant, vécu comme non viable sinon d'une force qui habite le sauveur, une imago terrible dont il ignore tout et qui interdit toute génération ? Cette force, transmise des générations antérieures vise à entraver sa venue au monde et s'il est né à ne lui accorder aucun crédit dans sa capacité de survivance. C'est une force contre laquelle il faut lutter en permanence.

Ainsi, l'incestuel présent dans l'effet Tamagushi apparaît comme l'éteignoir des pulsions. Les enfants réagissent à une telle emprise en étouffant toute poussée libidinale, toute pensée et toute vie relationnelle. Une investigation plus poussée met en évidence l'existence d'une instance tueuse qu'ils auraient intériorisée. Ils sont sous l'effet d'un surmoi pathologique, envieux et répressif, nommé surantimoi par Racamier. Le grand effet paradoxal de l'incestualité c'est que la sexualité incestueuse ou incestuelle côtoie la répression la plus forte de la pulsionnalité. Encore un paradoxe, celui d'une sexualité anti sexuelle.

L'engendreur, piégé dans la double contrainte d'engendrer et d'avorter tour à tour, est porteur d'une imago terrible auto-engendrée qui interdit toute génération. Nous faisons l'hypothèse suivante : le parent qui produit ce fantasme -non-fantasme est lui-même prisonnier d'une relation très contraignante à un objet paradoxal. Depuis sa naissance, il lui est transmis ce message paradoxal : « Tu es engendré par moi mais je t'interdis d'engendrer. » Pour l'imago, devenir parent c'est se désengendrer, c'est tuer le parent en tant qu'engendreur. Pour que l'enfant puisse vivre et se développer, il faut que le parent ait accès au deuil de lui-même, autrement dit à la capacité se penser mortel.

S'il est question d'avorter sans cesse le bébé, c'est parce que le parent ne peut, eu égard à l'objet paradoxal qui l'habite, se vivre lui-même comme

1 SPINOZA B. (1677), *Éthique,* livre 1, Paris, Hachette, 2011, p. 627.

géniteur. Il s'agit, en accord avec cette imago, de supprimer en lui toute génération car l'engendrement est porteur d'un danger, celui d'être désengendré par son parent.

Pour conclure, nous pouvons résumer la problématique par l'injonction implicite de l'imago : « Je t'interdis d'engendrer car en procréant tu m'assassines. » Pour le sujet soumis à une telle injonction, la solution est soit le délire d'auto-engendrement façon Schreber [1] qui se désengendre pour devenir femme et engendrer une race nouvelle, soit l'avortement perpétuel de tout enfant né ou à naître ou encore la stérilité pure et simple dans le couple.

Cette question soulevée par le fantasme -non-fantasme du Tamagushi met en évidence le rapport entre paradoxalité et incestualité que l'on peut considérer comme une composante majeure du fonctionnement familial antœdipien et de son idéologie. Ceci concerne non seulement la paradoxalité de la pensée, les injonctions paradoxales fréquentes au sein des relations familiales, mais également la paradoxalité pragmatique faite d'une discordance entre la pensée et l'agir. Dans tous les cas, il s'agit d'une paradoxalité fermée.

Nous reconnaissons là le fantasme -non-fantasme d'avortement perpétuel et de création continuée qui concerne plus spécialement la relation mère/bébé. Nous avons en effet évoqué plus haut une mère qui, en raison d'un fantasme -non-fantasme n'attribuait pas à son fils des capacités à survivre sans son assistance de tous les instants et ainsi en faisait un être à potentialité psychotique.

Mais on a découvert la paradoxalité d'une telle attitude : devoir créer de façon continue l'enfant supposait préalablement de devoir lutter contre une tendance à l'avorter en permanence.

Face à la toute-puissance ou à l'emprise d'un parent qui a le sentiment de devoir faire vivre en permanence son enfant afin de contre-investir une tendance perpétuelle à l'avorter, l'enfant produit un délire, celui de s'auto-engendrer, seule réponse à la folie maternelle ou paternelle. Cette folie présente dans l'effet Tamagushi consiste à s'attribuer la toute-puissance divine : seul Dieu a la capacité d'engendrer ses créatures. L'engendreur de l'enfant Tamagushi se prend pour Dieu et, en tant que tel, il est auto-engendré : il ne ferait que se reproduire lui-même.

Une patiente qui a laissé s'installer dans sa relation de couple ce type de relation a commencé à se déprendre de ce fantasme -non-fantasme et, en cours d'analyse, nous a raconté l'histoire juive suivante : une fille veut se

1 FREUD S. (1910), « Le président Schreber », *Les cinq psychanalyses*, Paris, PUF, 2014.

marier avec un homme sans situation. Son père tente de la dissuader : comment ma fille allez-vous survivre ? La fille répond : mais père, Dieu y pourvoira. Après deux ou trois réponses identiques au questionnement paternel, le père finit par lui répondre non sans un certain humour : « mais cesse donc de me prendre pour Dieu » !

Nous nous proposons d'illustrer cet effet Tamagushi à travers deux exemples cliniques qui donnent à voir, chacun, un aspect différent de ce syndrome.

Le premier (Prosper et Harassée nous éclairera sur celle d'un couple - non-couple avec enfants.

Le second (Cariatide) montrera comment cet effet Tamagushi continue à être actif au sein d'un couple divorcé.

Exemple clinique 7 : la dimension narcissique propre à « l'effet Tamagushi »

Prosper et Harassée

Cette jeune femme que nous appellerons Harassée a consulté en raison d'une difficulté de son couple. Prosper, son époux n'a pas souhaité venir. Il est pourtant fortement impliqué dans ce qui va se jouer tout au long des séances, c'est pourquoi cette observation clinique trouve ici sa place et illustre ce que nous avons qualifié d'effet Tamagushi, dont l'enjeu est l'alternative vie/mort.

Depuis de longues années, Harassée entretient son mari. Il ne travaille pas ou seulement de manière intermittente. Cela remonte à la naissance des enfants qui sont en bas âge. Elle ne cesse de dire qu'elle est lasse de cette situation qui perdure mais semble le moyen d'assurer la continuité d'une union conjugale toujours plus ou moins en péril.

Le mari ne semble pas se soucier, selon elle, de la dépendance dans laquelle il se trouve et peut même devenir odieux avec elle. Elle dit alors que l'aider comme elle le fait, n'a d'autre but que de le retenir à la maison. Cette situation fait régner un climat difficile et une emprise dont l'époux ne manque pas de se venger en la frustrant sexuellement.

Il y a en effet un lien paradoxal car, selon la patiente, sans elle il pourrait mourir, mais sans lui, elle pourrait aussi mourir. Voilà une situation de couple coincée dans une impasse : ensemble c'est invivable, séparés c'est mortel.

Nous soulignons à la patiente les sentiments mélangés que dissimule le soutien continuel apporté à son mari. Ce serait ainsi une manière de ne pas se séparer, de ne pas lui permettre de voler de ses propres ailes, ce qui signerait son indépendance à lui et pour elle, une terrible angoisse d'abandon susceptible de mener à un effondrement.

Commentaire : il convient de remarquer le caractère paradoxal de cette relation lorsque la patiente aide (ou croit aider) son mari à s'en sortir, en fait elle l'enfonce davantage dans la dépendance. C'est la même chose de la part du mari qui, d'une part lui en veut d'être dans une telle situation alors et qu'il souhaiterait probablement s'affranchir de cette emprise mais qui d'autre part, paradoxalement, requiert son soutien et peut même lui reprocher de ne pas en faire plus.

Si nous envisageons le point de vue d'Harassée : sans son aide, son mari serait incapable de veiller à sa subsistance mais elle comprend que derrière cette contribution constante, il y a une chute de l'attrait libidinal entre eux. Elle pense que s'il reste avec elle, c'est uniquement en raison du confort matériel qu'elle apporte. Ce serait un lien d'où tout désir est absent, leur union serait de pure commodité.

Quel est le motif conscient du maintien d'une telle relation ? Il s'agit pour elle d'aider son mari à réaliser un projet artistique impossible à mettre en œuvre s'il devait s'astreindre à un emploi salarié. Pourtant, elle aussi a des visées de même nature dont elle fait le sacrifice afin de gagner l'argent du ménage. Cette situation entretient chez elle une sourde rancune. Pour assurer les soins domestiques, elle sacrifie ce pour quoi elle semble être faite : la sculpture.

Qui est à sauver ? Est-ce elle qui, au prix du renoncement à son projet personnel, soutient son mari dans sa réalisation artistique ? Est-ce lui, qui en restant avec elle, la sauve d'un effondrement possible tout en menaçant en permanence de quitter la vie commune ?

Une organisation analogue existe dans le couple des parents de la patiente. Elle se souvient de son père, disant à propos de sa mère « Je l'ai sortie du ruisseau » ou encore « C'est à moi qu'elle doit d'être ce qu'elle est devenue, c'est à moi et à mon argent qu'elle doit la vie, c'est grâce à moi qu'elle n'est pas devenue SDF. » Un fantasme d'engendrement chez le père a présidé à l'union des parents. La patiente reproduit dans son couple la relation incestuelle d'emprise du couple parental, un lien ligaturé. Elle reproduit avec son mari la relation de son père envers sa mère.

Cette identification à son père dans le pouvoir exercé dans le foyer est pour elle un moyen de réparer un sentiment d'inefficience et d'infériorité qu'elle a vécu depuis l'enfance et que, dans son fantasme, elle attribue à sa mère. Nous naviguons là dans les eaux d'un narcissisme blessé en lien avec une identification aliénante à sa mère, blessure qu'elle tente de réparer par une identification narcissique à son père. Elle raconte qu'étant enfant, elle était souvent malade, rhino-pharyngites et angines en cascade. Elle avait aussi parfois des troubles vagaux : sueurs, vertiges, sensation de perdre l'équilibre, ce qui l'obligeait à s'allonger sur le sol. Cela arrivait la plupart du temps hors de chez elle. Elle portait également des lunettes pour une myopie très importante. C'était une sorte de handicap qu'elle avait en partage avec son père. Paradoxalité là encore car elle éprouvait une infériorité liée à ce déficit mais en même temps, elle tirait une fierté de ce point commun avec lui. De ce fait, elle se sentait supérieure à ses frères et sœurs. C'est la paradoxalité qui marquait son sentiment identitaire.

Cette sorte de fragilité physique qu'elle mettait en avant, déclenchait dans son entourage et notamment chez sa mère, une attitude de contrôle permanent et de surprotection l'empêchant d'acquérir de la confiance en ses capacités à vivre et à pouvoir assurer sa propre survivance.

Dans sa relation primaire à sa mère, elle a vécu l'oscillation permanente entre un laisser tomber et un excès de contenance. Il lui fallait s'écrouler pour que sa mère intervienne et quand elle la tenait c'était une forme de maintien insupportable, un agrippement puissant et disqualifiant les capacités de la patiente à se tenir debout.

Elle est et a été le Tamagushi de sa mère qui, tout en étant froide, ne la lâchait pas d'une semelle, craignant pour sa survie, mais la rendant sans doute responsable de toute l'angoisse qu'elle vivait et des sacrifices qu'elle consentait.

Toutefois, Harassée a réussi à faire de hautes études universitaires couronnées de succès, ceci probablement en lien avec une identification à son père estimé fort et invincible.

Pourtant personne ne la pensait capable de vivre une vie normale, de séduire un homme et d'avoir des enfants. Elle-même n'avait pas acquis cette certitude. Il s'agissait de trouver en soi ses propres assises, son aptitude à se tenir, car elle était très souvent menacée par sa crainte d'un effondrement. Dans le métro ou dans le bus, elle se sentait faible, fragile et craignait de s'évanouir ou de s'écrouler. Sa mère n'avait cessé de l'entretenir dans ce sentiment, croyant en permanence que sa fille allait mourir d'un moment à l'autre.

Toute cette pathologie relationnelle prend sa source dans le lien incestuel à sa mère et aboutit à cette incestualité conjugale de type Tamagushi.

Commentaire **:** le trouble narcissique d'Harassée est lié au regard de sa mère sur elle. C'est cet aspect perpétuellement moribond d'elle-même qu'elle projette sur son compagnon. Elle exprime son amour par ce sacrifice censé le tenir en vie mais elle le hait pour l'absence de satisfactions et de reconnaissance, fin qu'elle attend de lui et qu'il ne donne jamais.

Il s'en suit une image du corps particulièrement détériorée, liée à un trouble narcissique profond. Harassée se trouve laide depuis la grossesse de son bébé, déplore surtout ses seins marqués de vergetures, abîmés par l'allaitement. C'est cette détestation de son corps qui, selon elle, fait obstacle et aux relations sexuelles avec son mari. Elle discute beaucoup de l'éventualité d'une chirurgie esthétique pour rectifier les défauts de son image. Elle parle des horribles rides du lion qu'elle a entre les yeux. C'est la physionomie de sa mère qu'elle voit quand elle se regarde dans un miroir.

Nous soulignons ce besoin qu'elle doit avoir de se sentir aimée, admirée par quelqu'un pour parvenir à s'aimer elle-même.

Dès le début de son analyse, Harassée a refusé de s'allonger, souhaitant le face-à-face pour que je la regarde. Peut-être était-ce aussi pour capter dans mon regard un intérêt bienveillant qui la fasse se sentir aimée, contenue et avoir ainsi accès à une image de son corps moins floue et indéterminée.

Elle était dans une demande insatiable de réassurance narcissique et loin de se sentir enrichie par son amour pour son mari et ses enfants, elle avait le sentiment d'être vidée de toute son énergie et de l'amour pour elle-même.

Elle en vint à adopter une position paradoxale qui consistait à vouloir se séparer de son mari pour éviter d'avoir à redouter la séparation.

Elle évoqua sa mère qui ne la regardait pas ou presque, ses défauts physiques « une petite fille maigrichonne, toujours malade qu'on regardait avec pitié » au contraire de sa sœur qui suscitait l'admiration tant elle était une belle petite fille. Un jour, sa mère a fini par lui dire qu'elle avait toujours cru qu'elle mourrait pour éviter l'angoisse d'abandon.

Commentaire : comment en effet pouvoir investir un enfant que l'on pense sans arrêt sur le point de mourir ?

Il faut se séparer des gens pour ne plus craindre d'en être séparée. C'est la présence et non l'absence de son mari qui la fait souffrir tant elle dépense d'énergie à redouter le moment où il la quittera. Ainsi, elle ne souhaite plus vivre avec lui.

La pensée de ne pas avoir été, à l'inverse de sa sœur, un bébé suffisamment gratifiant pour sa mère, l'a fait vivre de façon permanente sous la menace d'un rejet, d'une séparation mutilante. Ce sentiment de tituber en permanence sous la menace d'une séparation agitée par une mère collante mais inaffective est l'indice d'une forte incestualité répétée dans sa relation de couple.

On verra que cette patiente se trouve dans une position analogue vis-à-vis de son bébé de cinq mois avec qui elle vient lors des premières séances comme si elle apportait une partie bébé d'elle-même. Nous avons pu comprendre que c'était pour que nous la protégions de son ambivalence extrême à l'égard de cet enfant, que nous la rassurions et que nous lui prêtions notre regard apaisé et attentif sur son enfant. Elle venait apprendre à supporter son ambivalence et aussi s'assurer auprès de nous qu'elle ne lui faisait pas de mal.

Pourquoi une telle ambivalence ?

Elle a désiré ce bébé et l'a eu, à l'insu de son mari, pour combler en quelque sorte son manque lié au désamour de celui-ci. Ce bébé était une sorte de trait d'union pour réunir un couple toujours en voie de se séparer. En même temps, il est vécu comme obstacle à son épanouissement : elle dit qu'elle est pleine de vergetures à cause de sa grossesse, qu'elle a perdu la beauté de ses seins et c'est pourquoi son mari ne lui fait plus l'amour. Nous sommes dans la paradoxalité vis-à-vis du bébé, à la fois trait d'union et objet séparateur. Plutôt que de parler d'ambivalence, il serait plus juste d'évoquer une oscillation paradoxale entre amour et haine à l'égard du bébé.

La patiente subissait un forçage alimentaire car se mère était « effrayée à l'idée qu'elle ne meure. » Cette angoisse liée à sa mort a accompagné toute l'enfance d'Harassée. Elle commente : « Je mangeais peu mais j'étais toujours malade. Il y avait tout le temps quelque chose qui n'allait pas et ma mère exerçait sur moi un tel forcing alimentaire que mon père tentait de la calmer en lui disant : « Mais ne t'en fais pas, elle va vivre » ! Heureusement qu'il y a eu mon père sans quoi je serais tombée dans la psychose. »

On voit ici l'importance de l'attitude du père qui a œuvré inconsciemment par sa confiance en les capacités vitales de sa fille pour lui éviter la chute dans la psychose !

Nous disons alors : « Oui, lui avait confiance dans vos capacités à vivre, ce qui vous a aidée vous-même a avoir confiance alors que votre mère anticipait constamment votre mort possible. Entretenait-elle une certaine hostilité vis-à-vis de vous ? « Oui, j'ai été une lourde charge pour ma mère. Parfois a-t-elle peut-être souhaité que je meure pour la libérer. En fait, ma mère était une grande avorteuse. Elle m'a dit qu'elle a fait neuf avortements. Elle ne supportait pas la pilule alors elle était souvent enceinte et se faisait avorter. C'était une habitude. »

La mère n'a pu avouer à sa fille à quels moments les avortements ont eu lieu. On ne sait comment Harassée, enfant non souhaitée, a pu échapper à ses vœux de mort probablement réprimés mais agis et révélés dans le forçage alimentaire.

Avoir peur de voir mourir son enfant et ne cesser de le nourrir pour éviter qu'il ne meure : ce forçage alimentaire n'est-il pas la preuve d'un contre-investissement du désir toujours présent de l'avorter en permanence ? Nous retrouvons le mouvement qui anime certains rapports incestuels, création continuée et avortement perpétuel.

On voit combien cette patiente a été le Tamagushi de sa mère, avant qu'elle n'instaure une relation de ce type avec son époux.

Nous lui faisons observer combien elle a peut-être favorisé chez son mari cette tendance à se reposer entièrement sur elle pour vivre et pouvoir ainsi se livrer à son art comme s'il occupait maintenant sa place à elle d'enfant à sauver.

La patiente évoque alors le film *Misery* : la lectrice d'un écrivain connu s'arrange pour le kidnapper et le garde chez elle sous son emprise. Elle lui casse les chevilles afin qu'il ne puisse s'enfuir ! Le film au moyen d'une caricature a le mérite d'illustrer un lien paradoxal : c'est l'amour et la possessivité envers un autre qui peut conduire à lui ôter tous ses moyens !

Nous soulignons à la patiente les sentiments négatifs que dissimule l'aide continuelle apportée à son mari de façon à le faire vivre, comme s'il en était lui-même incapable. En l'aidant de cette façon, elle lui rompt les chevilles comme dans le film, afin peut-être qu'ils ne puissent jamais se séparer, qu'il ne puisse jamais se libérer de son emprise et pour elle, d'éviter d'affronter l'angoisse d'une rupture possible.

Il faut noter que dans ce sauvetage permanent, elle incarne un père puissant et qui ne craint pas la mort.

Tout ce travail aboutit à un *insight*, celui de sa relation perverse à son mari : « Je l'utilise comme l'ustensile de mon plaisir ou de ma propre commodité. Je voudrais quelqu'un à mon service ou qu'il fasse ceci ou cela à ma place. Il ne se plie pas à mes désirs : il ne comprend pas que je trouve normal qu'il garde les enfants quand je travaille. Quelquefois, il m'arrive de penser que je devrais aller habiter avec ma mère : j'irai travailler et elle ferait tout le reste ! Au fond grâce à l'argent, j'ai une position de force, c'est comme si je disais : « puisque je ramène de l'argent tu dois t'occuper des enfants, aller à la poste, faire les courses. Je suis d'un autoritarisme dramatique sous des dehors gentils et mielleux. Tu dois me faire l'amour puisque j'apporte le fric. »

Il est nécessaire de souligner que cet effet Tamagushi présent dans la prime enfance peut constituer la base d'une relation de couple marquée du sceau de la perversion. Il est important d'en repérer le caractère paradoxal : le sujet oscille entre deux extrêmes : sans moi, mon compagnon ne pourrait survivre, mais à l'autre extrême c'est le contraire qui s'énonce :

quelle chance j'ai de l'avoir rencontré, moi qui ne vaux rien, qui suis nulle. Cette polarité qui vient conforter une forte paradoxalité, nous l'appelons effet Tamagushi. Il n'est que l'expression d'une intense difficulté narcissique.

Exemple clinique 8 : Cariatide

La situation de Pierre et Cariatide illustrera l'effet Tamagushi chez une patiente ayant déjà accompli quelques années d'analyse.

Elle y avait eu recours en raison d'une dépression importante à la suite d'une séparation initiée par son époux. Ce qui est paradoxal c'est que, malgré le divorce, cette relation de couple a continué à fonctionner sur un mode très particulier où interfèrent des éléments archaïques d'emprise et de dépendance extrême.

Durant les années précédant la rupture, Cariatide travaillait comme secrétaire de direction dans l'hôtel de son époux, mais durant cette période, son compagnon est tombé amoureux d'une employée et, pris par cette idylle, a purement et simplement licencié sa femme.

C'est alors qu'elle a entrepris une psychanalyse.

L'histoire amoureuse du mari et de l'employée s'est terminée. Le divorce a eu lieu mais une relation subsiste entre la patiente et son ex-mari ; ils restent liés par l'argent, des sommes importantes investies dans une agence de voyages, tenue par Monsieur A. qui fournit l'essentiel de la clientèle de l'hôtel.

Comme elle est séparée légalement de son mari, la patiente souhaite récupérer sa part afin de fonder sa propre affaire mais cet accès à une autonomie financière s'avère impossible car elle dépend de son ex-mari qui est lui-même dépendant d'un homme que nous appellerons Monsieur A. Longtemps après, nous comprenons la réticence du mari à intervenir auprès de Monsieur A pour retrouver les sommes qu'il a investies chez lui, avec son ex-épouse.

Quant à Cariatide, elle a tenté à plusieurs reprises d'adresser des lettres à Monsieur A pour reprendre sa part mais il n'y répond pas. Pour Cariatide, il s'agit de protéger son ex-mari, de ne pas faire de vague. Non seulement l'ex-mari laisse dans le flou la question de cet argent à récupérer, mais il n'a aucun souci pour veiller sur lui-même, si bien qu'il est, de façon répétitive, toujours au bord du précipice, sachant qu'elle est là pour le sauver.

C'est sur cette base assez confusionnante que l'ex-mari de Cariatide peut continuer à avoir une activité professionnelle, mais elle est le lieu d'une forte symptomatologie. Le mari se met en danger dans son travail : il ne tient pas bien sa comptabilité, prend des engagements qu'il ne peut honorer, ne met aucun soin dans les obligations administratives, au point de se retrouver en situation d'infraction. C'est alors que, pour sortir de sa détresse, il lance des appels au secours à son ex-épouse qui y répond. La situation se répète indéfiniment malgré l'humiliation et le rejet subis au moment de la séparation.

Par son inertie, l'ex-mari suscite sans arrêt des catastrophes imminentes et fait de Cariatide la dépositaire de son angoisse qu'il lui injecte régulièrement et qu'elle colmate et élabore à sa place pour trouver des solutions. Elle n'a aucun statut social ou professionnel auprès de son ex-époux, elle n'est pas rémunérée pour le temps et l'énergie qu'elle dépense sans compter pour le sauver du pire. Le fantasme commun étant de devenir SDF.

De plus, il vient fréquemment la solliciter pour qu'elle lui prête de petites sommes d'argent pour lui permettre de se nourrir car il se présente à elle comme démuni, en détresse, proche d'une mort inévitable.

L'ex-mari continue à avoir une vie professionnelle qui ne lui rapporte pas grand-chose malgré l'intense activité dont il fait preuve. La patiente déborde le cadre circonscrit de ses activités de secrétaire pour le sauver à son corps défendant car la situation de son ex-compagnon l'angoisse au point qu'elle ne peut s'empêcher de le faire.

La patiente a le souhait de constituer sa propre entreprise mais ces projets n'aboutissent pas. Elle attend de son ex-mari qu'il la guide et la mette en relation avec un réseau. Elle espère toujours qu'il lui présentera des gens qui pourraient l'aider à mettre sur pied un projet personnel, mais rien de cet ordre ne se produit. Elle a fini par renoncer à attendre de son ex-époux une aide qui n'arrive jamais.

Par ailleurs, lors du divorce un bien immobilier lui a été attribué alors qu'il était leur propriété commune. Elle s'en sent un peu coupable. Nous avons compris par la suite que ce comportement de sauvetage ne pouvait pas s'expliquer seulement par sa culpabilité. Il s'agissait d'un phénomène beaucoup plus compliqué : elle projette dans son ex-mari la partie d'elle « enfant délaissée » afin de pouvoir la réparer à tout prix.

Extraits de séances :

Voici un rêve susceptible de nous éclairer sur l'aspect profondément incestuel de la relation de cette femme à son ex-époux : « elle est dans une grande fête ou une cérémonie comme le festival de Cannes. Il y a autour d'elle des femmes en robes longues, superbes, élégantes, séduisantes et portant des chaussures à talons aiguilles. Elle est là aussi, mais porte des souliers plats et une jupe écossaise. Elle ressent un certain malaise et se dit qu'elle doit aller chercher de l'argent dans des « petits sacs poilus que portent les Écossais sur leur kilt. » Le mot qui revient dans le rêve est que ce sont des « filthies. » Elle reconnaît que ce substantif n'existe pas en anglais mais que le mot filthy est un adjectif qui signifie « sale. » Il est donc question d'argent sale. Elle évoque le commerce de la drogue qui donne de l'argent sale.

Les associations renvoient au film « We must talk about Kevin. » Un film impressionnant portant sur les relations très incestuelles entre une mère et son fils. Il y a un cheminement vers quelque chose qui s'apparenterait à de l'autisme chez cet enfant. Pourtant, il n'est pas autiste. Ce qui est mis en exergue c'est une relation d'emprise entre la mère et le fils. Dès le départ, il ne veut pas grandir et continue à se souiller jusqu'à l'âge de sept ou huit ans. On voit la mère lui mettre des couches. Un jour qu'elle le fait, il se salit à nouveau dans la couche propre. La mère est alors prise d'une telle colère qu'elle le brutalise et lui casse un bras. Cette maltraitance sera entre elle et lui un secret qui sera tu au père et à la sœur.

Kevin fort de la violence subie de la part de sa mère, va en profiter pour imposer son emprise sur elle. Cela va de plus en plus mal entre la mère et son fils mais le père ne voit rien et dit que tout va bien. Un jour, consciemment, Kevin crève un œil à sa jeune sœur.

La situation empire à l'adolescence où il tire à l'arc sur ses camarades de classe réunis dans un parc. Le film se termine par le meurtre de son père et de sa sœur qu'il tue avec des flèches.

Mais ce que la patiente retient c'est qu'il y a une scène où Kevin est dans sa chambre et se masturbe. Sa mère arrive mais il continue imperturbablement à se masturber en la regardant droit dans les yeux.

Nous évoquons alors la relation sale « filthy » entre mère et fils et surtout le silence qui entoure le secret de cette relation d'emprise.

Nous lui faisons remarquer que lors de la précédente séance, elle avait expliqué que, depuis leur séparation datant pourtant de plusieurs années, son ex-mari lui réclamait de petites sommes d'argent, prétextant n'avoir pas de quoi se nourrir. En fait, il ne s'agissait pas de petites sommes mais de deux cents ou cinq cents euros qu'elle ne parvient pas à lui refuser. Elle ne sait pas pourquoi, elle a passé sous silence tout cet argent qu'elle lui donne chaque semaine.

Nous évoquons cette relation « filthy » du film où mère et fils sont prisonniers d'un secret indicible car révélateur d'un degré de promiscuité trop fort, qu'il faut dissimuler au restant de la famille. La mère s'occupe du caca de son fils de huit ans et de ses couches comme s'il était un bébé. Voilà un secret à bien garder.

Cariatide serait-elle ainsi prise dans une relation sale « filthy » avec son ex-mari ? Et son attitude envers lui serait-il l'équivalent d'un changement de couches comme s'il n'était pas un adulte mais un bébé ?

Il est probable que le rêve, où il est question d'aller chercher de l'argent dans les testicules, de l'argent sale « filthy » est en rapport avec le silence fait autour des sommes investies par Cariatide à la demande de son ex-mari.

Une relation secrète, cachée où le « sauvetage » du mari aurait comme équivalent le changement de couches évoqué dans le film où, comme on le constate, tout tourne autour de la maîtrise anale.

Il est ensuite question de l'emprise liée au silence mis sur ces tractations d'argent mais surtout de cet argent sale, investi on ne sait où. Quand elle se sent coupable d'avoir bénéficié de la maison commune dans le divorce, c'est comme si un renversement s'était opéré. Ce n'est plus lui qui serait en dette vis-à-vis d'elle pour cet argent occulte mais c'est elle qui doit lui donner de l'argent pour rester en lien avec lui ! Il y a là un secret qu'il faut tenir caché car la patiente n'a jamais parlé de ce genre de relation où elle se sent contrainte de donner de l'argent à son ex-mari pour l'empêcher de se retrouver « sur le trottoir », terme qui évoque évidemment la prostitution.

Cariatide, non seulement est victime de l'emprise exercée par quelqu'un qui se dit au bord du gouffre mais lui donne sans arrêt de l'argent et se rend complice de cette occultation.

Ces dons répétés ne sont-ils pas une façon de l'attacher à elle ? Le silence fait à propos de l'argent qu'elle lui donne met en avant un fait insoupçonnable : elle utiliserait également l'emprise pour le soumettre, pour qu'il continue à dépendre d'elle, ce qui est une façon de ne pas rompre le lien. Nous comprenons alors ce passage du rêve où elle va chercher de l'argent dans ces petits sacs poilus : « elle le tient par les couilles. » L'emprise se joue ainsi des deux côtés.

Le rêve nous explique fort bien pourquoi elle est entrée dans une relation franchement et clairement incestuelle : les autres femmes du rêve ont des talons aiguilles et de belles robes du soir alors que la patiente est en kilt et souliers plats. Le rêve met en scène une image d'elle dévalorisée. La dimension narcissique est omniprésente ici, celle d'un narcissisme en faillite, d'une image d'elle-même dévalorisée du fait du peu d'intérêt dont elle avait été l'objet auprès de ses parents.

Nous lui rappelons les séances où elle se trouvait laide et disait ne rien pouvoir faire pour en sortir. La relation avec son ex-mari, aussi pathologique soit-elle, est mieux que rien.

Elle s'est toujours plainte d'avoir du vide dans sa vie, de ne rien entreprendre. Elle est entièrement mobilisée à courir au secours de son ex-mari au point de ne pouvoir s'occuper d'elle, ni d'avoir une vie sociale plus riche. En fait, elle est le sauveur d'un homme qui devient sa chose car il est maintenu dans une position de dépendance extrême. L'ex-mari est le Tamagushi de Cariatide.

On voit dans cette relation un relent de perversion masochiste avec un homme qui la met sous emprise avec son misérabilisme, mais un tel lien a son pendant dans la sorte d'addiction à la dépendance qu'elle fait régner chez cet homme grâce à ses nombreux services. Elle se sent unique et indispensable, le seul objet secourable pour lui : l'emprise est forte et asservie d'une restauration narcissique.

Elle ne parvient guère à se séparer ni à poser une limite face à lui en raison de sa carence narcissique et de l'idée qu'elle ne pourra plaire à aucun autre homme. Ce long silence mis à parler de cette relation d'argent avec son ex-mari c'est le secret incestuel qu'il faut, comme dans le film évoqué précédemment, cacher au père que nous représentons dans le transfert.

L'essentiel de la séance a été la découverte que ce n'est pas seulement lui qui la met sous emprise avec son misérabilisme et le fait qu'il se présente souvent comme un SDF mais que dans ce sacrifice même, elle le rend asservi et dépendant : le rêve des petits sacs est révélateur ! C'est elle qui détient la fécondité, la fertilité, c'est elle qui répare magiquement par ses nombreux sauvetages la maternité qu'elle a manquée.

C'est que cette relation de sauvetage, ce sacrifice de sa vie, s'effectuent sur la base d'un contre-investissement, celui d'une haine féroce pour ce partenaire qui l'a laissée tomber pour une autre femme, plus jeune et plus belle qu'elle.

Ce chantage affectif agi de la part de l'ex-époux et ce sauvetage sacrificiel de Cariatide nous montrent combien l'emprise est réciproque et se joue entre les deux partenaires dans une sorte d'alliance inconsciente. L'histoire du couple est sans conflit ouvert mais en même temps, il existe une lutte féroce dont l'enjeu est le pouvoir de l'un exercé sur l'autre.

En adoptant une position sacrificielle, elle acquiert un grand pouvoir sur lui. Certes le rêve la représente avec des chaussures plates alors que les autres femmes portent des talons aiguille (symbole du phallus qu'elle n'a pas, mais elle compense ce manque en se présentant comme une femme surpuissante qui grâce aux testicules imaginaires qu'elle possède (voir le rêve), domine tout, renverse tous les obstacles et résout tous les problèmes. L'ex-mari, de son côté, joue sur la dette sourde qu'elle a envers lui du fait de l'attribution du domicile conjugal lors de leur divorce. Ce qui est remarquable, c'est qu'ici, tout est agi et que rien n'est parlé. L'affrontement verbal est inexistant, toute la conflictualité est évacuée. Il ne reste qu'un sauvetage sacrificiel et répétitif d'un homme toujours au bord de la faillite et de la mort et d'une femme qui le sauve au détriment du soin qu'elle pourrait avoir d'elle-même.

Un épisode important de l'histoire personnelle de la patiente nous éclaire sur la relation de ce couple paradoxal que l'on peut qualifier d'incestuelle en raison de l'emprise mutuelle exercée par chacun des partenaires. Mais d'une incestualité où se joue le rapport à la mort et que nous pourrions qualifier de meurtrielle.

Dès sa naissance, la patiente a été confiée à ses grands-parents maternels en raison de l'accouchement très difficile qui laissa des séquelles à sa mère. Elle y resta jusqu'à l'âge de cinq ans mais lors de l'entrée en maternelle, elle retourna vivre chez ses parents. Ce changement fut mal vécu par la patiente qui eut alors le sentiment d'avoir été abandonnée par sa grand-mère. Elle se retrouva avec un père décrit comme brutal, effrayant, et une mère plutôt froide qui était pour elle une ombre, un fantôme. Elle affirme avoir vécu une vraie torture face à des parents impuissants à calmer son désespoir. Ils avaient recours à des gouttes d'Atarax pour l'apaiser car ils ne savaient pas la consoler.

Cette période traumatique de son passé nous permet de comprendre le clivage passif à l'origine de la faille narcissique de cette patiente. Cet élément est important si l'on veut forger une hypothèse sur le lien incestuel de Cariatide avec son ex-époux.

Dans une séance beaucoup plus tardive, Cariatide évoqua le fait qu'elle avait passé toute la semaine à s'occuper des affaires de Pierre.

Psychanalyste : « - Vous vivez ces problèmes comme si c'était les vôtres. Vous êtes anxieuse à sa place de tout ce qui le concerne, si bien que cela lui évite de s'angoisser. Ses chats sont vos chats, ses problèmes vos problèmes et pourtant vous savez que ce n'est pas vrai.

Patiente : - Oui, il subsiste une relation un peu bizarre avec lui. En fait, je ne voulais pas d'enfant mais lui en voulait quand nous étions mariés. Je me dis on n'a plus rien entre nous, on n'a pas eu d'enfant. Je me sens coupable vis-à-vis de lui de ne pas avoir rempli le contrat matrimonial. Je me suis sentie incapable d'avoir un enfant à élever. Je ne suis pas à l'aise avec les enfants. C'est comme si j'avais eu une dette vis-à-vis de lui que je lui ai gâché la vie : ce sujet n'a jamais été évoqué, parlé entre nous. »

Au sujet de son non-désir d'enfant, elle expliquait :

« Ma mère a été très malade à ma naissance. J'ai mis ses jours en danger en naissant. J'avais probablement peur de mourir moi aussi à la naissance d'un bébé. J'ai éprouvé un malaise profond quand un prof au lycée nous avait projeté l'image d'un accouchement. »

Psychanalyste : « - Comme si la naissance d'un enfant entraînait inévitablement la mort de son parent ?

La patiente : - Au début nous avons eu des relations sexuelles, mais rien ne se passait : pas de plaisir partagé. Un enfant, j'en avais déjà un : je m'occupais de mon mari tout le temps, de ses affaires, de ses déclarations diverses, de sa comptabilité, des courses... ; quand il s'en chargeait, il y avait toujours une catastrophe ; un jour il s'est fait piquer 3 000 mille euros sur sa carte bleue : un homme l'avait suivi et noté le code avant de lui dérober sa carte, sans qu'il s'en aperçoive.

En fait, il ne s'occupait de rien et moi de tout. Il me balançait ses angoisses. Le pire était de les supporter. Je me suis occupée de lui comme s'il était un enfant ou la chair de ma chair alors qu'il a 60 ans. Il a un côté poignant, il a un regard d'épagneul, il apitoie tout le monde. Cela fait écho à une angoisse qui m'habite, celle de devenir SDF. À cause de cela je suis passé à côté de plein de choses. Je suis mobilisée par les problèmes de Pierre et moi il ne me reste plus beaucoup d'énergie. Il semble en être bien content.

Psychanalyste : - Votre espace psychique est encombré par son espace psychique.

La patiente : - J'ai un blocage pour faire le ménage, il reprend de la place et je veux un espace à moi. »

Une autre séance met en évidence l'impact de la pulsion de mort dans ce couple, comme si la patiente incarnait la pulsion de vie en lutte contre la mort : « Pierre est parti pour trois jours à l'étranger et m'a demandé de venir nourrir ses chats. Lorsque je suis entrée dans son appartement, j'ai eu l'impression d'un délabrement à l'œuvre : partout, des vêtements empilés ici et là. Sa penderie était vide, inutilisée, tout est laissé à l'abandon. C'est une dégradation qui fait écho à mes angoisses. Le spectacle de sa maison fait que je me sens envahie par cette décrépitude. Tout est neuf et pourtant tout est vieux, tout est à l'abandon, tout est mort. J'ai pris un balai, j'ai tout balayé mis dans des sacs poubelle. Dans la cour des chatons envahissaient le terrain littéralement. C'est une maison neuve mais envahie par des couches de je ne sais quoi. Il a laissé les litières des chats sales mais recouvertes d'eau. Je ne peux plus supporter cela. La petite chatte toute mignonne dont il avait hérité est devenue obèse. Je me suis dit « ça déconne complètement. » J'ai vécu avec cet homme, il est atteint d'une espèce de folie et j'ai caché sa folie. Ce désordre m'envahit et me rend malade. »

Je suis en train de me battre avec lui, c'est un combat sans merci, mais un combat silencieux. Une histoire sans parole : il aurait pu me demander de m'occuper de son appartement, mais rien n'est dit.

Il est parti en laissant des piles de vaisselle sale dans l'évier. Je vais lui dire qu'il est malade mental. Il doit demander de l'aide à sa femme de ménage.

De continuer à voir cette mort qui rôde, c'est comme si je m'attaquais à un monstre. J'ai vécu des années avec un cinglé. J'ai été une infirmière pour un malade mental durant des années sans même m'en apercevoir. »

Psychanalyste : « - C'est vous sa femme de ménage et votre scénario est un vrai film muet. Il vous appelle pour donner à manger à ses chats, mais en réalité c'est pour remettre de la vie à ce qui est en train de mourir ou de dégénérer.

La patiente : - Je ne veux plus m'occuper de lui comme ça. Il doit avoir un état de conscience suffisant pour pouvoir s'occuper de lui-même. Ce qui me rend malade, c'est qu'il n'a pas de limite. Il me demande de l'aider pour ses activités professionnelles, je dois aussi l'aider quant à sa personne et m'occuper de ses chats en son absence. Cela prend des proportions auxquelles je n'avais pas pensé. S'occuper de ses chats ce n'est pas seulement s'occuper de ses chats : il veut que je prenne en charge son désordre intérieur qui est d'une violence énorme. Je ne connais personne qui soit capable d'engendrer un tel désordre. Quand je pense à toute l'énergie que j'ai dépensée pour canaliser cet homme ! »

Un premier travail analytique accompli a abouti à une prise de conscience de la situation, à exiger des honoraires, certes payés difficilement et partiellement et à obtenir un statut légal pour les démarches réalisées pour le sortir des situations périlleuses.

Il accepte de lui donner un statut légal d'employée et des honoraires, mais bien vite ces fonctions seront assorties de tâches ménagères.

« Nous nous sommes entendus pour que je devienne auto-entrepreneur et que je travaille pour lui moyennant un statut et des honoraires. Mais son désordre à lui sera toujours plus fort que mon ordre à moi. Je déploie une énergie de plus en plus forte à lutter contre son désordre.

Nous évoquons l'idée essentielle, à savoir que le partenaire se met dans une situation périlleuse, comme au bord d'un précipice afin que son parent vienne le sauver. C'est une sorte de défi lancé au parent. Il s'agirait en permanence de déjouer la mort irrésistiblement comme ces galériens de l'exploit dont parle G. Szwec dans « *Les galériens volontaires*[1]. » Pour déjouer la mort, ils se mettent en danger en permanence. Cette action vise à susciter chez l'autre l'impulsion à les tirer de là, lui confère la responsabilité du maintien en vie. Il s'agit d'un stratagème pour faire porter à l'autre la part d'angoisse de se mettre en danger de mort.

Mais ne serait-ce pas un autre soi-même qu'il faudrait sauver ? La patiente dit : « Il y a un aspect de moi « enfant abandonné » qu'il est insupportable d'abandonner une seconde fois. Pierre me fait penser à ma mère par cette espèce d'indifférence. Comme elle, il est souvent plongé dans son monde. Moi, j'ai passé ma vie à tenter d'attirer son attention, elle n'était jamais présente, elle était là mais c'était comme si elle était pas là. Elle était étrangère. J'étais tout le temps malade pour qu'elle s'occupe de moi. »

Psychanalyste : « Est-ce cette partie de vous qui est identifiée à Pierre ? Cette enfant qui s'arrange, par sa maladie, à ce qu'on s'intéresse à elle » ?

Comme on peut le constater, il y a chez le partenaire de Cariatide une sorte de déni de la réalité interne. Elle est conduite à assumer cette fonction délicate non seulement de devenir son appareil à penser mais aussi à agir exactement comme le ferait une mère avec son bébé. Mais un rêve qu'elle apporte à la séance suivante lève le déni de la réalité interne : celle de l'existence en elle d'une mère morte à réanimer en permanence[2].

La patiente : « J'ai fait un rêve hier : je venais chez vous, vous me tourniez le dos, vos cheveux étaient courts et teints en brun. Vous aviez l'air triste, vous vous étiez transformée en ma mère. Je n'ai jamais perçu sa dépression flottante. Quand je lui parlais, elle ne répondait jamais. C'est une impression épouvantable, elle était triste. C'est cette ambiance de dépression permanente qui m'a marquée. Avec Pierre, c'est pareil, il diffuse une dépression permanente contagieuse.

Psychanalyste : Vous n'avez pas vécu une expérience positive d'accordage avec votre mère dans votre petite enfance, c'est pourquoi vous vous efforcez de façon continue de la revivre, à travers Pierre pour la réparer. Vous voudriez en le sauvant, être cette bonne mère que vous n'avez pas eue. Comme cette expérience d'être regardée, d'être écoutée n'a pas existé, vous voulez faire en sorte que ça existe à travers Pierre qui est cet enfant à sauver, qui est la partie de vous à sauver, mais le passé est le passé. Vous avez un deuil à faire de ce qui n'a pas existé : une mère joyeuse qui vous

---

1 SZWEC G. (1998), *Les galériens volontaires,* Paris, PUF.

2 GREEN A. (1983), « Le complexe de la mère morte », *Narcissisme de vie, narcissisme de mort*, Ed de Minuit, coll. critique, p. 222.

regarde et vous écoute. Vous voulez réparer le passé en devenant cette mère que vous n'avez pas eue, en restaurant un passé qui n'a pas eu lieu ! »

La patiente : Oui c'est comme si je m'étais fixé comme tâche de trouver quelqu'un pour réparer cette enfance. Et je m'empêche de vivre tant que cette enfance n'est pas réparée, mais c'est du passé, c'est irréparable. »

Quelques extraits de séance nous permettront de comprendre pourquoi la patiente s'est engagée dans une relation où l'incestualité bat son plein :

La patiente : « Cet état qui me menace en permanence est un état de détresse que j'ai dû vivre quand j'étais bébé. Je me sentais totalement abandonnée et personne ne comprenait ma souffrance intérieure. Ma mère n'était pas ma mère. Je faisais tout pour qu'on m'aime mais ne me sentais pas aimée. Je n'étais pas chaleureuse avec mes parents, je restais dans mon coin, silencieuse et pas particulièrement aimable. Je ne me suis jamais sentie chez moi chez eux, c'est comme si j'habitais chez des logeurs. Ils n'étaient pas forcément concernés par moi et moi j'étais dans une stratégie d'évitement. Je les évitais, ils m'évitaient. Ils ne s'intéressaient pas à ma vie et à cause de cela un profond malaise m'a empêché d'avancer, de me projeter.

Psychanalyste : Est-ce ce manque qui explique votre attitude avec Pierre ? Car vous vous sentez concernée, vous avez peur qu'il tombe dans la déchéance, il faut le protéger à tout prix. Est-ce que vous lui faites ce que vous n'avez pas eu ? Vous seriez la bonne personne secourable, comme votre grand-mère l'a été pour vous ? Vous continuez à la faire vivre à travers votre comportement ? Vous incarneriez cette grand-mère auprès de lui ?

La patiente : Il faut que j'arrête de penser que je peux tout faire pour lui ! En fait, je suis limitée, je ne sais pas quelle est ma place. Avec mes parents, j'étais fille unique et en même temps je n'avais pas de place car remplir un vide, ce n'est pas avoir une place !

Je suis restée jusqu'à cinq ans chez ma grand-mère. J'en avais deux, de places, chez mes parents c'était une place subsidiaire, une place de remplacement. Avoir une place ce n'est pas juste une question de confort.

Psychanalyste : C'est une question d'être accueillie, c'est être l'objet d'une attente. La place c'est l'attente familiale que cet enfant va combler. Quel est le rêve que vous accomplissiez chez eux ou n'y avait-il aucun rêve à votre sujet ?

La patiente : Combler un vide c'est pas nécessairement avoir une place, j'ai comblé un vide social chez mes parents. »

Les deux partenaires ont un vécu commun en rapport avec des expériences précoces. Pour la patiente, il s'agit de réparer le sentiment d'avoir été transparente pour sa mère déprimée et de faire revivre cette grand-mère salvatrice à travers sa relation à Pierre. Pour Pierre c'est l'incarnation imagoïque à un parent peu soucieux de son état psychique et qu'il doit solliciter en permanence. Il s'agit dans les deux cas de la même attitude de déni face à la réalité. La patiente en a eu le sentiment fugace car en parlant, dit-elle, il adopte les mêmes tics et les mêmes intonations que son père, sans en avoir aucune conscience. Il en est de même chez la patiente. Cariatide incarne auprès de Pierre cette grand-mère emplie de bienveillance qui a tenté de combler le manque maternel, cette grand-mère dont elle ne parvient pas à faire le deuil.

Lors de cet événement traumatique où elle a dû retourner vivre chez ses parents, la patiente a évoqué son désespoir et le sacrifice muet de sa grand-mère qui a dû la rendre à ses parents.

Cette situation pouvait générer un énorme conflit, surtout parce que ses parents s'avéraient incapables de la comprendre et que les grands-parents en étaient témoins mais ils restaient muets. Il fallait maintenir artificiellement l'image d'une famille unie.

La grand-mère était silencieuse pour éviter le conflit, empêcher l'explosion car « tout le monde était au bord de l'explosion et ma mère passait comme une ombre, comme si de rien n'était. »

La patiente a été élevée dans un climat de répression.

Plus tard, il ne fallait surtout pas, en engendrant elle-même, répéter la faute commise d'être née car pour elle, une naissance était dangereuse puisque sa propre naissance a failli faire mourir sa mère. Une faute à expier, qui l'a consacrée comme une meurtrière en puissance.

Comme avec Pierre, il faut étouffer les conflits, ne pas faire sentir qu'on est là et agir en silence.

Comparaison des cas d'Harassée et de Cariatide dans leur rapport à l'engendrement

Toutes deux relèvent de l'effet Tamagushi elles sont prise dans une relation de couple où l'impératif est de sauver l'autre coûte que coûte.

La différence entre ces deux types de patientes est que dans le cas d'Harassée on a à faire avec un couple productif car ils ont eu des enfants, dans le cas de Cariatide il s'agit d'un couple stérile où le mari fait office d'enfant. Toutefois dans sa famille l'époux d'Harassée peut se comporter comme tel !

Cariatide projette dans son compagnon les parties infantiles d'elle qu'elle tente de réparer ou de sauver. Ces parties ne se sont pas développées en vertu d'une carence initiale : l'absence de séduction maternelle, le défaut d'accordage, le manque d'investissement dont elle a été l'objet (ne sera-t-elle pas confiée dès la naissance à sa grand-mère ?)

Elle va répéter auprès de son ex-compagnon le scénario de la détresse suivi du sauvetage. Elle a eu pour cela un partenaire qui se prêtait à ces projections en vertu des carences dont lui-même a été l'objet. Son arrivée au monde avait été peu investie par sa famille et il se plaisait ainsi à jouer auprès de Cariatide le scénario de la mort imminente, scénario dans lequel Cariatide occupait volontiers son rôle !

Pourquoi une telle complaisance à l'appel de détresse de cet ex-compagnon ?

Pour Cariatide, il n'y a pas eu de relation de séduction narcissique car sa naissance, en raison d'un accouchement difficile, a représenté une menace d'anéantissement pour sa mère (pour qui engendrer devait constituer inévitablement un problème). À travers le sauvetage répété de son partenaire, elle tente de réparer en lui le bébé qu'elle était et qui a dû lutter pour survivre.

Notons qu'à son arrivée au monde, il y a eu un rejet immédiat de la mère pour cet enfant qui en naissant menaçait sa vie : elle l'a donc dès la naissance confié à la grand-mère.

Ainsi pour la patiente donner la naissance c'est risquer la mort ce qui pourrait expliquer sa stérilité ; c'est sa grand-mère « adorée » qui l'a sauvée de cet anéantissement que représente le défaut d'investissement maternel.

Avec Cariatide nous rejoignons la sphère du meurtriel dont il sera question plus loin.

Qu'en est-il maintenant d'Harassée ? Harassée agit aussi un fantasme - non-fantasme, celui du Tamagushi à travers son époux : il faut veiller continûment à la survie d'un mari confondu avec un enfant, avec un père de famille qui se comporte comme un troisième enfant, qui menace en permanence de mourir et qui est à sauver en permanence : c'est là que les deux patientes se rejoignent. Toutefois ce couple est un couple productif ils ont eu deux enfants. Ils constituent donc une famille, ce que Cariatide et son ex-époux ne sont pas parvenus à constituer. Cette différence dans la capacité à procréer joue un rôle majeur entre les deux patientes, car pour Cariatide donner la vie constitue un véritable danger.

Si on s'interroge sur le passé infantile d'Harassée, c'est elle l'enfant à sauver, l'enfant est là pour que sa mère la fasse survivre comme si elle ne possédait pas en elle cette capacité. L'incestualité est forte et s'effectue à coup de forçage alimentaire car pour sa mère cet enfant ne possède pas en elle les capacités de survivre. Elle se présente comme une enfant chétive et malade dont il faut sans arrêt s'occuper : n'est-ce que de cette seule manière qu'Harassée aurait connu l'amour maternel ? Elle ne semblait attirer l'attention que par ses manques et ses difficultés au point que pour avoir des signes d'amour elle devait tomber malade ? On devine l'ambivalence maternelle face à un tel enfant ! Le statut d'enfant moribond qu'il faut recréer à tout instant suscite probablement l'hostilité inconsciente de la mère. Les significations sont perverties : faut-il, pour se faire aimer de sa mère tomber sans arrêt malade ? La conséquence de cela serait que l'on ne peut investir une fois adulte que des personnes atteintes de graves symptômes ?

Toutefois la grosse différence avec Cariatide est qu'Harassée ne fait que répéter en identification au couple des parents une problématique de sauvetage où elle est tour à tour identifiée à sa mère malheureuse démunie et malade puis à son père qui sauve sa mère et la tire du ruisseau ! IL y a certes de l'incestualité mais avec une composante œdipienne ! Ce qui ne semble pas être le cas pour Cariatide dans son couple.

CHAPITRE 5 : AUTOUR DU NARCISSISME

Le sacrifice et l'envie dans la relation de couple

« L'amour en apparence le plus désintéressé (amour conjugal et amour parental) n'est donc pas sans receler de façon implicite un intérêt identitaire. Cela pose des questions du sacrifice entendu comme don de sa personne désintéressement absolu. Le sacrifice est vécu généralement avec sincérité et générosité. Il est dans l'instant sans calcul. Pourtant l'analyse qui prend comme hypothèse la religion du soi permet de mettre en évidence qu'il n'est pas sans retour, quoi que disent et pensent ceux qui font don d'eux-mêmes. Le sacrifice s'échange généralement contre une reconnaissance du soi et une consolidation identitaire. » Le sacrifice ne se décrète pas. Il est souvent le fruit de circonstances poussant au dévouement, à l'oubli de soi au nom d'une morale supérieure. Il est toutefois paradoxal de constater combien cet oubli de soi semble lié à une recherche de renforcement et de stabilisation du soi [1]».

Autrement dit, se sacrifier n'est jamais totalement dépourvu d'intérêt au service de l'ego. « Dans le langage courant d'aujourd'hui, le terme de sacrifice a en apparence deux sens distincts : il y a le sacrifice tel qu'il était effectué dans les rituels des anciennes religions, offrandes faites aux dieux sous forme d'aliments, d'animaux, d'êtres humains et l'usage courant contemporain, synonyme de dévouement. Or, ces deux significations ne sont pas aussi éloignées qu'il peut paraître, il existe entre elles une continuité. Dans les peuples dits primitifs, quand on faisait un sacrifice aux dieux on en attendait toujours quelque chose en retour : une pluie salvatrice pour les récoltes, amour et protection contre les puissances maléfiques. La religion moderne est de plus en plus tournée vers l'ego ; la reconnaissance de soi et la fixation identitaire (il faut travailler à son salut, sinon au bénéfice d'un accroissement de sa propre estime de soi). Le sacrifice, le don de soi, de sa vie est intimement lié à cette quête essentielle[2]. » Lié donc à l'accroissement de l'ego aux dépens de l'autre pour qui on se sacrifie, d'où paradoxalité. Lorsque le sacrifice s'adresse à son prochain, il représente inévitablement une certaine façon de contraindre l'autre à la dette. Le sacrifice est une manière de rechercher

---

1 KAUFFMAN J.-C. (1992), « Le sacrifice égoïste », *Dialogue,* 116.
2 *Ibid.*

une image valorisante de soi, une admiration sans borne ou une reconnaissance éternelle peu importe : la gratification narcissique.

Le don et l'échange symbolique dans le groupe selon Marcel Mauss

L'approche sociologique de M. Mauss [1] concernant l'échange symbolique dans les populations indiennes nord-américaines met en évidence des aspects très intéressants de ce qu'il appelle le potlatch ou l'échange symbolique. Le potlatch englobe trois obligations qui sont à l'origine du lien social, celle de donner, celle de recevoir et celle de rendre. Celui qui n'y satisfait pas perd à jamais la face. Le don implique une action en retour pour celui qui le reçoit. Mais il faut rendre mais toujours avec un surplus. On pourrait en rester là mais la dimension psychologique incluse dans ces dons et ces contre-dons est essentielle. Donner implique donc l'amour du donateur pour celui à qui le don est offert. Voilà l'aspect positif du don, mais il comporte une autre face, cachée, plus négative : celle de faire en sorte que celui qui reçoit, ne puisse jamais rendre à la hauteur de ce qui lui a été donné. Cette rivalité inhérente au don et au contre-don met en jeu le narcissisme des sujets. Le don et le contre-don impliquent un combat impitoyable où c'est l'être de l'autre qui est visé au cœur de son narcissisme. Ainsi, le don n'est jamais pur et une part de duperie accompagne le respect.

La question posée par Mauss, celle de l'envers du don, ne peut-elle se retrouver dans notre approche du sacrifice : je te comble par mon dévouement afin que tu sois à jamais asservi par une dette inextinguible. La valeur attachée au narcissisme est présente dans ce formidable anti-narcissisme que représente le sacrifice. N'est-elle pas au cœur de nos thérapies de couples et de familles ? Je me dépossède pour toi mais combien j'attends en retour ? Une sorte de survaleur narcissique par rapport à la valeur que tu représentes car si tu es ce que tu es, c'est par moi et c'est grâce à moi ! Comment apurer une telle dette ? Un fond de narcissisme empreint d'une touche perverse serait-il en jeu dans ces couples qui viennent consulter ? À l'évidence, il faut absolument considérer le gradient de perversité qui rend ces couples plus ou moins accessibles au traitement analytique car le sacrifice peut aussi être envisagé comme une façon de colmater ou de nier l'envie sous-jacente à l'égard du partenaire.

---

1 MAUSS M. (1973), « L'essai sur le don », *Sociologie et anthropologie,* Paris, PUF, p. 148.

Il est des cas où l'envie est le fait d'un seul partenaire quand l'autre atteint une réussite sociale importante. Ceci est d'autant plus fréquent de nos jours que les femmes ne veulent plus se contenter d'une vie limitée à la simple domesticité. Elles cherchent aussi à réussir leur vie professionnelle dans un monde où le travail, au sens de producteur de valeur, prend une place dominante. Par exemple, pour certaines femmes, sinon pour la plupart, le fait d'élever des enfants n'est pas vraiment considéré ni valorisé car c'est un travail certes, mais non producteur de valeur. Une femme qui ne gagne pas d'argent a tendance à se sentir dévalorisée quand elle ne se sent pas complètement nulle. Mais les choses sont plus compliquées, car l'épouse en se comparant à son mari qui a réussi brillamment dans la vie sociale dissimule un fort sentiment de toute-puissance, à savoir que sans elle il ne serait rien.

Il est d'autres cas où les deux partenaires pour des raisons différentes éprouvent de l'envie l'un vis-à-vis de l'autre. Ils deviennent alors des rivaux sur le plan de la réussite professionnelle et surtout quand ils travaillent dans le même secteur d'activité. Ces aspects s'articulent toujours avec une expérience infantile de rivalité envieuse vécue avec leurs frères et sœurs ou équivalents. Cette mauvaise relation du passé vient à se reproduire dans la relation actuelle du couple où les partenaires peuvent se vivre inconsciemment comme frère et sœur jaloux les uns des autres et envieux. Un autre aspect doit être étudié ; c'est la base sur laquelle ce couple s'est édifié : s'est-il formé sur la base d'une attirance sexuelle ? S'est-il constitué en raison d'une déprivation affective précoce de l'un ou de l'autre avec l'espoir que la relation au partenaire équivaudrait à une relation maternante et réparatrice des dégâts accomplis lors de la prime enfance, par une mère insuffisamment bonne.

Exemple clinique 9 : Marie et Moïse

La difficulté présente dans ce couple, s'origine dans l'opposition idéologique d'une famille entière, celle de Marie, réfractaire à l'idée de ce mariage considéré comme une mésalliance. En effet, Moïse était issu de la classe moyenne et n'avait pas la religion requise alors que la jeune femme était issue de la grande bourgeoisie catholique.

Elle était assez détachée de sa famille qui l'avait préalablement rejetée en raison d'une liaison avec un homme marié, ce qui était considéré comme le péché par excellence pour une famille si respectueuse des traditions catholiques.

C'est un couple où le mari a eu une réussite fulgurante, ceci peut-être pour démontrer « au clan adverse » combien il était capable de réussir. C'était impressionnant mais on sentait que cet homme avait un grand besoin de réassurance. D'ailleurs, lors de la première séance, il est arrivé avec un cadeau, le livre qu'il venait d'écrire. Voulait-il que je le reconnaisse comme il aurait souhaité être reconnu par sa belle-famille et qu'ainsi je puisse l'adopter, le reconnaître ?

Lors de la première séance, le couple arrivait avec une demande relative à leur sexualité : lui se plaignait de la froideur de sa femme à son égard et de façon sous-jacente de sa difficulté à la satisfaire malgré de grandes prouesses qu'il ne se privait pas de décrire. Elle lui reprochait un harcèlement sexuel. Selon elle, il ne cessait de vouloir faire l'amour et cet aspect répétitif était exténuant.

Nous avons compris que l'épouse se refusait à lui car elle percevait que ces prouesses sexuelles avaient surtout pour but de le tranquilliser sur les preuves de sa force, de sa santé et de sa virilité toujours plus ou moins en question. Ainsi, la demande sexuelle de son mari était-elle au service de son narcissisme à lui. Il trouvait par le sexe le moyen de se rassurer.

Il y a donc un narcissisme en faillite que Monsieur tente de compenser de mille manières, notamment dans le monde des affaires où il excelle. Dans son enfance, Moïse avait été atteint d'une maladie grave qui l'avait obligé à rester alité. De ce fait, il n'avait pas pu vivre les expériences des enfants de son âge, jeux, affrontements, rivalités avec ses pairs. Il était maigrichon et surtout malade. Cet empêchement a été vécu comme une blessure narcissique. En ce sens, les demandes sexuelles exacerbées ne concernaient donc pas l'épouse mais seraient utilisées comme un faire-valoir au service du narcissisme : autrement dit, pour cet homme, la sexualité n'est pas au service du plaisir mais de la réassurance narcissique. L'épouse l'a bien perçu et en ce sens dit que cela ne la concerne pas.

Marie dit s'être sacrifiée pour son mari. Elle se sacrifie certes, mais afin de regagner un statut narcissique qu'elle a perdu au sein de sa famille. Elle veut, à travers lui, prouver aux siens qu'elle vaut quelque chose. Par ailleurs, c'est comme si la réussite de son mari était la sienne. Comme on le voit, l'alliance avec cet homme peut être considérée comme une manière de réparer un passé douloureux. Ce mariage a une fonction de réhabilitation et de libération sexuelle et narcissique. Pour elle, cet homme a été un objet réparateur de son narcissisme blessé.

Mais il y a l'autre face du problème qui apparaît au cours des séances : Moïse a gravi les échelons de la vie sociale à une grande vitesse et Marie se plaint de vivre dans l'ombre de son mari, ce qui accroît son sentiment d'infériorité. Elle se sent être la secrétaire de son mari alors qu'il se trouve presque en permanence sous les projecteurs. Il passe son temps dans des dîners et des réceptions, il est en permanence interviewé par des journalistes et connaît une célébrité certaine.

Finalement, elle en éprouve beaucoup d'envie affirmant haut et fort que sans elle, il ne serait rien. La seule manière pour elle de reprendre un certain pouvoir serait donc de se refuser sexuellement, finalement de faire le sacrifice de sa propre satisfaction sexuelle. Ainsi, elle garde la maîtrise de la situation, montre qu'elle n'est pas nulle. La valeur qu'elle s'octroie compenserait une idéalisation excessive de son époux. Plus elle met son mari sur un piédestal, plus elle se sent inférieure à lui mais en même temps elle signale que s'il a cette profession si étonnante et si brillante, c'est bien parce qu'elle agit dans l'ombre et que tout le mérite lui en revient. Elle a œuvré pour qu'il devienne ce qu'il est. C'est à elle que revient le mérite de l'ascension sociale de son mari, donc en réalité. Elle le domine en raison de cette dette jamais liquidée.

L'idée est : je suis nulle, il est donc normal que je reste dans l'ombre. Puis, s'il est parvenu à être ce qu'il est, c'est grâce à moi. Voilà la paradoxalité de l'épouse. Nous voyons fonctionner là un couple ou l'envie se combine avec la sexualité : non seulement par le sexe, elle mène la danse dans son couple en se faisant désirer et en se refusant sexuellement, mais elle exprime une attaque envieuse à l'égard du pénis du mari qu'elle rejette comme voie d'accès au phallus. Ainsi pourrait-elle dire : « Toi qui es en pleine lumière, tu n'es pas capable de me satisfaire sexuellement, tu n'es pas si fort que cela » !

Que cherche Monsieur dans cette alliance ou tout au moins qu'en a-t-il attendu ? Il est une sorte de Moïse qui veut dévorer le monde en réparation de son handicap infantile et de la déprivation affective ressentie dans son enfance par une mère narcissique. C'est pourquoi il révèle une intelligence supérieure dans son domaine et tente par le mariage avec une fille d'une famille bourgeoise de redorer un blason terni par un père travailleur modeste. Sa femme l'attire sexuellement mais il souhaite aussi faire alliance avec une famille de renom.

Ce qui rassemble ces deux partenaires c'est l'idée d'une faillite narcissique et d'un grand désir de reconnaissance. Ce narcissisme blessé serait à la base de l'envie.

Ce qui implique finalement une façon double de voir ce mari : une partie qui l'idéalise au point qu'elle se demande comment elle a pu être digne d'intérêt pour lui, et une autre partie où elle aurait tendance à le mépriser, à le considérer comme un matamore qui veut trop en faire et agite beaucoup d'air. Le thème commun à ces couples se résume dans l'expression « un ver de terre amoureux d'une étoile. » Pour que l'autre soit étoile, le partenaire doit se tenir à l'état de ver de terre et inversement.

On a affaire à l'anti-narcissisme excessif du ver qui a mis tout son narcissisme dans un objet à ses yeux brillant de mille feux car il a absorbé tout le narcissisme de l'autre.

Narcissisme dans le couple

L'idée que nous voulons soutenir est que dans la relation de couple, les comportements pervers ou colorés d'un certain degré de perversion narcissique, soit venant de l'un des partenaires ou des deux, ne sont pas uniquement dus aux abus sexuels ou narcissiques subis dans l'enfance. Le rôle de l'abus est certain mais il ne prend toute son ampleur traumatique que si les expériences infantiles précoces et les expériences vécues avec l'objet primaire ont été désastreuses. Ce qui nous semble important dans les observations cliniques, notamment dans celles où nous abordons l'effet Tamagushi, c'est l'effort inlassable pour un sujet de tenter de combler, grâce au partenaire, une faille narcissique incommensurable car elle a eu lieu dans l'enfance, précisément au moment où se constitue le moi du sujet, et qu'il est difficile de revenir sur le passé. C'est pourtant ce qui anime dans sa quête amoureuse, le sujet blessé, guidé par le désir profond de réparer cette blessure initiale d'une relation primaire inadéquate. Mais cette recherche est vouée à l'échec car elle est étroitement liée à une identification aliénante à une mère elle-même gravement lésée sur le plan narcissique (cf. le travail d'André Green concernant « Le complexe de la mère morte [1] »). On peut aisément imaginer qu'une demande aussi irréalisable soit impossible à satisfaire.

Nous en avons une image parlante dans le mythe des androgynes de Platon[2]. La recherche amoureuse d'un double a ses racines dans une coupure initiale que chacun des protagonistes tente de combler. Cette recherche n'est-elle pas encore plus désespérée lorsque l'unité duelle initiale n'a jamais existé ?

En l'occurrence, soit le sujet attend de l'autre réparation des dommages subis lors de la prime enfance, par exemple il recherche dans la partenaire la mère qu'il n'a pas eue, soit il incarne avec le ou la partenaire cette bonne mère qu'il aurait voulu avoir.

De la difficulté d'aimer pour les sujets atteints narcissiquement

Il nous faut maintenant explorer le lien étroit qui relie pulsion de mort et narcissisme au sein du couple. La relation d'objet ne doit pas faire

---

1 GREEN A. (1983), *Narcissisme de vie, narcissisme de mort,* Paris, éd. Minuit, p. 222.

2 PLATON, *Le Banquet,* Paris, Gallimard, La Pléiade, t. 1.

l'économie d'une pathologie narcissique qui est l'une des expressions de la pulsion de mort.

Nous pouvons considérer un couple comme une formation érotique, une force unifiante qui constitue un lien. Ce couple entre en dérive quand le lien, pour une raison ou pour une autre, se trouve attaqué ou détruit. Nous voyons dans l'attaque des liens l'effet d'un narcissisme destructeur. André Green écrit : « Les narcissiques nous irritent plus que les pervers, parce que peut-être nous pouvons rêver d'être l'objet du narcissisme d'un pervers, alors que le narcissique n'a d'autre objet du désir que lui-même [1]». Ainsi la capacité d'aimer se mesure-t-elle au degré plus ou moins fort d'investissement que le sujet se porte à lui-même.

Le sujet au narcissisme défaillant n'a d'autre souci que de lui-même. Comment aimer l'autre serait-il possible dans de telles conditions ? Nos recherches sur les couples incestuels nous entraînent inévitablement à étudier l'impact du narcissisme dans un couple. Que se passe-t-il quand le narcissisme fait rage pour l'un ou les deux partenaires. Écoutons encore Green : « Les narcissiques sont des sujets blessés, en fait carencés du point de vue du narcissisme. Souvent la dépression dont ils portent la blessure à vif ne s'est pas bornée à un seul des parents mais aux deux. Quels sujets leur reste-t-il à aimer sinon eux-mêmes ? Certes, la blessure narcissique infligée à l'omnipotence infantile directe ou projetée sur le parent est notre lot à tous. Mais il est clair que certains ne s'en remettent jamais, même après l'analyse. Ils restent vulnérables, l'analyse leur permettant de mieux se servir de leurs mécanismes de défense pour éviter les blessures, faute d'avoir pu acquérir ce cuir qui semble tenir lieu de peau aux autres. Nul sujet plus que le narcissique ne souffre autant de se voir cataloguer sous une rubrique générale, lui dont le souci est d'être non seulement un, mais unique sans plus d'ancêtre que de successeur. »

Pour Green, le sujet narcissique ne peut investir une autre personne sans se sentir dépossédé de lui-même. D'autre part, comme on le verra plus loin, une telle position le conduit à se désengendrer avant de s'auto-engendrer.

Les sujets narcissiques sont blessés, carencés sur le plan narcissique écrit Green. Quelles capacités ont-ils à investir un partenaire ? Il y a en effet des personnes qui, depuis la prime enfance, éprouvent des difficultés à aimer une autre personne car cet amour s'effectue aux dépens de l'investissement narcissique de soi[2]. Comme Freud nous l'a appris, aimer

1 GREEN A. (1983), *Narcissisme de vie, narcissisme de mort*, Paris, Ed. Minuit, p. 17
2 PASCHE F. (1990), « Narcissisme et Anti-narcissisme », *Gruppo*, 6, pp. 19-22.

une personne peut correspondre à une vraie introjection, signe d'un élargissement du moi, mais aimer implique pour les sujets narcissiques de devoir se départir de l'amour qu'ils se portent (ou qu'ils portent à eux-mêmes) car aimer implique ici l'idée qu'une partie de libido se détache du moi pour investir l'objet.

Freud dans « Pour introduire le narcissisme[1] » établit une différence entre libido narcissique et libido objectale. Il affirme la primauté historique de la première sur la seconde mais insiste aussi sur l'idée que l'objet peut être investi de façon narcissique. C'est là que se situe l'origine de certaines difficultés de couple car l'investissement narcissique de l'autre rencontre comme obstacle l'altérité.

Pour F. Pasche, le problème rencontré par le sujet narcissique c'est le conflit entre l'anti-narcissisme et le narcissisme. L'investissement objectal est anti-narcissique, car il entre en conflit avec l'investissement narcissique de soi, ce qui fait que beaucoup ne peuvent s'engager dans une relation durable tant ils craignent de voir leur moi disparaître, être anéanti ou tout simplement prisonnier d'une telle relation. Pour ce type de personne, la seule solution à opposer à cette difficulté c'est d'investir précisément narcissiquement l'objet, autrement dit investir un autre qui serait en même temps le même comme dirait Kohut [2]un *self object*, véritable émanation du narcissisme. Nous avons déjà rencontré cette idée chez Freud qui, dans *Pour introduire le narcissisme* oppose l'amour objectal et l'amour narcissique.

Une personne peut être investie de façon narcissique comme une sorte de double ou de reflet de soi. L'amour narcissique de l'autre suppose de nier la différence et la spécificité du partenaire qui en fait quelqu'un d'autre. Voilà pourquoi aimer vraiment une personne suppose la reconnaissance de son altérité. Cette reconnaissance peut être vécue comme devenir une véritable blessure. Un amour objectal impose l'idée d'une véritable capacité du moi à reconnaître l'objet tel qu'en lui-même et non comme une simple projection du moi. Dans certains couples, les problèmes surgissent avec la découverte que l'autre, qu'on avait imaginé comme un double de soi, s'avère différent. Ce qui crée pour le sujet narcissique un dilemme, l'amour pour l'autre qui permet de vivre est destructeur de l'amour de soi, mais l'amour de soi sans un autre ne permet pas de vivre. Tel est le paradoxe dans lequel s'enferrent certains couples. Qu'en est-il donc d'un amour véritablement objectalisé ? Qu'en est-il du désir ? L'autre n'est plus ce miroir valorisant de soi. Le désir lui-même fait encourir un risque terrible à

---

1 FREUD S. (1914), *La vie sexuelle*, Paris, PUF, 1969.
2 KOHUT H. (1971), *The analysis of the self*, New York, International Universities Press.

celui qui, fragile sur le plan narcissique, en vient à tomber amoureux. Il est intéressant de voir à la lumière des propos de Green, la turbulence qui peut naître de l'état amoureux et qui en fait un état redouté : « Le désir est ce mouvement par lequel l'objet est décentré c'est-à-dire que la quête de l'objet de la satisfaction, de l'objet du manque, fait vivre au sujet l'expérience que son centre n'est plus en lui-même, qu'il est hors de lui dans un objet dont il est séparé, auquel il cherche à se réunir pour reconstituer son centre par le moyen de l'unité identité retrouvée, dans le bien-être consécutif à l'expérience de satisfaction[1]. »

Bien des couples dont la demande repose sur des difficultés sexuelles ou de communication rencontrent au cours de leurs cures des problèmes en rapport avec leurs failles narcissiques. L'incapacité d'aimer dont font preuve bien des sujets a pour origine cette sorte de décentrement évoqué par Green. Il s'agit d'éviter d'être amoureux par crainte justement de vivre cette sorte de décentrement ou de vertige donnant le sentiment de se perdre. D'où l'apparition de certaines formes d'incestualité visant à se convaincre que l'autre n'est pas vraiment un autre mais un jumeau, un double de soi ; cette sorte de croyance affecte certains couples où le partenaire sujet d'un tel investissement est atteint d'une véritable claustrophobie de la relation quand il découvre qu'en fait son compagnon ne le reconnaît pas pour ce qu'il est, mais pour une sorte de fiction qu'il projette en lui. Le partenaire aimé de façon narcissique souffre de ne pouvoir se retrouver dans l'image que l'autre plaque sur lui. C'est ainsi que s'enchaîne un lien paradoxal où, à la claustrophobie de l'un, répond l'agoraphobie de l'autre[2]. À travers l'autre, il arrive bien souvent que le sujet cherche le même et quand il n'est pas le même, l'erreur est de s'évertuer à le transformer, à vouloir le changer, voire à le sauver ou tout simplement à le soigner selon une normativité toute personnelle. D'autres formes d'amour narcissique existent lorsque, par exemple, telle femme choisira un amant valorisé socialement dans lequel elle pourra mettre ses propres aspects ambitieux, autrement dit, réaliser à travers lui ses aspirations idéales. Il est nécessaire toutefois que l'idéalisation ne cède pas la place à l'envie pouvant détruire le couple, car elle est au service d'une

---

1 GREEN A. (1974), *Narcissisme de vie, narcissisme de mort,* Paris, Ed. Minuit, p. 20.

2 CAILLOT J.-P. (2004), « La position narcissique paradoxale », *Groupal,* 15, pp. 181-197 ; CAILLOT J.-P. et DECHERF G. (1985), « La position narcissique paradoxale : la défense par oscillation contre les angoisses catastrophiques », *Gruppo,* 1, pp. 47-63.

disqualification aux effets délétères. Cette méconnaissance de l'autre, cette disqualification expriment le versant destructeur du narcissisme.

Le narcissisme destructeur

Rosenfeld[1] et à sa suite Green distinguaient un narcissisme positif au service de la vie d'un narcissisme destructeur.

Ce qui apparaît dans beaucoup de couples c'est que le narcissisme, positif au départ de l'union, peut virer petit à petit en narcissisme destructeur : c'est le sens que nous donnons au mot dérive, lorsqu'il s'applique au couple. Cette dérive du couple dépend de sa réaction face au temps. Il est en effet des événements qui ponctuent la temporalité, une naissance, une mort, une maladie, mais aussi la réussite professionnelle, une promotion sociale ou parfois un échec de l'ascension sociale. Tous ces épisodes perturbent profondément l'homéostasie du couple et peuvent porter atteinte au lien ou le renforcer, tout dépend des bases sur lesquelles ce couple s'est édifié. La réaction du couple face à ces modifications est tout à fait décisive quant au maintien du lien entre les partenaires. Elle est à mettre sur le compte de la qualité du narcissisme.

La paradoxalité apparaît comme un aspect majeur de la désintrication pulsionnelle au service de la dérive. Elle ne permet pas de supporter la conflictualité. Le couple que nous allons présenter parle d'une seule voix pour dire qu'entre eux il n'y a pas de conflit, qu'il n'y a pas de dispute. C'est d'ailleurs le seul point sur lequel ils nous affrontent et se mettent d'accord. Le couple va mal mais il persiste à soutenir le contraire. La demande est paradoxale.

Une telle réaction a attiré notre attention sur la dimension narcissique d'une telle alliance ainsi que sur la coloration de leurs narcissismes : il ne faut pas reconnaître qu'on a fait une erreur, qu'on a eu tort de s'unir. Se quitter, c'est l'admettre. La rupture constitue une blessure narcissique insupportable. La souffrance n'est pas tant liée à la perte du partenaire qu'au sentiment de devoir faire le deuil de l'illusion qui a présidé la rencontre selon laquelle l'autre va venir combler tous les manques, insuffisances et souffrances vécues dans l'enfance.

Exemple clinique 10

Il s'agit d'un couple d'âge mûr. Il est important de souligner que leur union s'est tissée sur la base d'un sauvetage. La promesse implicite qui

---

1 ROSENFELD H. (1987), *Impasse et interprétation,* Paris, PUF, Le fil rouge, Paris, p. 35.

animait leur lien renvoyait à une situation de détresse initiale du partenaire qui, ayant vécu son enfance sous l'emprise d'une mère froide et en même temps captatrice, présentait des angoisses effroyables et n'avait pu survivre que dans les bras d'une compagne qui était là pour l'accueillir, l'accompagner et le soutenir lors de ses crises catastrophiques. La rencontre de ce couple s'est faite sur la base d'un sauvetage : Madame devait réparer cet homme qui vivait des états de détresse dus aux traumas d'une guerre à laquelle il avait dû participer. Mais les années qui ont suivi ont vu le changement de cette situation. Le partenaire a franchi bien des obstacles et accompli un parcours exceptionnel qui lui a donné un statut social tel qu'il n'avait plus besoin du soutien quasi vital de son épouse. Une cassure était apparue dans leur accord tacite. L'épouse n'avait plus rien à sauver et se trouvait en perte de vitesse face aux progrès fulgurants de son conjoint.

Chacun a pu ainsi au cours du temps se développer de son côté. Les chemins ont divergé mais le lien conjugal a perduré sur la base de l'exercice de leur parentalité. Au moment où ils consultent, les enfants ont quitté la maison laissant un vide sidéral. Leur départ faisait apparaître les divergences du couple, l'inanité de leur lien initial. L'angoisse de vieillir et de se retrouver seuls face à la mort s'est traduite par une haine réciproque, sourde et quasiment muette. Impossible d'abandonner cette haine pour pouvoir enfin se pencher vers les difficultés à appréhender, la dépression profonde dont ils sont victimes l'un et l'autre, celle de vieillir et d'avoir raté leur couple. Ceci constitue pour chacun d'eux une blessure narcissique impossible à guérir, celle d'avoir laissé passer la vie et d'avoir perdu tout élan libidinal l'un envers l'autre. La promesse initiale a failli. Celui qu'il fallait protéger et sauver n'est plus pour Madame qu'un compagnon qui a rompu le contrat qui les liait et qui, loin d'être à protéger, devient lointain et objet d'envie. Deux personnalités remarquables chacune, oscillant entre la reconnaissance de l'autre, son idéalisation et paradoxalement sa haine jointe au mépris de l'autre, à la fois envié et disqualifié. Il ne s'agit pas ici d'ambivalence, ce qui supposerait un minimum d'intrication pulsionnelle. Dans le cas présent, ce qui est en jeu, relève de la paradoxalité avec ses effets proprement mortifères, car chacun est très sensible voire pointilleux quant à l'image que les autres peuvent lui renvoyer. Nous avons pu constater à chaque séance, la reconstitution progressive du lien. Le couple dysfonctionnait soit dans un silence hostile, soit dans des agirs proprement destructeurs sans qu'aucune parole n'intervienne à propos de ce qui se passait. Les séances parvenaient à mettre en mots ce qui ne pouvait en aucun cas s'énoncer hors de notre présence. S'il arrivait une interruption liée aux vacances que la séance hebdomadaire était annulée, nous retombions dans la situation où le moindre échange devenait impossible. Comme on peut le constater, ce qui recherché dans tous ces cas, c'est la qualité d'une quête identitaire positive qui peut parfaitement réussir à condition de rester modérée. Un accordage doit s'installer, une sorte de mouvement d'adaptation réciproque et de reconnaissance de l'autre. La dérive commence à partir du moment où la quête de réparation narcissique est exacerbée, insatisfaite ou frustrée de diverses manières, quand l'enjeu de cette partie à deux devient vital car il met en péril le fondement du narcissisme de chacun. Dans son aspect modéré, la notion d'amour-propre, d'estime de soi sert à étayer le narcissisme tourné vers soi. Il s'agit de la considération que le sujet se porte à lui-même en vertu des succès professionnels, de l'estime et des honneurs reçus et recherchés. Le sujet n'est tourné vers le partenaire qu'à la condition qu'il incarne un autre soi-même ou un idéal auquel il pourrait s'identifier. L'identification de l'épouse à son mari n'a pu avoir lieu, en raison sans doute de l'envie dont ses succès faisaient l'objet mais surtout peut-être à cause d'une sorte de trahison car la promesse initiale n'avait pas été tenue, celle de rester un homme à sauver.

La vulnérabilité de ce type de narcissisme est à mettre en rapport avec une promesse non tenue. Mais il arrive aussi que la recherche d'un accomplissement dans le couple puisse faire faillite et entrer en dérive en raison de la naissance d'un enfant. (Voir le cas de Viviane et Merlin). Le sentiment de perte de l'attention et de l'amour que la partenaire ne peut apporter à son compagnon du fait de cette naissance le rend jaloux mais aussi l'envie fait rage. Écoutons ce que nous dit Rosenfeld de ces aspects destructeurs et envieux du narcissisme au sujet du transfert avec les patients narcissiques. Son propos peut fort bien s'appliquer à ces couples marqués par des défaillances narcissiques.

« Dans ces états narcissiques où les aspects libidinaux prédominent, la destructivité ouverte devient évidente dans la relation analytique dès que l'auto-idéalisation omnipotente du patient est menacée par le contact d'un objet perçu comme différent du soi. De tels patients se sentent humiliés et vaincus par la révélation que c'est l'objet externe qui contient en réalité les qualités précieuses qu'ils avaient attribuées à leur propre pouvoir créateur. L'état narcissique avait pour fonction primaire de cacher toute conscience de l'envie et de la destructivité et d'épargner au patient ces sentiments.

C'est comme si le sujet avait été volé de son narcissisme omnipotent c'est alors que l'envie peut être consciemment ressentie[1]. »

Dans les aspects destructeurs du narcissisme, la destructivité est plus difficile à mener au grand jour. L'envie est en général plus violente et plus difficile à affronter ; il y a un souhait irrésistible de détruire l'objet qui peut être appréhendé comme la source de vie et de ce qui est bon. « De tels patients narcissiques sont bien décidés à croire qu'ils se sont auto-engendrés qu'ils sont capables de se nourrir et de prendre soin d'eux-mêmes sans aide[2]. » Il peut y avoir oscillation entre ces deux aspects, le déni de la dépendance à l'objet qui est une défense contre l'envie et la blessure engendrée par la dépendance et reconnaissance de l'autre comme une personne d'une certaine valeur et dont on peut accepter de dépendre. Dans les deux cas, nous sommes dans une logique de vases communicants où se joue une problématique narcissique qui peut ou non être tempérée par la dimension sexuelle à condition que celle-ci soit au service de la génitalité. En effet, si l'élément sexuel n'est jamais totalement absent, il peut se manifester par une recherche de domination totale de l'autre. Ce qui ouvre sur un autre versant de la violence conjugale.

Exemple clinique 11 : rôle de l'empreinte familiale narcissique dans la dérive d'un couple

Préambule : « Le narcissisme exorbitant (silencieusement exorbitant) du parent, aura infligé une blessure profonde et creusé une sorte de faille dans le narcissisme naturel et vital du descendant, lequel tentera par la suite de combler cette faille et d'opérer son rétablissement en se hissant sur les hauteurs d'un narcissisme qui sera mégalomane 3». On peut dire que cet enfant devenu adulte sera guidé dans son choix amoureux par un fantasme : retrouver la mère qu'il n'a pas eue et prendre statut de Tamagushi auprès d'elle, ou chercher une femme-enfant totalement dépendante afin d'assurer le rôle de parent protecteur et devenir cette mère qu'il aurait voulu avoir.

Nous allons présenter et commenter le cas clinique d'Arielle et Ludovic, chacun d'eux, dans sa famille respective a été victime de dérives du processus de narcissisation s'effectuant sur le mode de l'expulsion. Cet exposé mettra en évidence chez chacun des partenaires ces deux aspects

1 ROSENFELD H. (1987), *Impasse et interprétation*, Paris, PUF, Le fil rouge, p. 34.
2 *Ibid.*, p. 129.
3 RACAMIER P.-C. (1992), *Le génie des origines,* Paris, Payot.

d'une recherche affective où les deux fantasmes se complètent et renvoient à la même configuration.

Une idéologie familiale a présidé la naissance de Ludovic. C'était une sorte d'oracle énonçant que les enfants de sexe mâle ne pouvaient pas être viables. En l'occurrence, ce bébé fut considéré comme un mort en sursis. Il y a eu une disqualification initiale de la valeur du bébé. Dans cette perspective, la famille n'a guère accueilli cet enfant. Ceci s'est accompagné d'une rupture du contrat narcissique [1] lui barrant ainsi accès à un narcissisme de bon aloi. Cette situation va colorer le lien conjugal. À défaut du contrat narcissique qui pourrait éventuellement lui donner une place et une identité, il y a un pacte narcissique contre lequel Ludovic va très vite se rebeller et quitter sa famille très jeune pour vivre un état marginal où il ne manquera pas de se mettre en danger.

En ce qui concerne Arielle, le trouble narcissique concerne aussi les bases primaires de la narcissisation. La patiente a vécu un lien négatif avec une mère extrêmement narcissique qui refusait sa grossesse et voyait dans son futur bébé un véritable prédateur de son narcissisme. Nous pourrions résumer ainsi les choses : ce bébé va me détruire en me faisant grossir, vieillir, avoir des vergetures, tomber mes jolis seins. Cette phobie du nouveau-né dont Arielle était l'objet a pu s'étendre jusqu'au refus de la toucher ou de s'en rapprocher par crainte de le détruire ou d'en être détruite. Manifestement, Arielle bébé a été vécue comme un véritable danger pour sa mère. Pour Arielle, les nourrices se sont succédé.

Cela explique par la suite que cette jolie jeune femme, dans un mouvement identificatoire à sa mère, ne se nourrissait pratiquement pas tant elle craignait de grossir.

Arielle présente une forme particulière d'hypocondrie, vit dans une surveillance constante de son corps, traîne depuis des années un état dépressif permanent qui constitue la base de sa personnalité. Elle a des préoccupations naturalistes et biologiques constantes. Elle dit que dans sa vie il n'y n'a jamais de place pour le plaisir. Ses restrictions alimentaires lui donnent des allures d'adolescente, ainsi, beaucoup la prennent pour la sœur de ses filles avec qui d'ailleurs, elle échange des vêtements. Cette patiente semble perdue et désorientée. Elle est très portée sur les activités culturelles mais touche à tout sans jamais trouver sa voie.

Ludovic, lui, se plaint de l'absence de vie sexuelle dans leur couple, ascétisme qu'il subit déjà depuis de nombreuses années. Arielle a une réticence affirmée pour tout acte ou tout échange de gestes tendres. Elle

---

1 AULAGNIER P. (1975), *La violence de l'interprétation*, Paris, PUF.

ne peut en aucun cas supporter un baiser sur la bouche, cela la dégoûte profondément. L'abstinence sexuelle dans laquelle ils vivent depuis plusieurs années ne la gêne nullement et le mari, à son corps défendant y consent. Malgré le peu de fréquence de leur vie sexuelle, ils ont néanmoins réussi à avoir deux filles maintenant adolescentes. Ils vivent dans deux chambres séparées, lui dans son atelier initialement aménagé pour peindre. Ludovic traite des affaires qui font vivre la famille et est tout le temps sur la brèche pour inventer ou construire de nouveaux projets, au point de pouvoir penser qu'Arielle assume pour deux la passivité du couple. Il existe néanmoins une partie vivante chez Arielle : elle a un goût immodéré pour la littérature, dévore les livres, se tient au courant de toutes les publications, se passionne pour l'actualité politique et les questions d'ordre culturel ou social où elle affirme des avis très tranchés.

Sa situation d'extrême dépendance vis-à-vis de son mari ne la gêne en aucune façon : elle ne pourrait accepter d'aller travailler car dit-elle, elle ne sait rien faire et ne peut s'astreindre à aucune discipline. Elle s'appuie ainsi entièrement sur Ludovic qui est son pilier, son soutien, son sauveur. Ludovic apparaît pour Arielle comme un équivalent de père, son père réel ayant failli à sa fonction en n'étant jamais présent pour ses filles. Mais Ludovic est également investi comme une mère nourricière qui veille à tous les besoins de cette enfant obstinée à ne pas grandir. Elle reconnaît sa dépendance vis-à-vis de lui, mais ne lui en sait pas gré, bien au contraire, adopte une attitude extrêmement critique à son égard à propos de comportements qu'elle juge vulgaires ou inadéquats. Elle lui reproche de ne pas s'intéresser aux mêmes choses qu'elle et d'être inculte.

Tout en reconnaissant l'attachement profond qui les lie, elle le juge trop terre-à-terre, pouvant avoir et émettre des opinions qui lui font honte face aux amis cultivés dont elle s'entoure.

Au fil des séances, nous constatons que Ludovic n'est pas du tout quelqu'un de démuni culturellement mais qu'en réalité Arielle met en lui sa crainte d'être ignorante ou inculte. Nous nous apercevons vite qu'elle ne supporte pas chez lui tout ce qui relève d'expressions pulsionnelles non réprimées, par exemple la façon dont il se tient à table, son appétit considéré comme sans limite, le bruit qu'il peut faire en mangeant. Ludovic représente les bas instincts d'Arielle. Elle est à elle-même son propre idéal, mais ce sentiment oscille parfois sous l'effet d'une angoisse qui la traverse, en lien avec son inaptitude à s'engager vraiment dans une activité qu'elle pourrait investir avec authenticité.

Quant à Ludovic, il se plaint d'être réprimé par son épouse, disqualifié publiquement, critiqué et dévalorisé pour ses comportements, et de ne pas « avoir le droit de respirer. » Il affirmera plus tard que sa compagne ne supporte pas qu'il soit différent d'elle. Elle le souhaiterait à son image, c'est-à-dire cultivé, curieux de tout, lecteur assidu, enfin rien de tout ce qu'il est en réalité.

Ce qui est surprenant, c'est que Ludovic supporte une telle condition. Il souhaite probablement maintenir à tout prix le *statu quo* qui consiste à sauver son épouse en permanence.

Ludovic dit ne jamais souffrir d'angoisse ou d'un quelconque malaise, toutefois il a pu évoquer des moments difficiles traversés par une puissante angoisse de mort, qu'il pense calmer par un usage immodéré de cannabis, depuis son adolescence. Il est donc question de mettre fin à cette consommation.

Mais Arielle s'y oppose. Cette décision l'inquiète au plus haut point.

Quel intérêt a-t-elle à ce que Ludovic continue à se droguer ? Était-ce une addiction par procuration ? Croyait-elle que le cannabis permettait à son mari d'être plus calme, moins anxieux ou moins coléreux ? Nous comprendrons que cette consommation nourrit chez l'un et l'autre un fantasme de toute-puissance.

Nous apprendrons qu'il prend des antidépresseurs depuis des années. Mais pour quelle dépression ? Pourquoi ? Il répond que depuis toujours, il vit une peur de mourir.

Il associe sur son enfance et raconte que dès sa naissance, sa mère était persuadée qu'il mourrait. C'est pourquoi il se sent comme un mort vivant. Personne dans sa famille ne s'est intéressé à sa peur de mourir qui lui avait été injectée depuis sa prime enfance. Cette idée qu'il n'était pas viable l'a poursuivi tout le temps, c'est la raison pour laquelle il croule sous les activités pour se prouver qu'il n'est pas mort. Sa rencontre avec Arielle va l'aider à maintenir coûte que coûte une illusion de toute-puissance propre à contre investir l'angoisse de mort qui le taraude.

Il est un casse-cou, un « galérien de l'effort » pour paraphraser G. Szwec[1], un homme qui ne cesse de se prouver qu'il réussit tout ce qu'il entreprend, qui provoque et brave la mort. Il a des attitudes et des comportements à risque, ceci dans le but de se prouver sans arrêt et de prouver à sa femme qu'il est immortel. Les deux partenaires partagent le fantasme de toute-puissance qu'il est Superman qui va sauver Arielle. Ainsi, on comprend mieux qu'Arielle ne souhaite pas qu'il arrête la consommation de cannabis car il cesserait d'incarner ce héros qui a eu le mérite de la séduire !

1 SZWEC G. (1998), *Les galériens volontaires,* Paris, PUF.

S'il a été un sauveur pour Arielle, elle l'a aussi d'une certaine façon sauvé, aidé à se remettre sur des rails lui permettant d'échapper à la marginalité. C'est au cours de ce récit qu'Arielle tout d'un coup éclate : elle en a assez de cet homme, il a toujours quelque chose, il est tout le temps patraque, il lui gâche sa vie, c'est insupportable !

Elle dit que les séances lui ont fait découvrir un aspect de son mari qu'elle ne supporte pas. Alors qu'elle a tout le temps cherché en lui un support, un pilier sur lequel s'appuyer, l'idée qu'il puisse être faible, dépendant, angoissé, voire dépressif, lui est tout à fait insupportable. Elle a besoin qu'il soit fort et invincible. Nous comprenons alors le vrai motif de la demande psychanalytique. Les conditions d'existence du couple ayant changé, le contrat tacite de sauvetage, le pacte d'alliance risque d'être rompu ! Ariane risque de perdre dans cette histoire son statut de Tamagushi face à son mari qui montre quelques faiblesses et sort de son statut de Superman ! Si Ludovic renonce à ce rôle de héros tout-puissant qui ne meurt jamais, que va-t-elle devenir ? Elle ne peut en effet renoncer quant à elle, à ce rôle d'enfant maladive, inactive, perdue, qu'il faut porter en permanence.

Ludovic souhaite que nous prenions acte de la disqualification dont il est l'objet tout en étant celui dont on attend ce que peut donner un père, un frère ou un mari.

L'auto-idéalisation d'Arielle et son sentiment d'être au-dessus du commun des mortels côtoie son sentiment de faiblesse, d'être nulle et incapable. La nourriture, les problèmes alimentaires sont hyper investis et à la base même de l'éducation donnée aux enfants qui doivent satisfaire à un idéal de minceur présent dans la famille. L'ascèse servirait-elle à refréner toute manifestation pulsionnelle ?

Cette restriction alimentaire, cette absence de sexualité, a-t-elle pour finalité d'arrêter le temps qui passe ? C'est vraisemblablement sur cette base commune que le couple s'est formé. Il ne faut pas grandir pour ne pas mourir. L'idée de la mort est à la fois omniprésente et déniée.

Ce qui semble réunir également les partenaires, c'est l'identification à une mère morte, celle décrite par Green, c'est-à-dire dépressive, blessée, trompée pour l'une, castrée narcissiquement pour l'autre. Ce sont ces difficultés qui les placent tous deux dans une demande d'amour relevant plus de la réparation narcissique que de la demande sexuelle *stricto sensu.*

Arielle a trouvé en Ludovic un substitut paternel et maternel, vivant et puissant, qu'elle considère à la façon de ce héros de bande dessinée qui va lui permettre d'exister pour deux : par identification projective, elle peut ainsi vivre sa force, sa vitalité - d'où son absence de tolérance face à ses faiblesses et ses insuffisances - mais elle est aussi envieuse de cet homme qui possède une telle vitalité, obtient de tels succès de la vie, d'où sa position paradoxale qui la conduit tour à tour à l'encenser et à le disqualifier.

Ce qu'elle investit, c'est précisément le symptôme narcissique de son mari. Pour s'en sortir, il doit se sentir grandiose, invincible, immunisé contre cette malédiction familiale qui, telle une empreinte ineffaçable, condamne à la mort tous les mâles de la famille. Son agitation doit prouver qu'il est bien vivant. C'est peut-être pour cette raison qu'il investit l'inertie, la faiblesse et l'incapacité de son épouse qui font de lui ce Superman invincible ignorant la mort.

Violence conjugale et attaque des liens : la ligature, l'engrènement, la tyrannie

La ligature à défaut du lien[1]

Nous nous proposons de poursuivre la réflexion entreprise dans un article publié en 2003 en comparant le lien qui caractérise une relation de couple normale avec ce que Racamier nomme ligature. Pour cela, nous nous appuierons sur le travail d'A. Eiguer[2].

Le lien met en jeu la rencontre entre deux psychismes. Il est donc le fruit d'une interaction comportementale et fantasmatique dans laquelle deux psychés s'influencent réciproquement. Il suppose une relation où l'identification projective de l'un correspond à l'identification introjective chez le partenaire. Enfin, le lien renvoie au narcissisme mais il représente aussi un investissement objectal.

À l'opposé, dans les relations de couples incestuelles, ce qui unit les partenaires c'est une ligature. Il s'agit d'une liaison tellement serrée qu'elle exclut tout espace propre à constituer une quelconque altérité. C'est le plus souvent la relation d'adhésivité qui pérennise la relation ligaturée dans un couple. En raison de la prédominance du négatif nous caractérisons la ligature comme une figure de la désintrication pulsionnelle.

Une relation d'objet véritablement objectalisante participe du lien. Il appelle l'ambiguïté, se trouve au service d'Éros et a une valeur libidinale ; mais quand la relation est de nature purement narcissique, elle relève de la ligature. C'est le cas lorsque l'attachement à l'objet investi est paradoxal,

---

1 Inspiré de l'article de DEFONTAINE J. (2003), « Un type particulier de transfert : la ligature », *Groupal, 13,* p. 11.

2 EIGUER A. *et al.* (1984), *La thérapie psychanalytique de couple,* Paris, Dunod.

que la composante de haine est massive et que l'on ne peut pas se séparer. Rappelons le propos de J.-P. Caillot et de G. Decherf : « ni ensemble ni séparés [1]».

La ligature est dans l'indifférenciation, elle est centrée sur le négatif et établit une immobilisation mutuelle, génératrice d'un amalgame obturateur de sens. En tant que telle, la ligature est foncièrement antilibidinale, elle est anti-érotique dans le sens où Éros est générateur de liens. Ce qui apparaît au premier plan, c'est la mise en échec constante et répétitive de la constitution du lien objectal où se joue une confusion entre le sujet et l'objet. Il s'agit d'une situation où l'identification œdipienne ne fonctionne pas mais où le sujet reste dans une identification narcissique.

Cette notion met en jeu la limite. Elle peut être absente de deux manières. La première concerne d'abord le sujet dilué dans l'autre. Cette difficulté vient de l'usage intensif de l'identification projective et de la confusion d'identité qui en dérive. Dans cette pathologie du lien qu'est la ligature, il est question d'un problème identitaire, de ne pas savoir qui est qui, tant les protagonistes sont perdus dans l'identification projective voire adhésive à l'autre.

La seconde manière d'envisager la ligature renvoie à une logique paradoxale. Le transfert que nous avons qualifié de ligaturé[2] comporte beaucoup d'éléments décrits par D. Anzieu sous le nom de transfert paradoxal.

Cette façon de vivre le rapport à autrui consiste tout d'abord à infliger à l'autre la paradoxalité dont on a soi-même été victime, enfant. La ligature concerne deux interlocuteurs, par exemple un couple dans lequel l'un des partenaires réussirait à entraîner l'autre dans son échec. Les protagonistes sont happés dans un tourbillon paradoxal les mettant en présence d'un mouvement pulsionnel qui est l'accomplissement d'une menace de destruction.

Les sujets pris dans la paradoxalité ne sont pas dans le fantasme ni dans la production de scénarios imaginaires mais dans une symbolisation primaire qui relève de l'équation symbolique. Elle s'exprime également dans un fonctionnement où l'agir prédomine avec son cortège de confusion, autrement dit, dans un vécu contraignant d'emprise, consistant

---

1 CAILLOT J.-P., DECHERF G. (1987), « Couple, famille et défense perverse », *Gruppo*, 3, pp. 47-66.

2 DEFONTAINE Jeanne. (2003), « Un type particulier de transfert, la ligature », Groupal, 13, p.11.

dans l'agir quasi direct du psychisme de l'un sur le psychisme de l'autre, caractérisant ce que Racamier nomme engrènement.

L'engrènement

Il est le mode de fonctionnement d'un couple pris dans une ligature.

Il faut voir dans l'engrènement l'un des avatars possibles du couple gémellaire marqué par l'incestualité « furieuse. » Il peut être considéré comme l'une des expressions premières du meurtriel. Dans l'engrènement il y a du transsubjectif, en ce que la limite propre à l'espace psychique de chacun des partenaires du couple est subvertie.

Peut-on considérer la rencontre amoureuse, l'idéalisation des premiers temps comme une forme d'engrènement tempérée ? Combien de poètes n'ont-ils pas décrit des situations de couples d'amoureux où nul n'est besoin de parler pour se comprendre.

Voilà ce que nous dit Racamier : « Ce que j'appelle engrènement peut s'entendre comme une prise directe de deux psychés ou de deux corps l'un envers l'autre. La modalité la plus connue et la plus agréable s'offre à nous dans les relations sexuelles : dans l'interpénétration de deux corps, l'intrication des sensibilités, la réverbération des fantasmes. Dans la relation sexuelle, l'identité de chacun semble se dissoudre pour renaître plus ferme et plus fertile[1]. » Il s'agit là d'une forme d'engrènement tempérée.

Toutefois, il existe un engrènement pathologique, furieux, un dérivé d'incestualité déjà présent dans la ligature, figure du meurtriel. Cet engrènement n'est pas pour le plaisir mais pour la souffrance, pas pour l'échange mais pour l'expulsion et pour l'intrusion.

Le modèle de l'engrènement mis en œuvre par Racamier se réfère à un ensemble mécanique constitué par deux roues dentées disposées de telle sorte que le mouvement de l'une entraîne celui de l'autre.

On voit que la provenance mécanique indique à la fois le caractère dynamique et répétitif de l'engrènement selon un degré précis d'organisation qui annonce la dimension foncièrement interactive.

C'est son abord des schizophrénies qui a poussé Racamier à mettre en place cette notion fondée sur des relations d'engloutissement propre à décrire la réduction de personnages à l'état de machines.

Il faut signaler le caractère profondément incestuel de l'engrènement que Racamier ne manque pas de souligner « Je désigne par ce terme la séquence par laquelle le vécu d'une personne se branche directement, c'est-à-dire sans intermédiaire psychique sur le vécu et sur l'agir d'une

1 RACAMIER P.-C. (1992), *Le génie des origines*, éd. Payot, p. 137.

autre : une sorte de court-circuit, une forme impressionnante d'interaction contraignante. L'engrènement ne va qu'entre des personnes proches et mutuellement dépendantes. Ni les pensées élaborées, ni les fantasmes véritables ne peuvent être soumis à l'engrènement. Seuls d'une personne à l'autre, et d'une génération à l'autre, sont engrenables les fantasmes -non-fantasmes[1]. »

Donnons la définition telle qu'elle se trouve chez l'auteur et qui met en évidence la dimension d'interaction de l'engrènement

« L'engrènement désigne une forme d'organisation psychique particulière douée d'une visée interactive ; il s'opère au moins entre deux personnes de telle sorte que rien ne saurait être éprouvé, fantasmé pensé, désiré, voulu, chez l'une qui ne retentisse aussitôt chez l'autre. Il se peut qu'un fantasme chez l'une se mette en prise directe sur une action chez l'autre : ce que l'une imagine (sans se le dire et sans avoir la place en soi de l'imaginer) sera tout uniment mis en place chez l'autre. Exemple : une personne aurait songé au meurtre, l'autre sans en rien connaître et sans savoir pourquoi attaque. »

Dans l'engrènement on est entraîné dans le mouvement de l'autre et on ne peut se libérer pour avoir son mouvement propre.

En l'occurrence, nous pourrions citer en exemple littéraire celui du crime des sœurs Papin. Est-ce par hasard que dans l'engrènement du couple, sous couvert de fusion, ce qui est visé par chacun des partenaires, c'est bel et bien la mort de l'autre. Le problème est que chacun l'ignore. Il est des situations où le contact de l'autre rend à proprement parler malade, ou accroît une maladie déjà présente. Racamier évoque des situations d'engrènement où l'engrené tombe malade ! Le meurtriel présent dans l'engrènement pathologique ne peut se concevoir hors de l'effet de la pulsion de mort désintriquée d'Éros.

Vers le transsubjectif

Le transsubjectif est un mode de relation et une double intrication entre l'intrapsychique et l'interactif. Il implique une puissante relation d'interdépendance mutuelle. Il y a en général un dominateur et un soumis, un acteur et un agi, mais la situation peut s'inverser, ce qui signifie que ce processus est interchangeable. Comme dans la paradoxalité, la question de l'origine ne se pose plus. Le processus, régi par la répétition, est itératif. Ce qui est important dans cette notion c'est que ses voies sont impénétrables, aucune communication manifeste n'est nécessaire pour qu'un affect passe.

1 RACAMIER P.-C. (1992), *Le génie des origines*, Paris, Payot, p. 140.

Point n'est besoin d'un ordre donné par A pour que le vœu soit exécuté par B. Commentaires, associations, critiques sont exclues. Les affects et les fantasmes sont court-circuités. Dans l'engrènement, il faut parler d'unisson : le moi de chacun se trouve engagé dans son existence même, ainsi l'éloignement et la séparation créent une véritable déchirure aboutissant à la mort de l'un ou à la mort du couple. C'est ainsi que l'engrènement peut rester très longtemps silencieux. On ne l'aperçoit qu'à ses effets.

Une configuration clinique de l'engrènement est le fantasme de peau commune décrit par Anzieu. Elle se vit, et s'agit beaucoup plus qu'elle ne se représente. Nous sommes ici dans le premier des fantasmes -non-fantasmes d'auto-engendrement. Le fantasme à peine fantasmé chez l'un est mis en action par l'autre. Relèvent également de l'engrènement le délire à deux et la folie collective.

Il faut situer l'engrènement dans le cadre de la séduction narcissique car c'est elle qui met en place ses rouages : toutefois, il y a déni de la réalité psychique propre. Il s'accompagne d'un déni d'autonomie. L'intimité psychique des personnes ainsi que leur individualité est abolie, court-circuitée. C'est là que nous retrouvons la dimension trans-subjective. L'engrènement se fonde sur une dépendance mutuelle et l'entretient. Cet élément est illustré dans le cas clinique d'Harassée et dans celui de Cariatide.

C'est ainsi que la notion d'engrènement peut s'élargir à toutes sortes d'interactions contraignantes. Dans certains couples tel sujet fait agir par l'autre une partie de soi non reconnue. Il en est de même de tous ceux qui comptent sur leur compagnon ou leur compagne pour mettre en œuvre leur complément phallique ou leurs pulsions désavouées ; ou encore tel sujet qui expulse chez sa partenaire le poids de ses deuils déniés et de sa dépression repoussée.

Si l'autre en tombe malade, le premier pourra l'emmener consulter. Dernière opération d'une démarche perverse que M. Hurni et G. Stoll nomment verrouillage. Nous sommes ici aux frontières de la perversion narcissique.

Dans le couple pervers, celui qui procède à l'intimidation paranoïaque a toujours son acolyte, complice de ces dépôts et le plus souvent à son insu.

Dans le transfert, le thérapeute qui est engrené se sent obtus, aveugle, tiré, poussé, détourné, manipulé. Ce sont là des signes à ne pas méconnaître. L'engrènement coupe le courant des fantasmes, des représentations et des pensées.

La tyrannie

La tyrannie constitue un autre des aspects de la violence conjugale.

Le rapport de domination/soumission qui lie le tyran à son esclave est l'expression d'une persécution interne chez les deux protagonistes. Mais comment les solutions inter et transsubjectives de tyrannie réciproques s'articulent-elles dans la vie d'un couple et comment agit l'empreinte narcissique familiale chez les deux partenaires ?

Le concept de tyrannie a été inventé par Donald Meltzer[1] pour rendre compte d'une défense contre des sentiments de terreur et contre des angoisses dépressives et reprise par A. Ciccone[2]. D. Meltzer considère que ce concept peut rendre compte des relations du sujet avec ses objets internes et externes. Il nous apprend que le tyran aménage ses angoisses persécutoires et ses affects de détresse en transformant quelqu'un d'autre en esclave et en établissant sa domination sur lui. Ainsi, l'esclave soumis à cette tyrannie devient partie prenante de la destruction établie avec ses propres objets. Nous centrerons notre approche sur la dimension interactive et relationnelle, même s'il sera aussi question de la tyrannie interne propre à chacune des personnes prise dans ce type de relation. En effet, la tyrannie exercée sur quelqu'un d'autre est le produit expulsé dans l'autre de la tyrannie interne propre au tyran. Inversement, la tendance à accepter d'être l'objet d'une certaine tyrannie implique une disposition interne particulière chez celui qui la subit. Elle est parfois l'occasion de pouvoir se libérer d'une persécution interne.

Cette sorte d'interaction rend compte d'une forme pathologique d'intersubjectivité dans le couple. Il est parfois curieux de penser que le masochisme le plus extrême puisse s'inverser en une sorte de triomphe remporté sur l'adversaire. Ainsi un masochisme militant peut transformer le dominé en dominateur du tyran. Mais, le problème est loin de se limiter à une approche interindividuelle, la tyrannie est aussi d'essence groupale. Meltzer en effet, affirme qu'elle relève d'une mentalité de groupe, de bande ou de gang. Cet auteur décrit certaines organisations familiales qui relèvent du « gang », organisation qu'il met volontiers en parallèle avec la bande d'adolescents. On peut en effet considérer le couple comme un mini groupe et constater qu'il peut réaliser une sorte de liaison mafieuse où, par exemple, l'argent conditionne la vie relationnelle, où le pouvoir peut aller jusqu'à comporter un droit de vie et de mort sur l'autre. Ainsi, chez

---

1 MELTZER D. *Les structures sexuelles de la vie psychique* Paris, Payot.

2 CICCONE A. (2012), « Aux sources du lien tyrannique », *Revue Française de Psychanalyse*, 76, pp. 173-191.

certains couples, la tyrannie s'exerce quand les rapports sexuels sont conditionnés par des cadeaux ou de l'argent. Telle épouse dira : « Il me paie pour que je couche avec lui. » Une forme furieuse de tyrannie prend le pas sur d'autres, plus tempérées, celle par exemple qui a lieu dans la relation amoureuse où s'exprime parfois l'exigence de fidélité, voire d'exclusivité.

Honte et culpabilité, objets d'expulsion dans la tyrannie

Dans la tyrannie, c'est toujours l'analité qui occupe la première place, elle abrase les différences générationnelles et attaque la parentalité. Comme l'affirme A. Ciccone [1]« Le tyran a besoin d'un esclave pour des enjeux narcissiques et en particulier pour rejeter dans l'autre, faire prendre en charge par l'autre ses propres angoisses à lui, ses propres éprouvés d'impuissance, de détresse, ses propres affects et en particulier la culpabilité et la honte. L'esclave est le « porte affect » du tyran. »

On peut dire que le tyran et l'esclave partagent les mêmes craintes. Le tyran comme l'esclave redoutent de se retrouver face à leur impuissance et à leur détresse. Celle de la confrontation avec un objet interne tyrannique. Cette persécution interne vient d'une forme pathologique du surmoi, que Racamier[2] appelle surantimoi, pour l'opposer au surmoi post-œdipien qui, tout en interdisant, veille à la protection du moi. Le surantimoi, travaille à l'encontre du moi et a des visées destructrices sur celui-ci. Voici ce que dit J.-P. Caillot du surantimoi : « Ce pseudo surmoi nommé par Racamier surantimoi, atteint profondément le moi du sujet puisqu'il lui interdit de désirer, de penser, de savoir et d'apprendre. Ainsi ce surantimoi commande à l'autre de renoncer à désirer, à penser par soi-même sinon il tue, fait mourir et en mourra lui-même[3]. »

Une investigation plus poussée montre que ce sont les angoisses dépressives et l'absence d'objet interne secourable qui poussent le sujet à se soumettre de façon addictive au tyran qu'il soit interne ou externe.

Ainsi, selon A. Ciccone, les affects que le tyran cherche à faire porter à l'esclave relèvent de la culpabilité et de la honte. Il y a toutefois une différence entre les deux. La culpabilité est issue du conflit œdipien, donc un produit du surmoi. Elle est interne au sujet en lutte avec lui-même.

---

1 CICCONE A. (2012), « Aux sources du lien tyrannique », *Revue Française de Psychanalyse,* 76, pp. 173-191.

2 RACAMIER P.-C., Congrès du Collège de Psychanalyse Groupale et Familiale, 12 et 13 octobre 2013.

3 CAILLOT J.-P. (2015), *Le meurtriel, l'incestuel, et le traumatique,* Paris, Dunod, p. 49.

Dans la honte, il en est tout autrement, elle convoque le *socius*. Le sujet redoute une réprobation sociale qui le mette à la marge de son groupe d'appartenance. La culpabilité, elle, est une affaire entre soi et soi. Même si la culpabilité peut être un ressort de la tyrannie, nous évoquerons préférentiellement la honte, car la culpabilité fait appel à des aspects plus évolués de l'individu donc beaucoup moins archaïque et vengeur que celui qui est en jeu dans la honte. Bien que ces affects de honte soient projetés et pris en charge par un autre dans un mouvement d'identification projective, ils ne sont jamais expulsés en totalité. Il existe alors un autre moyen d'affaiblir leur toxicité. Celui d'inverser, dans une sorte de poussée maniaque, cette humiliation et cette honte, en une idéalisation grandiose de soi.

Dans les couples où sévit la tyrannie, ce sont bien souvent ces sentiments grandioses de supériorité qui affectent certains et les poussent à n'avoir que mépris pour leur partenaire asservi qui éprouve des sentiments de honte, d'humilité en se dépossédant de toute estime de soi pour la mettre dans l'autre. Il peut arriver que chaque membre du couple soit conduit, dans une sorte de circularité, à idéaliser et à dénigrer tour à tour l'autre, dans un mouvement d'oscillation paradoxale décrit par J.-P. Caillot et G. Decherf[1].

Tyrannie et perversion narcissique

La tyrannie est assez proche de la perversion narcissique telle que Racamier a pu en parler : « Un déni d'une sorte particulière opère dans cette perversion non érogène qu'est la perversion narcissique, où l'objet est traité non pas comme une personne, ni comme une amulette mais comme un ustensile[2]. » Il existe cependant des différences. Comme dans la tyrannie, le pervers narcissique se sert de l'autre comme moyen d'évacuation de sa souffrance, utilise le narcissisme de l'autre pour soulager sa propre défaillance narcissique. Toutefois, il semble que dans la tyrannie, le tyran, tout en se débarrassant de son surmoi persécuteur, veuille opérer une transformation sur l'esclave en niant son identité : l'esclave prend ainsi statut de fétiche. Il est nié en tant que sujet. Celui-ci doit épouser l'identité que le tyran lui impose. L'esclave perd son statut de sujet et devient une sorte de marionnette sans identité et sans volonté propre. Nous

1 CAILLOT J.-P., DECHERF G. (1982), *Thérapie familiale psychanalytique et paradoxalité*, Paris, Clancier-Guénaud.

2 RACAMIER P.-C. (1992), *Le génie des origines*, Paris, Payot, p. 284.

retrouvons là une version furieuse du mythe de Pygmalion, présente dans beaucoup de couples.

Dans la tyrannie, l'agir et le « faire agir » sont plus présents que dans la perversion narcissique où il s'agit surtout de « faire éprouver. » « Le sujet, plutôt que de souffrir inflige ses tourments aux autres » affirme Racamier et plus loin : « ce qui compte à ses yeux est de n'héberger en soi-même que peu de souffrance personnelle à l'extrême et si possible pas du tout[1]. » En effet, le pervers s'arrange pour faire en sorte que son partenaire se sente nul ou incompétent. C'est aussi l'éprouvé du thérapeute dans les transferts de nature paradoxale. Comme l'affirme A. Eiguer[2], dans la perversion narcissique, il n'y a pas de pervers sans « complice », alors que dans la tyrannie, la violence est plus ouverte, moins déguisée, moins subtile. Il est question d'esclave, ce qui implique un degré supérieur à la simple complicité. La tyrannie se situe donc à un niveau plus primaire, plus archaïque que la perversion narcissique.

Dans un mouvement masochiste, on a vu que l'acte d'allégeance de l'esclave le libère de l'aliénation interne produite par le surantimoi car il est beaucoup plus aisé de lutter contre un persécuteur externe que contre un persécuteur interne.

Quant au tyran, il peut parfois aussi adopter la figure d'un sauveur, être en quelque sorte le messie et de cette façon, souvent prendre sa revanche sur la situation de dépendance infantile à l'égard de parents internes très pathologiques. En fait, ce sauvetage consiste à maintenir l'esclave sous tutelle en lui laissant croire que sans son sauveur il ne pourrait plus vivre. Parfois la situation s'inverse et c'est l'esclave qui, par les compétences dont il fait preuve à l'égard de son tyran, devient le maître du maître.

Les couples qui consultent avant d'être parvenus à l'acmé de leur violence mutuelle sont malhabiles à mettre en paroles la tyrannie qu'ils peuvent exercer l'un sur l'autre. Les mots ne viennent pas pour décrire des comportements où l'un signifie à l'autre quelque chose comme « Tu ne peux vivre et te développer sans que j'intervienne de façon continue dans ton existence. » À défaut de mots, les premiers entretiens sont faits d'attaques réciproques et d'invectives que M. Hurni et G. Stoll[3] ont décrites sous le terme de tension intersubjective perverse. Les plaintes concernent les manquements de l'un ou de l'autre aux devoirs

---

1 *Ibid.*, p. 289.

2 EIGUER A. (2012), *Le pervers narcissique et son complice*, Paris, Dunod.

3 HURNI M., STOLL G. (1998), « Tension intersubjective perverse », *Vocabulaire de psychanalyse groupale et familiale*, t. 1, pp. 261-277.

domestiques. Par exemple pour elle : « Je dois m'occuper de toutes les tâches ménagères, il ne m'aide pas » ; pour lui : « Elle refuse de s'occuper de mes chemises. » Ce n'est que plus tardivement qu'ils en viennent à aborder l'énigme que constitue pour eux leur absence de vie sexuelle et de désir : « Nous dormons depuis trois ans dans des chambres séparées. »

Tout cela nous renvoie à l'idée importante que la tyrannie est à l'antipode de la vie sexuelle. Elle met en jeu d'autres composantes vitales où règnent le quantitatif et le régime des hautes intensités, caractérisant un fonctionnement antœdipien. On ne saurait assez insister sur l'idée que la tyrannie fait appel à une dimension antœdipienne furieuse de l'organisation conjugale.

L'impact du narcissisme familial

Anzieu dit que dans le couple « chacun porte la peau psychique de la mère [1]». Dans la rencontre amoureuse, en effet, à travers son partenaire, chacun cherche réparation des carences d'une relation de séduction narcissique initiale qui n'a pas été toujours réussie ni satisfaisante. Nous dirions que dans la conjugalité, chacun apporte dans la corbeille de mariage, « l'empreinte narcissique » de sa famille [2]. En effet, lorsqu'un couple vient nous consulter et surtout quand il est pris dans des relations tyranniques, nous explorons le narcissisme familial, souvent défaillant, dont chacun a « hérité. » Il est question de rechercher cet héritage et de comprendre comment la défaillance de l'environnement a pu engendrer des carences narcissiques conduisant à de tels écarts. Racamier [3] a bien repéré cette problématique. Il écrit : « Le narcissisme exorbitant (silencieusement exorbitant) du parent aura infligé une blessure profonde et creusé une sorte de faille dans le narcissisme naturel et vital du descendant, lequel tentera par la suite de combler cette faille et d'opérer son rétablissement en se hissant sur les hauteurs d'un narcissisme qui sera mégalomane. » L'auteur évoque ici ce qui peut s'aménager dans la transmission entre un individu et son ascendance. Nous nous interrogeons sur ce qui se passe dans l'exercice de la tyrannie, quand chacun des deux partenaires apporte, avec son histoire, une empreinte familiale qui a fait l'objet d'une transmission brute.

---

1 ANZIEU D. (1986), « Introduction à l'étude du moi-peau dans le couple », *Gruppo*, 2, pp. 75-81.

2 DEFONTAINE Jeanne. (2007), *L'empreinte familiale*, Paris, L'Harmattan.

3 RACAMIER P.-C. (1992), Le génie des origines, Paris, Payot.

Quête identitaire et problème des origines dans le couple

Nous nous proposons de montrer comment agit, au sein d'un couple, la dérive c'est-à-dire l'effet d'une désintrication pulsionnelle en rapport avec le déni des origines.

Freud a abordé ce problème dans *Au-delà le principe de plaisir*[1]... Il soutenait l'existence d'un combat permanent entre Éros (autre mot pour qualifier la pulsion de vie) et la pulsion de mort. Prenant le modèle biologique de la cellule vivante, Freud nous présente Éros comme une forme de vie impliquant une complexification de plus en plus grande à partir de la matière inerte et allant dans le sens de la vie ; la mort agissant dans le sens d'une décomplexification de plus en plus grande jusqu'au retour au zéro d'excitation, autrement dit à l'indifférencié.

Ainsi, la pulsion de mort peut se manifester par la violence ou la destruction ou tout simplement par une force qui décroît, impliquant une inertie de plus en plus grande, jusqu'au degré zéro d'excitation que Freud rapprochait du Nirvana. Il y a donc deux façons dont la mort peut atteindre le vivant, soit par l'expression d'une force qui attaque la cellule vivante pour en détruire l'ordre et la complexité, soit par un état de décomplexification progressif jusqu'au retour à la matière inanimée, à l'inertie. Mais l'excès d'Éros désintriqué également peut aussi aller dans le sens de la mort. Pour Freud, le maintien de toute activité vitale et psychique se situe dans l'intrication entre Éros et la pulsion de mort. C'est cette intrication qui œuvre dans le sens de la vie et son défaut vise la mort. Cette désintrication pulsionnelle des deux principes peut s'effectuer à divers niveaux et affecter plus ou moins gravement le fonctionnement non seulement d'un psychisme isolé mais également atteindre aussi les groupes et la société, comme Freud l'a montré dans *Malaise dans la civilisation* et d'autres écrits postérieurs à 1920.

Des ensembles : un groupe, une famille ou une société tout entière constituent des formations érotiques, des ensembles organisés qui sont toujours plus ou moins menacés de retourner à l'ère de la barbarie et donc, d'une certaine façon, à leur destruction.

Quel est le rôle de la pulsion de mort et de la désintrication pulsionnelle au sein du couple en dérive ? Nous envisagerons essentiellement sa réaction au changement. Comment cette mini société bâtie sur le lien entre un homme et une femme, tout en relevant d'Éros, peut-il subir une dégradation dans le temps ? Pour cerner cette dégradation progressive propre à certains couples en dérive mais aussi à certaines familles ou à

1 FREUD S. (1920), *Essais de psychanalyse*, Paris, Payot, 2001.

certains groupes plus ou moins importants comme celui d'une société, il est utile d'utiliser le modèle proposé par Lévi-Strauss dans les *Entretiens avec Georges Charbonnier*[1].

Pour parler de l'opposition entre sociétés primitives qualifiées de stationnaires et des sociétés qualifiées d'« historiques », Lévi-Strauss utilise deux modèles, celui de la machine à vapeur et celui de l'horloge.

Le modèle de l'horloge est appliqué aux sociétés primitives qui empruntent peu à l'extérieur, ce qui génère peu d'ordre et peu de désordre. Aussi se préservent-elles de toute introduction d'éléments nouveaux au sein de leur structure, qui pourraient semer le désordre, bouleverser les structures en place. Elles essaient de se maintenir donc identiques à elles-mêmes en répétant des modèles archaïques qui trouvent leur signification dans des mythes et des traditions ancestrales, elles sont très ritualisées, ce sont des sociétés fermées ou relativement fermées sur elles-mêmes.

Ce n'est pas le cas pour les sociétés modernes dont le principe serait celui de la machine à vapeur qui pour fonctionner, c'est-à-dire pour fournir une certaine énergie utilisable en travail, a besoin d'être continuellement alimentée à l'extérieur du système par une source chaude (charbon) et une source froide (eau). C'est l'opposition entre ces deux sources qui génère une différence de potentiel donc beaucoup d'ordre. Si le système n'est plus alimenté par les deux sources, l'ordre est perturbé et c'est la tendance statique au désordre, jusqu'au zéro d'excitation. Il faut donc instaurer de nouveau un ordre au sein du système en réinstaurant une différence entre les sources d'énergie. C'est selon ce modèle de la machine à vapeur que procèdent les sociétés modernes car pour accroître leurs progrès, elles doivent sans arrêt emprunter à l'extérieur pour produire d'autres machines à fabriquer des machines et avoir accès à un haut degré de technologie. Elles sont dans la nécessité de devoir sans arrêt augmenter leur production, par l'introduction de nouvelles méthodes, de nouvelles technologies et tout cela n'est pas sans bouleverser les structures en place.

Les sociétés traditionnelles fonctionnent sur le modèle de l'horloge dans la mesure où elles répètent toujours le même mouvement et ont besoin de peu d'apports externes. Ce n'est pas le cas de nos sociétés au développement technologique avancé, qui s'ouvrent beaucoup sur le monde extérieur en introduisant sans arrêt de nouvelles techniques, ce qui produit à l'intérieur de leurs limites beaucoup d'ordre et beaucoup de

---

1 CHARBONNIER G. (1969), *Entretiens avec C. Lévi-Strauss,* Paris, Les Belles Lettres, 10/18.

désordre dans les remaniements sociaux que les transformations engendrent du fait des progrès technologiques.

Qu'en est-il de ce modèle appliqué non plus aux sociétés globales mais aux familles et aux couples ?

La modalité horlogère appliquée au couple ou à la famille exprime un mode de fonctionnement marqué par la tradition, le refus du changement et par la répétition de modèles issus du passé, notamment sur la persistance des liens et des valeurs qui les unissent à leurs familles d'origine. « On vit notre couple sur le modèle enseigné par nos parents et nos enfants prendront modèle sur notre propre fonctionnement », dira un patient.

Ainsi la famille traditionnelle peut fonctionner sur modèle de l'horloge : elle s'établit sur la reproduction de modèles idéologiques et de comportements transmis par les anciens notamment dans la persistance des liens et des valeurs qui unissent chacun de ses membres dans l'axe de la diachronie ou de la synchronie. Le fantasme à la base de cette formation érotique est qu'une société fonctionne selon une circularité temporelle : il y a répétition du modèle archaïque qui a servi de socle aussi à la génération précédente. Ce qui tient la famille et le couple c'est le pouvoir de la transmission.

L'ordre réside dans le haut degré de développement technologique qui implique sans arrêt de nouvelles façons de nouveaux procédés mais qui, introduites au sein de *socius* en bouleversent les structures. Cette ouverture, ces apports de nouvelles techniques joints à de nouveaux modes de production sont générateurs de beaucoup de désordre qui se manifeste par une recrudescence de mouvements sociaux qui peuvent la mettre en péril. Ainsi, ces sociétés sont-elles en progrès constant mais aussi sans arrêt en état de crise, ce qui constitue pour elles une menace permanente de destruction. En revanche, c'est cette fermeture même à l'altérité représentée par le modèle de l'horloge qui menace les sociétés traditionnelles de péricliter et de mourir enfermées sur elles-mêmes.

On peut dire que les mouvements sociaux que le monde occidental a connus, les massacres de populations, les déportations, les mouvements migratoires, les déplacements de populations, tous les bouleversements dont le monde occidental a été le théâtre ont eu un impact certain sur la constitution de la famille et du couple. Le modèle de la thermo-dynamique évoqué par Lévi-Strauss devient de plus en plus vrai et il a des incidences multiples sur la constitution de la famille et du couple.

Cette modalité thermodynamique utilisée par Lévi-Strauss implique la rupture des liens avec le passé et la famille d'origine, la perte des repères, l'abolition des modèles ancestraux qui donnent valeurs aux symboles qui, loin de perdurer s'effacent pour laisser la place au hasard. Cette rupture avec les origines et avec la généalogie variable selon les familles est à l'origine d'une perte de sens. Les modèles traditionnels sont plus ou moins remis en cause, les alliances ne s'étayant plus sur les sacro-saintes références propres aux différentes lignées des partenaires. Les rencontres sont parfaitement aléatoires liées au lieu de travail ou aux sites Internet

Puisque les modèles de références perdent leurs fonctions, il faut inventer sa vie de couple, une autre manière d'envisager la famille et le fait d'être ensemble. La rupture d'avec le passé se fait d'autant plus franche. Il n'y a qu'un pas pour avoir le modèle du couple auto-engendré. Tout cela comporte des incidences au niveau des contrats narcissiques qui sont à la base du lien familial et social. Lévi-Strauss comparait les sociétés à des lanceurs de dés. C'est un jeu laissant la place au hasard. Le progrès d'une société résidant selon lui dans l'accumulation de séries de coups allant dans le même sens[1]. Cette part laissée au hasard a des incidences sur les liens intra-familiaux et joue sur les capacités de transmission transgénérationnelles.

Conséquences de tels changements sur le lien

Pour Bion, le concept de lien est un pilier occupant une place centrale : « J'emploie le mot lien parce que je souhaite examiner la relation du patient avec une fonction, une fonction plutôt qu'avec l'objet qui remplit une fonction : je ne m'intéresse pas seulement au sein, au pénis ou à la pensée verbale, mais à leur fonction qui est de faire le lien entre deux objets[2]. »

Ainsi, la relation d'objet indique pour la première fois avec Bion que la relation est une fonction. La pensée verbale fait lien entre deux objets. On peut comprendre la rupture des liens, la tendance à l'agir, comme l'effet d'une désintrication pulsionnelle. La pulsion de mort prend le pas sur Éros. Nous pouvons prendre comme exemple la fonction d'autorité paternelle au sein de la famille : quand la place du père est perdue, qu'il ne l'occupe pas ou que n'importe qui peut prendre cette place, nous sommes dans une perspective entropique. Dans l'incestualité où se joue la confusion des places de chacun au sein de la famille nous avons un parfait exemple d'entropie (tendance statistique au désordre). Une rupture s'est effectuée car les mythes ancestraux qui permettaient de tisser des liens et donnaient sens aux actions au sein de la famille ne remplissent plus leur fonction de

---

1 *Ibid.*

2 BION R. W. (1959), « Attaques contre les liens », *Nouvelle Revue de Psychanalyse,* 1982, 25, pp. 285-298.

modèles. Il faut inventer sa vie de couple avec parfois le sentiment de devoir tout inventer. Voilà un aspect de l'auto-engendrement : une façon de s'unir pour éviter les confrontations d'héritages culturels qui pourraient engendrer des conflits, faire table rase du passé et donc pour les deux partenaires d'inaugurer une ère nouvelle, révélatrice d'une sorte d'auto-engendrement réciproque.

Une autre façon réside dans la mise en commun de chaque héritage culturel et de négocier à deux une nouvelle façon de vivre ensemble en tentant de maintenir à tout prix un lien conjugal par-delà les différences de chacun.

Enfin, les conflits sont présents quand l'alliance remet en cause les liens établis par chaque partenaire avec sa propre famille. L'union ou la désunion du couple en dépend. Les conflits nés de ces confrontations héritées des deux familles correspondent à ce que chacun apporte dans la corbeille de mariage. Ces différences insoupçonnées au départ de leur vie amoureuse peuvent avoir un impact narcissique profond et des effets destructeurs dans le couple, ce qui peut générer une rupture du contrat ou des aménagements où chacun est conduit à inventer de nouvelles façons d'être ensemble dans un mouvement d'auto-engendrement réciproque. Mais pour cela, il nous faut aborder la notion de contrat narcissique.

Ce que nous voulons montrer, c'est comment l'alliance peut être génératrice de désordre quand elle se trouve confrontée à des différences culturelles trop fortes, qui remettent en cause le contrat narcissique de chacun et par là même entraîner des troubles identitaires.

Contrat narcissique et problème d'alliance inconsciente

Le contrat narcissique est défini par Aulagnier comme « la précession du narcissisme du sujet par l'investissement narcissique du groupe sur celui-ci.

C'est « une figure complexe des alliances inconscientes » il est « une alliance de base qui concerne l'accordage primaire entre le bébé et son premier ensemble intersubjectif dont la première représentante est la mère [1]».

Autrement dit, Aulagnier met l'accent sur le fait qu'il y a « un investissement narcissique du groupe sur le sujet qui rend possible l'accomplissement de sa propre fin. »

1 AULAGNIER P., *ibid.* p. 124.

Le groupe investit le sujet comme porteur d'une mission, celle d'« assurer la continuité des générations et la stabilité synchronique de l'ensemble [1]».

Chacun vient au monde dans un groupe qui investit le nouveau venu comme porteur d'une mission. En échange, le groupe va l'investir narcissiquement. Ainsi chaque nouveau-né trouve une place déjà assignée dans l'ensemble.

Ce concept de contrat narcissique met en évidence l'importance de l'investissement auquel nous sommes « condamnés pour entrer dans un lien et plus généralement dans l'ordre humain [2]». Il définit « un espace dans lequel le je peut advenir. » Ainsi, « cette précession narcissique du groupe vaut condition nécessaire pour la formation narcissique du sujet. » Ce qui se met en place c'est une alliance structurante qui fonctionne en formation métapsychique par rapport à l'espace subjectif. Ce contrat définit « le statut psychique du nouveau-né dès avant sa naissance comme celui d'un sujet du groupe. »

La raison de ce contrat est fondamentalement l'interdit de l'inceste : il ne peut advenir comme sujet que pour avoir d'abord été rêvé par ses parents comme leur prolongement narcissique.

Il existe des dérives pathologiques de ce contrat notamment quand prévaut une assignation immuable à un emplacement de parfaite coïncidence narcissique entre l'ensemble et le sujet… « Ainsi le pacte narcissique pathogène imposé ou composé est, dans certains cas, mortifère, il relève de la catégorie des alliances aliénantes [3]».

Il y a perturbation de ce contrat quand la balance économique entre le narcissisme du sujet et celui du groupe fait problème.

Aussi il y a une dérive inquiétante du contrat par excès qui ne laisse au sujet aucune possibilité de contestation ou de transformation. À ce moment il devient un pacte. D'autre part, il peut se produire également des catastrophes en rapport avec un contrat narcissique insuffisant au niveau du sujet ou du groupe. Ainsi ce contrat peut être défaillant de deux façons : soit il ne laisse au sujet aucune possibilité de transformation, soit il est inexistant.

Le contrat narcissique propose donc « un projet impératif de transmission des valeurs et des idéaux structurants d'un groupe. » Il assure ainsi la transmission psychique entre les générations et « l'inscription

1 KAËS R., (2009), *Les alliances inconscientes*, Paris, Dunod, p. 173.
2 *Ibid.*, p. 125.
3 *Ibid.*, p. 127.

généalogique des sujets. » Il projette l'enfant dans l'avenir. Mais bien sûr il va rencontrer des contraintes et opportunités plus ou moins aisées dans le champ social et culturel.

La rencontre amoureuse de deux êtres issus de deux cultures, voire de deux milieux sociaux culturels différents peut être à l'origine d'une véritable crise identitaire, dans la mesure où elle remet en cause les assises narcissiques de chacun des partenaires et risque de devenir à plus ou moins longue échéance une menace pour l'équilibre interne de chacun car elle soulève parfois une sorte de crise de la transmission des modèles identificatoires, ce qui peut générer des dilemmes au sein de l'entente conjugale.

On peut mettre en parallèle le nombre toujours plus croissant de mésententes et de conflits conjugaux dans l'évolution du monde moderne. Les rencontres amoureuses ne sont plus gérées par des liens entre deux familles proches qui vont renforcer leurs liens à travers l'alliance de leurs enfants. Le monde actuel ne se présente plus ainsi, tout comme le travail. La rencontre amoureuse est le fait du hasard des rencontres ou celui des petites annonces. La conséquence en est une sorte d'errance du lien social qui n'est pas sans conséquence sur les alliances. Aussi R. Kaës est-il prolixe sur le sujet : « L'errance psychique et sociale, dit-il, l'exil, les déplacements de populations, les diverses formes de nomadisme et de déterritorialisation vont de pair avec l'externalisation de l'intimité psychique et la disparition des étayages narcissiques vitaux [1] ». On voit ici combien les garants métapsychiques sont emboîtés sur les garants métasociaux.

Dans le cas où l'un des partenaires est lié par un pacte, il va continuer à subir la violence de sa famille intériorisée.

Ainsi, le sujet prisonnier de ce pacte narcissique qui le lie à sa famille d'origine, ne peut parvenir à faire alliance avec son ou sa partenaire différent, d'une part à cause de la coercition qu'il subit de la part de sa famille interne, mais aussi en raison de l'angoisse que suscite le pacte auquel il est soumis et qui a pour conséquence de devoir renoncer en partie à ce qu'il est pour constituer un couple. Face à de telles situations, c'est soit dissolution du couple soit, au prix d'une grande souffrance identitaire, la rupture d'avec le groupe-famille et du pacte qui l'unit à elle.

Il faut bien souligner que certaines alliances sont délétères dans la mesure où elles ont pour effet de remettre en cause fortement le contrat narcissique du sujet et que cette remise en cause n'est autre que l'ébranlement de son sentiment d'identité. La conséquence peut-être un

1 KAËS R. (2012), *Le Mal-être,* Paris, Dunod, p. 129.

mouvement d'auto-engendrement. Dans certains couples une alliance se constitue sur la base d'un changement de nom qui équivaut à un désengendrement. Beaucoup de personnes se trouvent prisonnières de ce type de conflit qui entrave leur vie conjugale au point que parfois aimer une femme (ou un homme) équivaut à renier sa famille interne, à rompre le contrat narcissique à la base de son sentiment identitaire. Dilemme parfois insoutenable. L'incestualité présente dans la famille d'origine rend encore plus difficile cette conflictualité. Mais il faut dire que, bien souvent, c'est le rejet du contrat narcissique chez chacun des partenaires qui peut constituer la base d'une alliance, plus ou moins durable, selon le gradient d'incestualité familiale.

Quelques préliminaires semblent nécessaires pour éclairer notre propos. Pour ce faire nous reprendrons un texte de R. Kaës[1] *Transmission de la vie psychique entre générations.*

Chaque être se définit par son origine. Dans l'engendrement, l'élément générationnel est incontournable. Il est intimement lié à la constitution d'une famille où la différence des êtres, des sexes et des générations est reconnue, autrement dit, constitue un type d'organisation relevant de l'Œdipe. Mais il est des cas où les conditions propres à constituer cette configuration ne sont pas toujours présentes notamment dans des familles antœdipiennes. C'est alors que la transmission ne se fait pas ou se fait mal. Elle est dite « brute » car dénuée de symbolisation, entravée dans sa possibilité de mise en parole. Le sujet est pris dans les rets d'une emprise de sa famille interne qui ébranle le contrat narcissique à la base de son identité.

Dans ce refus de s'inscrire dans un héritage, il y a un problème narcissique, celui d'affirmer son identité différenciée du groupe d'origine. Parfois le conflit est tel qu'il débouche sur un mouvement de désengendrement. « Comme on sait, l'origine est ce qui nous échappe et qui manque à notre emprise dans le mouvement même où nous sommes constitués dans et par le désir de l'autre, de plus d'un autre qui nous précède [2] ». Ainsi la famille dans sa dimension diachronique est une condition d'accès à notre identité mais en même temps, cette condition soulignée par R. Kaës nous passivise au point que lorsque cette famille est particulièrement amalgamée ou relativement pathologique, elle peut faire obstacle à toute possibilité d'individuation et d'accès à l'identité de soi par l'intermédiaire du pacte narcissique qui lie à elle le sujet.

---

1 KAËS R. (1993), *Transmission de la vie psychique entre générations*, Paris, Dunod.
2 *Ibid.*, p. 3.

Tel est le problème narcissique que pose la transmission. Le sujet de l'héritage est divisé entre la double nécessité à la fois « d'être à soi-même sa propre fin » et en même temps « le maillon d'une chaîne à laquelle il est assujetti sans la participation de sa volonté[1] » mais qu'il doit servir et dont il peut escompter un bénéfice. Pour être lui-même, il peut enfreindre le pacte narcissique qui le lie, refuser ce pacte et rompre le lien générationnel mais ceci aux dépens de problèmes identitaires qui ne trouvent d'issue que dans le fantasme -non-fantasme d'auto-engendrement.

Face à un conflit jugé insoluble entre l'excommunication et l'absorption par le groupe, la seule solution c'est la rupture avec ce qui constitue les racines dans la transmission. La place est alors ouverte au contre-fantasme d'auto-engendrement, avec ce risque que l'auto-engendrement peut faire encourir un risque aux descendants, sous la forme d'une entrée possible dans la psychose ou dans la somatisation, car ces descendants sont héritiers de clivages subis passivement.

Quand l'enveloppe familiale se déchire, que le corps de la famille se fragmente, que la transmission ne se fait plus, le corps biologique peut porter les stigmates de cette déchirure comme on peut le voir dans l'exemple clinique qui suit.

La fragmentation du corps familial semble avoir deux causes, celles liées aux grands événements historiques, traumatismes collectifs en rapport avec l'émigration, la guerre, le massacre des populations, et celles qui viennent d'initiatives plus individuelles, concernant le conflit de tout un chacun de devoir accepter l'héritage, de rentrer dans le rang, de le transmettre ou d'avoir à le refuser quand celui-ci est trop lourd à porter.

Parfois, pour avoir accès à un sentiment d'identité, il faut rompre un lien générationnel comme seul moyen de survie. Mais cette rupture dans la transmission, surtout quand elle est conflictuelle comporte des risques : celle de faire porter à son conjoint la responsabilité de la rupture et aussi celle de la dilution chez les descendants de la troisième génération du sentiment identitaire accompagné de la menace d'une intolérable solitude.

Exemple clinique 12 : quand le corps familial en vient à se diviser

L'exemple clinique qui va suivre montre le désordre engendré par une volonté de rupture générationnelle des deux partenaires d'un couple dans le but d'éviter un conflit en rapport avec deux contrats narcissiques

---

1 Freud cité par R. Kaës, dans son article « Le sujet de l'héritage - Introduction au concept de transmission psychique dans la pensée de Freud », p. 3. 1993 Dunod, coll. « inconscient et culture. »

différents. Ceci a pour résultat des difficultés identitaires importantes chez les enfants.

Après dix-huit ans de vie commune et une difficulté majeure liée à l'éclosion d'un état psychotique chez le dernier des enfants, un couple vient consulter pour une psychanalyse familiale. En fait c'est le corps familial tout entier qui est atteint à travers l'un de ses membres.

Lors du premier entretien, la famille va se présenter comme disjointe pour ne pas voler en éclats. Elle est divisée en deux, partie maternelle et partie paternelle.

Cette famille vient pourtant se reconstituer une heure par semaine, lors des séances. La demande consisterait-elle à vouloir suturer un clivage ? Il semble plutôt qu'elle vise à mettre en mots une séparation agie et mutilante pour toute la famille.

Le couple a eu quatre enfants (une fille et trois garçons) qui ont entre quatorze et vingt-cinq ans. Tout ce petit monde loge dans deux maisons : l'une abrite le père et deux de ses fils ; dans l'autre vivent la mère et un des fils. La fille aînée a pris ses distances vis-à-vis des siens pour poursuivre des études. Tout s'est aménagé de telle sorte que le conflit du couple s'est répercuté chez les fils. Il a été agi à défaut d'être parlé. Au moment de la séparation, une sorte de lettre circulaire a été adressée aux enfants afin de les aviser de la séparation du couple. C'est comme si l'inabordable du conflit dans la famille, s'était matérialisé dans le clivage.

Cette division s'est avérée nécessaire car habiter le même lieu était clairement devenu insupportable et menaçait de conduire la famille à l'explosion, voire au meurtre de certains d'entre eux, notamment celle d'un des deux frères aînés du patient désigné.

La division dans le couple répète quelque chose de la division entre deux des frères qui se vivent comme des ennemis mortels. Abel et Caïn, qui n'ont que deux ans d'écart, ne peuvent se rencontrer. Ainsi Caïn vit chez sa mère, dans une sorte de dépression et de léthargie quasi permanente : il ne viendra aux séances que lorsque son frère s'absentera. Les parents s'avèrent impuissants à réunir les frères ennemis.

Le travail analytique nous permettra de découvrir un fantasme commun dont Arthur le petit dernier, s'est fait le porteur : il semble s'être donné la mission de tenir séparés les deux frères dont la rencontre constituerait une menace d'explosion pour la famille.

Abel, le plus régulier aux séances a eu un parcours difficile, de nombreux échecs d'intégration en milieu scolaire puis universitaire, et a fait une tentative de suicide. Il a du mal à trouver sa voie.

Arthur, le patient désigné, est dans une position de retrait et de refus par rapport à la perspective d'une thérapie familiale dont il ne veut pas faire partie car il nous soupçonne d'avoir mis des micros dans le bureau de consultation.

Il n'y a que la sœur aînée de la famille qui semble aller bien. Elle a pu réussir de longues études et mener à bien un projet de vie. Malgré sa distance d'avec sa famille et une vie de couple, elle a suivi régulièrement les séances de thérapie jusqu'à son mariage avec un de ses collègues et l'accouchement d'un enfant.

Les débuts des entretiens sont marqués par le rejet chez Monsieur de son appartenance à l'Islam, ainsi que le refus, lorsqu'il est devenu père de faire circoncire ses fils car il ne voyait pas de raison de leur infliger de telles mutilations. Il n'a pas voulu céder à ce rituel malgré la pression environnante. Il dit que sa famille est musulmane mais que lui ne l'est pas. Il a rompu consciemment et délibérément le lien à une mère qu'il considérait comme destructrice car, enfant, elle le portait aux nues et l'entretenait dans l'illusion d'être l'unique objet de son amour pour ensuite le rejeter et le mettre en pension avec la complicité muette de son père et ce, au moment de la naissance d'un nouveau bébé. Son enfance a été marquée par une forte dépression passée sous silence.

Toute la dimension symbolique d'appartenance à sa communauté a été effacée. La circoncision n'est pas envisagée dans sa dimension de symbole mais comme une simple action mutilante dénuée de toute valeur signifiante. Considérer la circoncision comme un simple acte de mutilation nous a laissée perplexe. La circoncision est en principe considérée comme un rituel qui marque l'alliance avec Dieu et avec la communauté mais à un autre niveau, plus symbolique, l'ablation du prépuce marque la séparation du bébé d'avec sa mère et l'entrée de l'enfant dans la communauté. Par cet acte symbolique, l'enfant se rapproche du père. Grâce à cette séparation s'instaure la capacité d'être un sujet parlant car pour cela, il faut être distant. L'autre dimension symbolique de la circoncision est l'intronisation dans une communauté. Nous retrouvons là l'équivalent de ce que nous avons abordé sous le terme du « contrat narcissique. » C'est la communauté tout entière qui reçoit l'enfant et lui aménage une place. Ainsi, la circoncision a pour effet de sceller le contrat narcissique et d'assurer la continuité générationnelle.

Comme l'a bien vu Anzieu, « l'unité du corps familial n'est pas quelconque, elle se signifie parfois par des marques sur le corps qui ont une valeur symbolique et témoignent des relations d'appartenance au groupe en question ; il cite les tatouages, peintures, circoncisions, excisions, blessures symboliques ou vestimentaires qui signifient la participation à un corps commun[1]». Ces marques sur le corps peuvent confirmer l'identité du sujet et le situer au sein du corps_familial. Lorsque ces signes d'appartenance s'effacent ou perdent leur caractère symbolique, c'est tout l'héritage générationnel qui se trouve remis en cause sous la forme d'une faillite du surmoi qui vire en surfort, ou surantimoi, termes utilisés parfois par Racamier et que nous avons évoqués au chapitre précédent. L'incestualité règne en maîtresse introduisant l'antœdipe et brouillant chez chacun des participants le sentiment d'identité.

Un détour par l'histoire de ce couple va nous apporter de nouveaux éléments propres à rendre compte de ce refus de l'originaire qui n'est autre que le fantasme -non-fantasme de désengendrement.

Pour chacun des partenaires, l'alliance est sous le sceau du fantasme d'auto-engendrement réciproque. Chacun, prisonnier d'un terrible pacte narcissique avec sa famille d'origine, a trouvé dans le couple le moyen d'affirmer un sentiment identitaire qui était pour chacun d'eux extrêmement vacillant en raison de la rupture avec les familles d'origine.

L'union du couple parental s'est réalisée sur la base d'un déni commun, celui des origines respectives de chacun, afin de se séparer d'une manière radicale et définitive de leurs familles, de leurs ascendances, et ce, dans le but de constituer une famille « à l'origine de quelque chose d'entièrement nouveau », sans aucun lien avec leurs histoires respectives. On peut dire que l'union du couple s'est constituée sur la base d'une rupture d'avec le pacte originaire, donc dans un véritable mouvement de désengendrement de chacun, probablement afin d'éviter tout conflit. Ceci a permis à chacun d'échapper à la confrontation avec la culture de l'autre. En effet, les deux partenaires appartiennent à des familles différentes à la fois sur le plan culturel, social et idéologique. Le rêve initial commun du couple était de créer une sorte d'entité corps-famille sur des bases complètement nouvelles, débarrassées de toute trace des familles originelles. Le fantasme contra-originaire du couple a été de s'auto-engendrer mutuellement, ce qui passait par la rupture du contrat narcissique de chacun. Toute la gémellité de ce couple peut se résumer dans ce refus de l'originaire.

C'est ainsi qu'est née une nouvelle idéologie propre à ce couple gémellaire ; dans l'idéologie du couple, on retient notamment la critique du mariage, perçu comme une tradition caduque. Pourtant, après des années de vie commune, ils ont fini, par s'y résoudre pour des raisons économiques ; mais à peine sortis de la Mairie, ils l'ont, d'un commun accord, immédiatement annulé face au monde, en jetant leurs alliances,

1 ANZIEU D. (1974), *Le Moi-peau,* Paris, Dunod.

geste de meurtre symbolique. Il s'agissait par cet acte de se libérer de toute promesse, de toute alliance supposée répéter la tutelle familiale et générationnelle qui avait fait d'eux des victimes et qu'ils risquaient eux-mêmes de reproduire.

Le mariage a été pour eux un moment tout à fait paradoxal marquant le désir de fonder une famille originale, indépendante de toute ressemblance et coupée de tout héritage, afin de se libérer de la charge que pourrait représenter pour chacun d'eux la transmission de valeurs, d'idéaux, de modes de penser différents. Comment, lorsqu'on se désengendre, peut-on soi-même engendrer et assurer une lignée ? De quelle transmission brute les enfants sont-ils alors victimes ?

Dans les premiers temps de l'analyse, tout le monde était présent sauf l'un des fils ; les parents exposent la situation et abordent les difficultés propres à leurs histoires respectives.

Dans la famille de Madame, un père inexistant, une mère violente avec qui elle est en rupture, le suicide d'un frère et la fâcherie prolongée avec un autre de ses frères ; autrement dit une famille éclatée avec laquelle elle conserve peu de liens. Nous apprendrons longtemps plus tard que le père de Madame venait d'une famille juive d'Estonie mais qu'il cachait son origine. Il avait épousé sa mère sans amour et le couple se sépara après la naissance de trois enfants. Aussi l'existence de ce père est-elle évoquée de façon vague par cette patiente. Elle le nomme d'ailleurs par son prénom ce qui a induit en nous, l'idée qu'il n'était pas vraiment reconnu comme son père mais plutôt comme une partie de sa fratrie.

On peut comprendre les raisons profondes qui ont poussé ce couple à tenter de se sortir de liens pathologiques afin de tenter de fonder une famille entièrement nouvelle, débarrassée des fantômes du passé. Nous allons toutefois nous rendre compte que ce qui a été refusé ou dénié dans l'ordre générationnel peut resurgir, transformé, voire méconnaissable à la génération suivante.

Monsieur reconnaît qu'il a rompu avec la tradition familiale marquée par la circoncision et dont la fonction est de concrétiser la continuité avec les générations dont il est issu. Madame aussi a rompu les liens avec sa famille en raison de la disparition de son père.

Abel porte plusieurs piercings, dont un à la langue. Cette pratique, banale dans certains milieux, nous est apparue ici incongrue. Abel affirme que ce piercing joue un rôle important dans les préliminaires amoureux et ajoute : « Mon piercing est caché, personne ne le voit, je le montre à qui je veux, il est à l'intérieur de ma bouche, je suis percé deux fois. »

Lors de ces séances qui avaient pour thème la circoncision, il est arrivé à Abel d'évoquer des amis qui lui auraient affirmé que garder le prépuce s'accompagnait du risque d'avoir un pénis sale. Il avait alors répondu que « sa mère l'avait initié à l'hygiène de son pénis. » Nous apprendrons plus tard que cette initiation a cessé à l'âge de douze ans.

Précédemment, mère et fils étaient proches : Abel était pour elle son enfant préféré, le plus doux. Il avait le mérite de la consoler de sa dépression mais elle a dû mettre fin à cette fusion alors qu'il avait douze ans. Cette date correspond à la naissance de son frère. Cette grossesse non voulue arrivait précisément au moment où le couple était en crise. Tout ce passé est évoqué de façon vague avec une certaine réticence.

La raison consciente de l'état dépressif de Madame à la naissance de son dernier fils est qu'elle a renoncé à une carrière convoitée après la réussite à un concours. Elle a donc dû mettre fin à son rêve. À ce moment précis s'engage la rupture d'avec Abel qui ne supporte pas la venue du puîné. C'est alors le branle-bas familial, le déménagement, la division de la famille, l'entrée dans une nouvelle école perçue par Abel comme hostile. Abel a connu lui aussi un moment dépressif important, son état s'aggravant lors des années qui ont suivi.

Nous remarquons qu'Abel s'adresse à sa mère le plus souvent d'une manière ironique, méprisante et accusatoire. Nous y voyons une revendication haineuse. Elle a pour motif l'extrême passivité dans laquelle Abel a été mis du fait de l'emprise subie mais également en raison l'état de déréliction lié à l'abandon de sa mère. Il faut y ajouter l'absence du père, centré sur sa réussite professionnelle. Comme son père dans son enfance, Abel a subi un rejet maternel à l'occasion de la nouvelle naissance.

Il semble qu'à défaut d'avoir eu accès à la circoncision qui puisse l'identifier à son père, le rattacher à un groupe, à une communauté, Abel se fait percer le visage. Il a recours au piercing comme à une espèce de revendication identitaire, un pseudo symbole, une sorte de caricature de circoncision à laquelle manque justement la dimension symbolique.

Il faut ajouter qu'Abel avait demandé à son père de le conduire au piercing parce qu'il n'avait pas 18 ans. De cette façon, à défaut de parole, il le rendait témoin de ses difficultés identificatoires. Il est intéressant de souligner l'ambiguïté d'un tel acte : Abel prend l'initiative de ce piercing en dehors de toute référence groupale, voire communautaire mais en même temps il demande à son père de l'accompagner.

Peut-on dire que le piercing ait été pratiqué à défaut de circoncision et dans un souci identitaire ? Ce que l'on peut affirmer en tout cas c'est que ce piercing est comme une sorte de circoncision « afin de se sauver à tout prix des griffes d'une monstresse. »

Le piercing apparaît comme une pseudo référence identitaire mais aussi comme une façon de marquer la rupture du lien incestuel avec sa mère.

Par ce refus de la transmission, Monsieur veut se libérer de l'imago maternelle insupportable, mais cette libération agie d'avec sa propre mère, plonge ses fils dans une incestualité à laquelle il est incapable de mettre fin.

Monsieur en effet n'accomplit pas l'acte symbolique de les séparer de leur mère. Il les coupe aussi de leur origine. Il rompt ainsi l'alliance avec la communauté.

C'est toute la famille en se divisant qui s'applique à éviter les affres de la conflictualité de l'Œdipe et de ses conséquences.

Ceci est une manière d'échapper à la possibilité de constituer une scène primitive qui puisse être supportable.

La désymbolisation à l'œuvre dans le corps familial conduit cette famille à se fragmenter en deux blocs distincts. À travers le piercing d'Abel, l'aspiration à symboliser est manifeste et affecte le corps biologique, même si cette aspiration manque son but.

Pour en revenir au couple, la seule manière initiale de pouvoir se constituer comme un couple a été pour l'un comme pour l'autre de mettre en acte une rupture du contrat narcissique les liant à leurs familles respectives, cela a probablement été la seule manière pour eux de parvenir à constituer une famille, à rester unis par-delà les différences et surtout d'éviter le conflit. Ainsi, ils ont développé un fantasme d'auto-engendrement dans un mouvement commun propre à éviter la scène primitive. Cet auto-engendrement commun marque leur gémellité. Mais si la castration symbolique n'a pas été assumée, de même que la différence sexuée, elle va faire retour sous la division du corps familial et de cet aménagement antœdipien. L'antœdipe est présent dans le fait que la famille est partagée en deux clans : les enfants du père d'un côté, ceux de la mère de l'autre et non pas les enfants issus du couple formé par les deux parents.

C'est au bout de deux années de travail que la reconstitution du corps familial a pu se faire grâce à l'échange verbal en séance, au travail sur les rêves. Ainsi, l'enveloppe déchirée a pu se reconstituer.

CHAPITRE 6 : LE MEURTRIEL

De la scène de ménage au meurtriel dans le couple : lieu privilégié de l'exercice de la perversion

L'idée princeps est que l'on ne peut aborder le meurtriel sans soulever le problème de la composante de perversion, inévitablement présente dans le meurtriel et qui rend le travail avec les couples et les familles si difficile pour le psychanalyste. Nous nous heurtons à un problème majeur, celui de devoir donner sens à la perversion.

Quels problèmes rencontre l'analyste face aux manipulations perverses qu'il constate au sein de la relation des couples qu'il a en traitement et comment lui-même parvient-il à se départir des agirs pervers dont il peut être l'objet ?

Dans le cadre de l'analyse individuelle, cette dimension est mineure, car l'analyste n'est pas directement confronté au problème, qui n'est autre finalement, que celui de la reconnaissance de l'altérité présente dans la relation intersubjective. Cette dimension perverse peut n'être que difficilement perceptible au sein d'une analyse classique et quelquefois la cure entière peut se dérouler sans que jamais cet aspect ne soit évoqué d'une façon explicite. Cependant, elle se manifeste parfois dans le transfert sous la forme d'agirs, mais ne fait pas forcément l'objet d'une interprétation.

En revanche, au sein de la relation du couple ou plutôt de certains couples, des agirs pervers sont présents au sein de la relation intersubjective et nous donnent accès à d'autres aspects pervers présents dans le registre transféro -contre-transférentiel.

La perversion à l'œuvre au sein de couples et de familles sollicite le contre transfert négatif de l'analyste d'une façon plus affirmée et en ce sens on peut dire que le travail avec les couples comporte des risques car nous pouvons mettre en acte des réactions contre transférentielles qui, si elles ne sont pas analysées relèveraient de contre-agirs de notre part.

Le risque encouru dans le travail avec les couples est d'être conduits à sortir de la neutralité analytique requise pour pouvoir penser.

C'est ce que nous avons tenté d'évoquer dans un travail précédent[1].

---

1 DEFONTAINE J. (2007), *L'empreinte familiale, Paris,* L'Harmattan pp. 80-96 et « L'incestuel dans les familles », *Revue Française de Psychanalyse,* 2002, 66, p. 179.

Et c'est aussi cette question que P. Denis a abordée dans son article : « Emprise et perversion[1]. »

Le caractère original de ce travail tient au fait qu'ordinairement la perversion est abordée sous l'angle intersubjectif où il est facile d'accès, alors que P. Denis s'interroge sur les conditions intra-psychiques à l'œuvre dans la perversion. Travail difficile en raison de cette dimension purement agissante de la perversion, propre à faire obstacle à toute pensée, mais qu'il apporte cette idée originale que la perversion s'inscrit dans un trouble majeur du développement pulsionnel.

Avant d'évoquer cet aspect du problème qui sera traité plus loin, Paul Denis évoque concrètement les risques contre transférentiels rencontrés par l'analyste face aux conduites perverses des patients. Voici ce qu'il en dit : « Une gêne est provoquée par les conduites perverses : rejet, mise à distance, refus de s'identifier au personnage concerné. » Cette attitude répond selon l'auteur à « la valeur séductrice et traumatique des conduites perverses. » Ce propos nous conduit à nous questionner justement sur ce qu'est cette dimension séductrice présente dans la perversion ? Serions-nous à nos heures et dans certaines conditions tentés aussi par la perversion ? Séduits peut-être par les conduites que certaines structures non névrotiques se permettent alors que jamais notre surmoi ne pourrait nous les autoriser ?

Cela rejoint, me semble-t-il, certains propos de Racamier qui affirme que n'importe qui peut dans certaines conditions céder à la perversion. N'est-ce pas aussi sortir la perversion de ce statut d'étrangeté, de monstruosité qui parfois fait écran à la possibilité de comprendre comment on peut en arriver là ? Oui l'identification au pervers est quelque chose de difficile, et pourtant notre travail d'analyste n'est-il pas de tenter par identification, voire par empathie de donner sens au non-sens ? Le problème est que la perversion n'attire pas notre empathie et donc n'ouvre pas nécessairement sur l'aptitude à penser.

Un autre point est à considérer, qui est commun à P. Denis et Racamier c'est la reconnaissance du caractère agi des perversions. P. Denis dit qu'il faut « être capable de gérer sans trop de difficultés des fantasmes impliquant des scènes de perversion : il n'y a pas de fantasmes pervers, seules les actions, les conduites peuvent l'être. »

La difficulté dans l'analyse des pervers c'est la difficulté que nous avons à nous identifier aux conduites perverses de certains patients « aussi ce

---

1 DENIS P. (2003), « Emprise et perversion », *Filigrane,* 12, 1,

défaut d'identification est lié au fait que nous nous plaçons vis-à-vis de lui dans une relation très limitée, nous le mettons à distance, nous le faisons radicalement autre[1]. »

La conséquence à cette contre-attitude est que nous avons du mal à avoir accès à la souffrance qui sous-tend un comportement pervers. P. Denis ajoute : « Le drame dans la conduite perverse est qu'elle attire à elle tout l'éclairage, et que l'on risque de perdre de vue le reste, en particulier la souffrance psychique qui sous-tend ces comportements. »

Y a-t-il souffrance ou non chez les pervers ? La réponse n'est pas aisée dans la mesure où tout est mis en œuvre chez lui pour l'expulser de son espace psychique. La souffrance est déniée, voire projetée chez l'autre afin que ce soit l'autre qui l'éprouve ; et l'autre c'est le partenaire, mais aussi l'analyste qui reçoit ces projections.

Nous ne pouvons nous identifier car le pervers s'arrange pour ne rien éprouver et surtout ne pas souffrir. Mais il y a chez les pervers une intolérance à la souffrance psychique qui fait l'objet d'un déni vers quoi l'agir du pervers nous entraîne au point de le devenir également.

Travailler avec des pervers requiert de notre part une dose importante de masochisme, car il faut supporter de voir à l'œuvre le mouvement pervers sans passer à l'acte, contenir les attaques sans prendre parti, ou tenter de raisonner un interagir aberrant ou cruel. Le problème est de tenter de maîtriser nos affects ou nos émotions parfois très fortes que le spectacle de la violence interagie peut provoquer en nous.

Dans la thérapie de couple, la neutralité est de mise et bien souvent, c'est ce qui apparaît comme le plus ardu à maintenir. Un autre aspect de la difficulté de travailler avec ces patients ne concerne plus les relations intersubjectives du couple mais bien le transfert négatif dont nous sommes l'objet. Pour le pervers, l'autre n'a pas statut de sujet, il est traité comme un objet partiel. Voici ce qu'en dit P. Denis « Au lieu qu'une relation à l'objet total ne s'organise, la personne qui aurait dû être l'élue de cette relation est traitée comme un objet partiel : la personne se sent lors niée dans sa totalité, et plus subtilement, sa cohérence interne qui est bâtie sur le renoncement aux pulsions partielles sollicitées, se trouve menacée[2]. » On reconnaît ici ce qui a été décrit par Evelyne Kestemberg comme « La

1 *Ibid.*, p. 73.
2 *Ibid.*, p. 74.

relation fétichique à l'objet »[1]. Comment supporter de devoir être traité comme un objet « ustensile » pour reprendre l'expression de Racamier ?

Au-delà de la pulsionnalité, c'est tout le narcissisme qui est en jeu dans la perversion.

Cette façon d'envisager les choses n'est pas éloignée de l'analyse du transfert paradoxal élaboré par D. Anzieu[2], situation dans laquelle l'analyste est l'objet de mépris, de disqualifications, d'attaques contre son être même et de mise en échec de son travail !

La difficulté est que dans l'analyse d'un couple pris dans une relation perverse, notre écoute est parasitée par nos propres jugements de valeur et aussi par la tendance à éprouver une sorte de fascination face au pervers, tout en nous identifiant aveuglément à sa victime dont on ne perçoit pas toujours la complicité avec son bourreau. Nous sommes tentée d'agir en prenant parti, ce qui est la dernière des choses à faire.

R. Dorey dans son remarquable travail sur l'emprise[3] a souligné avec brio l'élément d'emprise qui accompagne la séduction du pervers face à sa victime, car il sollicite en elle des éléments que nous voulons méconnaître, ignorer et qu'il nous force à prendre en considération. D'où l'effet contre transférentiel de fascination et de séduction.

Le spectacle de la perversion nous déstabilise car « il met en péril notre propre cohérence interne bâtie sur le renoncement aux pulsions partielles. » L'effet est que le spectacle de la perversion joue inévitablement sur la clairvoyance requise pour une écoute neutre et bienveillante !

Nous pouvons mesurer alors la menace de désorganisation interne que peut représenter la fréquentation analytique des couples pervers !

H. Arendt a évoqué la « banalité du mal », le travail de P. Denis va dans ce sens car loin de faire de l'emprise et de la perversion un phénomène à part, une monstruosité, il apporte cette idée que la perversion est un aspect du fonctionnement de l'esprit qui s'inscrit dans un trouble du développement pulsionnel. Pour cet auteur, « la conduite perverse témoigne d'une rupture entre le registre de l'emprise et celui de la représentation. »

Vers la découverte de l'altérité

Anzieu oppose le caractère exceptionnel d'une scène de ménage comme il en advient dans tout couple à la scène de ménage qui prend un

---

1 KESTEMBERG Evelyne, *La psychose froide*, PUF, 2001, pp. 77-101.

2 ANZIEU D. (1996), *Créer, Détruire*, Paris, Dunod, p. 75.

3 DOREY R. (1981), La relation d'emprise, *Nouvelle Revue de Psychanalyse*, p. 119.

caractère répétitif jusqu'à devenir une passion[1]. Les couples qui consultent viennent bien souvent voir un analyste car leurs scènes de ménage sont nombreuses et se réactivent aux moindres occasions devenant un habitus, un mode d'existence à deux.

Cette demande est paradoxale car ils consultent, conscients du danger que ce mode relationnel représente avec sa menace de rupture. Mais en même temps, on a le sentiment qu'ils ne peuvent guère s'en passer, même si ces scènes répétitives mettent en évidence les aspects les plus pervers de chacun. M. Hurni et G. Stoll ont caractérisé cet habitus du couple par le terme de « tension intersubjective perverse[2]. » Anzieu en vient à dire que cette scène de ménage peut devenir une sorte de drogue. Il en souligne la dimension paradoxale véhiculée dans l'usage qui est fait de la parole car, en théorie elle vise à « communiquer sur l'incompréhension » réciproque alors qu'en fait, sa fonction cachée est de communiquer de l'incompréhension [3]».

Il faudrait ajouter que parfois il ne s'agit plus de paroles échangeables mais de mots utilisés comme des projectiles pour blesser l'adversaire et sûrement pour empêcher toute communication. En effet, à travers les mots-projectiles, les invectives, les injures, il se produit des agissements pervers qui sans arrêt alimentent la haine.

Comment tout ce négatif peut-il surgir ? Comment passe-t-on de « faire l'amour à faire la haine » ? Pourquoi avoir tant de mal à mettre un terme à ce qui fait tellement souffrir ? Anzieu tente une explication : il situe la scène de ménage dans la prise de conscience d'une déception. Voici ce qu'il écrit : « Toute rencontre amoureuse s'appuie sur une illusion fondatrice, constituer un couple part du désir de pallier l'angoisse de la solitude, c'est tenter de retrouver l'objet primordial qui va trouver un remède à l'angoisse d'un retour à l'état de détresse originel : l'exaltation amoureuse nourrit le sentiment que le « partenaire est l'objet qui compte par-dessus tout », « comme la mère l'était pour son tout-petit. »

Anzieu insiste sur l'idéalisation de la rencontre amoureuse. Elle consiste à se figurer l'existence d'une peau commune. Il écrit : « Je préfère me représenter les deux amoureux imaginairement reliés par le fantasme d'avoir une peau commune, réduplication de la peau commune à la mère et à l'enfant. Cette interface est un organe de communication directe, censé procurer à chacun la connaissance immédiate des pensées et des

---

1 ANZIEU D. (1996), *Créer, Détruire*, Paris, Dunod, pp. 251 et sq.

2 HURNI M., STOLL G. (1996), *La haine de l'amour*, Paris, L'Harmattan, 1996, pp. 55, 74, 78.

3 ANZIEU D. (1996), *Créer, Détruire*, Paris, Dunod, p. 252.

affects de l'autre. » Ainsi, initialement, l'autre fonctionne comme une sorte de pare-excitation propre à assurer un désir de sécurité : « Beaucoup de couples recherchent dans le partenaire une sécurité à travers le pare-excitation que l'autre pourrait assumer auprès d'eux. » L'importance de cette séduction narcissique première est présente dans l'œuvre de Winnicott à travers le concept de préoccupation maternelle primaire et également chez Bion qui parle lui de « capacité de rêverie maternelle. » C'est sur ce préalable, présent dans l'histoire du sujet, enfant, que s'origine l'illusion fondatrice dans la quête amoureuse, celle de ne former qu'un, de constituer une l'unité duelle ou unité gémellaire.

La scène de ménage est à l'opposé de cette illusion fondatrice du couple, elle est une mise en évidence du caractère illusoire de cette croyance qui a tant fait vibrer les protagonistes de ce merveilleux duo.

La scène de ménage naît avec cette découverte que les désirs en jeu sont interdits, réprimés, refusés par le partenaire et que ces différences de vues mettent en danger les frontières du moi et les repères fondamentaux.

La découverte de l'altérité du partenaire suit le premier mouvement d'idéalisation. Elle constitue parfois pour l'un ou l'autre un danger personnel. Elle peut être suivie d'un mouvement pervers lié à l'insoutenable rencontre d'une différence. Steven Wainrib nous dit « C'est lorsque l'enjeu d'une relation, la rencontre de la différence des sexes dans une pratique avec l'autre menacent de briser le sentiment d'existence qu'il faudra compulsivement estomper ce danger[1]. »

Ainsi, dans le couple, chacun se sent menacé dans son sentiment d'existence lorsqu'il prend conscience des différences qui l'opposent à celui qu'il pensait être son alter ego, son double narcissique, son semblable. Il y a en effet de multiples attentes qui circonscrivent l'espace imaginaire du couple d'amoureux au moment de la rencontre : le désir de la présence constante du partenaire, la demande faite à l'autre qu'il donne sens à sa vie, le support qu'il représente face à ses fonctions psychiques défaillantes, que l'autre puisse également satisfaire un impérieux désir d'être aimé. Toutes ces promesses, tout cet espoir sont inclus dans la rencontre amoureuse et ce sont ces attentes déçues qui alimentent la scène de ménage.

Il nous faut préciser les incidences pathologiques de cette désillusion, surtout chez les personnalités fragiles, et les répercussions qui se mesurent à l'aune de la capacité de chaque partenaire à supporter la frustration. La

---

1 WAINRIB S. (2003), « Solutions perverses, malaise dans le contre-transfert », *Filigrane*, n° 6, automne 2003, vol. 12, p. 7.

scène de ménage qui en résultera en sera d'autant plus intense et répétitive que la frustration sera intolérable.

Aussi plusieurs issues sont offertes, probablement en fonction de l'histoire de chaque protagoniste et de sa pathologie. Beaucoup d'entre eux ne peuvent renoncer à l'illusion fondatrice et vont trouver tous les moyens possibles pour éviter de prendre acte de l'échec et de la désillusion. Certaines personnes ne peuvent se séparer et sont capables d'infliger toutes les horreurs à leur partenaire par des agissements quotidiens relativement anodins. C'est ainsi que s'explique en partie dans certains couples le caractère répétitif de la scène de ménage qui devient une modalité d'être à deux. Renoncer à l'illusion fondatrice impose un travail de deuil qui, s'il ne se fait pas, peut ouvrir sur des perspectives différentes. Le deuil implique une réorganisation de l'espace imaginaire, une autre modalité d'être ensemble, c'est en principe ce que le travail analytique tente d'aider à faire, l'idéalisation cédant la place à l'identification introjective non excessive, la passion à la tendresse. Les différences de goûts, de caractères sont acceptées. Le couple aide chacun des membres à effectuer les renoncements nécessaires. L'ambivalence est admise une fois la désillusion accomplie. Cela implique qu'il y ait chez chacun des membres de ce couple, une vraie mobilité des investissements, une importante capacité de déplacements libidinaux, l'accès au principe de réalité mis en place dans l'histoire infantile des sujets.

Mais si ce n'est pas le cas, si l'intolérance à la frustration et l'incapacité à renoncer est trop forte, si le couple n'a pas accès à une capacité de transformation voulue par les deux partenaires, alors, la seule issue est la séparation.

Le pire advient lorsqu'il y a impossibilité de renoncer à l'illusion fondatrice. L'amour de l'autre se change en haine. L'illusion de toute-puissance est réaffirmée à la fois sur soi et sur l'autre : « Ce n'est pas à moi de changer, c'est à toi. » L'autre est immobilisé, il ne peut acquérir son indépendance. De plus, il est retenu par l'espoir inaltéré, malgré les démentis répétés apportés par les faits, d'être un jour « le thérapeute complet et parfait qui va soigner le défaut fondamental incurable, la blessure narcissique primaire, l'inachèvement de l'élu(e).

L'incestuel, le meurtriel et la perversion

Notre propos concerne ici la composante de perversion narcissique qui entre en jeu dans le meurtriel conjugal.

Se pose alors le problème du contre-transfert de l'analyste face au couple dans lequel des traits pervers sont agissants.

Il se trouve confronté à des modes de fonctionnement qui lui sont étrangers et ont tendance à susciter en lui des réactions négatives car ils peuvent heurter son sens moral et éthique. Il est très difficile face à de tels comportements de garder une attitude neutre et surtout bienveillante. Difficile également de se dégager de jugements moraux. Ces émotions ressenties face aux pervers ou aux manœuvres perverses de certains couples font parfois obstacle à notre capacité de penser et surtout de travailler avec ce type de patients. Notre mouvement le plus spontané pourrait consister à prendre parti et donc à sortir de la neutralité par des contre-agirs comme faire la morale, énoncer des injonctions...

Face au transfert paradoxal de couples présentant des défenses perverses, l'analyste peut être pris d'un véritable découragement, avoir un sentiment d'inefficience, d'incapacité, voire de nullité que ces patients peuvent mettre en nous. M. Hurni et G. Stoll ont admirablement décrit ce qui peut se passer dans le contre-transfert du thérapeute de couple. Ce qui est éprouvant, c'est que l'analyste se trouve confronté parfois à l'expression franche et le plus souvent non déguisée d'une violence relationnelle d'où sont absentes compassion et empathie, une sorte de violence fondamentale dénuée de toute censure et où l'effet du surmoi semble inopérant, inexistant.

Il est intéressant de voir, dans l'analyse fine et pertinente des auteurs cités, que nombre de manipulations et de manœuvres perverses dans le couple sont à l'œuvre notamment dans ce qu'ils nomment « tension intersubjective perverse. » « La tension qui existe entre les partenaires de n'importe quel couple est chez nos patients, pervertie. Elle est de nature fondamentalement agressive et tend à la destruction de l'autre par son assujettissement et sa déprédation. Essentiellement polémique, elle se fonde sur le pouvoir et se joue sur la domination[1]. »

Ce qui se joue surtout dans ces couples, c'est le rôle de la peur dans la dynamique conjugale perverse, c'est la menace de séparation qui sert de support à ce jeu pervers. Il s'agit de maintenir chez l'autre la partie clivée et projetée de soi que l'on ne peut lâcher mais que l'on maintient à distance. Aussi, M. Hurni et G. Stoll sont-ils conduits à dire : « Il est très difficile pour des thérapeutes névrotiques d'observer justement et d'être en relation avec des patients pervers, car ils ont souvent la tentation, parfois même le besoin de leur prêter des sentiments (culpabilité, tristesse, sollicitude) que ces patients n'éprouvent absolument pas[2]. »

---

1 HURNI M., STOLL G. (1996), *La haine de l'amour,* Paris, L'Harmattan, p. 78.
2 *Ibid.*, p. 173.

Le problème pour ces auteurs est de ne pas se laisser prendre au piège d'une sorte de complaisance face au couple qui utilise des manœuvres perverses. En effet, une écoute trop bienveillante jointe à une neutralité pourrait relever de la complicité. « Complicité qui nous forcerait à réprimer notre perception de la réalité violente et à montrer de la complaisance face au jeu du couple. »

Pour M. Hurni et G. Stoll, nous n'aurions pas à leur prêter des sentiments qu'ils n'éprouvent absolument pas. C'est probablement vrai mais on peut aussi supposer que des émotions existent quand même en eux bien que les mécanismes psychiques qu'ils ont mis en place depuis longtemps s'opposent au ressenti et à l'expression de ces affects. Il y a des sentiments non sentis, il y a des pensées non pensées. Green a évoqué ce symptôme et mis en évidence ce qu'il appelle ce « déni de la réalité interne. » On peut estimer que dans la perversion, le sujet n'est pas en contact avec sa vie émotionnelle, ce qui constitue pour nous un obstacle fondamental à la capacité de penser. Les travaux de Meltzer sur l'expérience émotionnelle ont montré combien les émotions constituent l'accès à la capacité de penser à condition de les débusquer et de les interpréter dans un travail analytique.

Pour nous, cette question soulève un problème d'une importance fondamentale que M. Hurni et G. Stoll signalent sans toutefois approfondir ce sujet. Il s'agit des modalités défensives des personnalités non névrotiques et aussi, assez souvent, de personnes présentant des somatisations diverses.

Ce mécanisme est celui de la répression, modalité défensive à opposer au refoulement. En effet, dans le refoulement les affects, les pensées et les représentations enfouies dans l'inconscient font retour à la conscience sous forme de rêves, de symptômes ayant valeur de symboles, alors que dans la répression les pensées, les représentations sont réprimées, mises à l'écart. Elles sont porteuses d'un signe négatif, on ne peut ni parler ni se souvenir. Le sujet qui en est détenteur connaît ces contenus douloureux, pénibles ou désagréables mais il ne veut pas le savoir, il les met de côté. Ces pensées non pensées, à défaut d'être symbolisées, trouvent une voie d'expression dans le corps ou dans le comportement. Nous avons là un mécanisme présent dans ce que les psychosomaticiens ont qualifié de pensée ou de comportement opératoire. M. Hurni et G. Stoll ont bien vu et bien compris cette présence de l'opératoire dans la perversion, mais il est important de prendre en considération l'existence d'une sorte de surdité psychique interne qui affecte le sujet en proie à des défenses perverses.

La rencontre avec le pervers

C'est ce qui est soutenu par Bernard Defontaine dans un article intitulé « Incestuel dans les somatoses [1]». Cette approche de la répression a pour objectif de rendre compte de l'impact de l'incestuel sur la somatisation. Il faut rappeler que la répression doit s'entendre tout d'abord au sens comportemental. Elle porte sur les manifestations pulsionnelles, sexuelles et agressives. Elle est le premier moyen d'éducation qui vise à civiliser l'enfant. Elle est à la fois nécessaire et bénéfique comme Freud a pu l'indiquer dans *Malaise dans la civilisation* car toute notre vie sociale est construite sur la répression des pulsions.

Mais il n'en va pas de même quand cette répression porte sur la pensée et sur les fantasmes car elle entraîne alors de graves conséquences. Comme le souligne C. Parat : « La répression pathologique concerne l'exercice de la pensée et les restrictions des mouvements psychiques [2]». Le contact avec la vie émotionnelle est donc, d'une certaine façon, coupé de sa pensée, comme si le sujet ne pouvait se départir d'une carapace qui le coupe non seulement des autres mais aussi de lui-même.

Il est important de souligner que « Nous sommes passés de la répression du comportement à la répression qui s'exerce sur le monde psychique interne et de la répression exercée par l'entourage à l'auto-répression [3]». C'est cette répression interne que Freud a opposée au refoulement. À la différence du névrosé dont le mécanisme de défense essentiel est le refoulement, le pervers a pour seule défense la répression.

Ainsi la répression, à la différence du refoulement, n'est pas inconsciente, elle est préconsciente, reste dans l'ombre. Elle est inconsciente au sens descriptif : c'est une isolation consciente mais coupée de toute relation. « La répression pourrait se traduire ainsi dans le langage courant par : je sais mais je ne veux pas le savoir. » La répression consiste à dire à la représentation comme à l'affect « je t'ignore au point que tu n'existes plus pour moi, tu es complètement transparent [4] ». C'est ainsi que la représentation est neutralisée et que l'affect est voué à un effacement. Ce non-sentir, ce défaut de contact à la fois intrapsychique et intersubjectif aboutit à un véritable désinvestissement.

---

1 DEFONTAINE B. (1997), « Incestuel dans les somatoses », *Groupal*, 3, p. 89.

2 PARAT C. (1991), « A propos de la répression », *Revue Française de psychosomatique*, citée in *Groupal*, 3, p. 97.

3 PARAT C., *Ibid.*, p. 97.

4 DEFONTAINE B. (1997), « Incestuel et somatose », *Groupal*, 3, p. 98.

Alors que les contenus refoulés dans l'inconscient continuent de vivre et de produire des rejetons qui feront retour dans le conscient sous forme de rêves et de fantasmes, la répression au contraire ne produit rien car elle est une rupture de liens. La « répression neutralise, gèle les investissements, elle est synonyme d'effacement, de désarticulation, de désaffectation [1]». Le pervers est tout dans l'agir parce que le mécanisme consistant à réprimer ses pensées et ses affects empêche l'élaboration pulsionnelle, c'est-à-dire le travail de transformation de l'excitation brute en représentations. La répression qui est l'un de ses mécanismes de défense majeure est un facteur de dépulsionnalisation. Autrement dit, la répression empêche l'élaboration pulsionnelle, le passage de l'excitation brute et sa transformation en fantasmes et en représentations. Cette excitation ne peut que se transformer en angoisse diffuse qui s'évacue dans le comportement ou dans la sphère somatique. Mais comment l'enfant, futur pervers ou futur somatisant a-t-il pu en arriver là ?

Ce qui est remarquable chez ces auteurs c'est l'analyse des interactions mises au jour au sein du couple marqué par la perversion car il existe une action spécifique du pervers visant à paralyser le jugement de son partenaire. La rencontre perverse obéit à une dynamique éminemment destructrice, elle est vécue comme une véritable « capture. » En effet, « loin de viser l'épanouissement de l'individu grâce à une rencontre enrichissante, loin de représenter cette promesse d'un idéal, décrite si souvent dans la littérature (notamment celle sur les thérapies de couple) elle tend au contraire à la capture d'un autre, perçu comme un animal ou une chose, peut-être même réduit à cet état et dont les contre-attaques vont servir d'attache [2]». Comme on le voit, dans la rencontre perverse, nous sommes aux antipodes de ce qu'Anzieu a décrit de l'illusion duelle !

La rencontre du pervers et de son ou de sa complice est une union opportuniste. Même si d'autres affects peuvent s'y mêler, le sujet pervers a toujours plus ou moins dans sa mire des avantages concrets à s'unir avec telle ou telle personne. Il y a des unions de commodité. Un tel choisit tel partenaire comme moyen d'ascension sociale ou parce qu'il habite tel quartier… ce qui ne veut pas dire non plus qu'il soit insensible à ses charmes !

Les raisons données au thérapeute pour expliquer le choix du partenaire sont fausses ou parfois confuses car souvent ignorées par le sujet qui n'est pas en contact avec sa réalité interne. Les affects qui le

---

1 DEFONTAINE B., *Ibid*, p. 100.
2 *Ibid*, p. 62.

poussent vers tel ou telle partenaire sont réprimés. Il n'a guère de contact avec eux. Parfois aussi, le fait d'éprouver un intérêt pour une personne peut être perçu comme une défaillance, un manquement à la virilité.

Il y a comme un fond de naïveté dans les réponses qui sont rapportées par ces patients sur le choix de leur objet. Leurs explications sont opératoires, sinon extrêmement réductrices : ils évoquent des considérations matérielles, des visées opportunistes, notamment l'importance de l'argent ou leur désir d'ascension sociale. C'est probablement vrai mais un tel choix est surdéterminé ! Les raisons affectives sont, à notre avis, cachées, inconscientes mais au sens descriptif, ce qui ne signifie pas qu'elles soient refoulées. Que fait-on alors de la pudeur qui serait une façon de camoufler ce qui pourrait être considéré comme d'indécence ? Que fait-on aussi des présupposés groupaux dans lesquels ces patients sont immergés, présupposés qui les imprègnent d'une sorte de conformisme de classe où parler de sa vie affective renverrait à une véritable faiblesse ou au féminin dans son sens le plus péjoratif ? Comme on le constate, des raisons d'ordre narcissique et de conformisme président à tous ces motifs.

Pensée perverse et ordre opératoires

M. Hurni et G. Stoll ont mis en relation la pathologie perverse et la pathologie psychosomatique, comparant la pensée du pervers à une pensée opératoire, comme elle est décrite par Marty[1]. Il est troublant de constater que ces patients n'exercent aucun contrôle sur leur propos, n'ont aucun souci de heurter leur interlocuteur car il y a en eux une réelle incapacité à pouvoir, imaginer un seul instant, par un mouvement d'identification projective ce que l'autre pourrait éprouver ou penser de lui. Il s'agit d'une impossibilité à penser l'altérité ! Ils ne peuvent effectuer ce mouvement identificatoire à l'autre parce qu'eux-mêmes ont été privés de ce type de relations premières avec leur mère. C'est pour cette raison que le diagnostic de perversité peut être difficile à reconnaître et à poser en raison des conséquences contre transférentielles que cela comporte. Aussi, le repérage d'un mouvement pervers, voire d'une perversion avérée, doit entraîner une analyse fine du contre-transfert chez le psychanalyste. Il est vrai aussi que s'aveugler soi-même pour ne pas voir la perversion en vertu d'une sorte d'idéal analytique peut avoir des conséquences néfastes sur le traitement et sur l'analyste également ! Le parallèle effectué entre pensée perverse et pensée opératoire est juste quand les scènes de ménage sont

1 MARTY P. (1980), *L'ordre psychosomatique*, Paris, Payot.

vues comme des querelles à « décharges énergétiques sans possibilité d'aboutir à une réconciliation ou à un accord[1]. »

C'est vrai également quand ces auteurs soulignent « la perception quantitative des affects et des relations humaines dans le domaine sexuel montrant comment, en accord avec Marty « les faits et gestes rapportés perdent leur valeur imaginaire » et « renvoient au domaine des mouvements plaqués sur l'action directe, dans un espace rationnel dont les dimensions paraissent davantage apprises qu'évolutivement vécues [...] Le factuel et l'actuel s'imposent à l'ordre de chaque jour [2]».

L'ordre amoureux serait ainsi dénaturé et remplacé par une pensée stratégique orientée vers la manipulation de l'autre. Pas d'affect en jeu sinon la haine de l'autre, pas de désir du partenaire sinon l'emprise exercée sur lui et sa pure et simple annexion. Il en est de même des problèmes sexuels du couple, le plus souvent présentés comme le dysfonctionnement d'un organe isolé, destiné à être réparé à la façon d'une pièce voiture, le tout dépourvu de connotation affective et relationnelle.

M. Hurni et G. Stoll insistent sur l'aspect quantitatif manifeste de la demande : tel patient évoquera une érection de tant de minutes, insistera sur le volume du pénis et le nombre de rapports avec la partenaire. Cette façon de penser relève justement d'un mécanisme défensif visant à évacuer toute pensée et aussi à réprimer toute émotion. Elle est une façon de non penser. Ainsi, par exemple, le défaut d'érection peut être imputé à un seul dysfonctionnement physiologique et évite de s'interroger sur un mouvement d'ambivalence, voire une absence de désir à l'égard de la partenaire, ce qui pourrait questionner le lien amoureux. L'appareil psychique de ces sujets est incapable de faire front à de graves conflits. Ces patients ont recours à leurs corps comme moyen d'échapper à la prise de conscience de cette insuffisance.

M. Hurni et G. Stoll décrivent une abrasion considérable des affects mais donnent tout de même un statut spécial à la haine : « On comprend que derrière l'apparente inaffectivité psychosomatique, le puissant moteur des agissements est la haine. C'est elle qui apporte à ces patients les gratifications de triomphe [3]».

---

1 HURNI M. et G. STOLL, (1996), *La haine de l'amour*, Paris, L'Harmattan, p. 86.

2 MARTY P. (1980), *L'ordre psychosomatique,* Paris, Payot, cité par M. Hurni et G. Stoll, *dans : La haine de l'amour*, Paris, l'Harmattan ; p168

3 HURNI M., STOLL G. (1996), La haine de l'amour, Paris, L'Harmattan, p. 168.

Perversion et expression du meurtriel dans le couple

Dans le regard du pervers porté sur sa victime, il y a quelque chose qui s'apparente à une distorsion de la réalité de l'autre. Comme l'affirme S. Wainrib « La perversion ne consiste pas seulement à ajouter un pénis aux femmes, elle peut aussi consister à leur attribuer une infériorité, un moins, comme si elles n'étaient que des hommes châtrés, méprisables[1]. » Dans le fonctionnement pervers du couple, c'est net, il s'agit toujours de l'impossible reconnaissance, de l'incontournable altérité de l'autre. L'attitude perverse consiste à faire en sorte que le compagnon (ou la compagne) ne puisse être considéré(e) par son partenaire, comme une personne à part entière mais uniquement comme un attribut ou un prolongement de soi, ce qui est ici une façon de faire subir à la réalité toutes sortes de distorsions. À côté de cette réalité que Wainrib qualifie « d'élastique », il y a une projection consistant à faire porter à l'autre les aspects de soi que l'on réfute, si bien que dans ce mouvement, le partenaire devient l'incarnation de ces projections. C'est ainsi qu'un homme prenait un malin plaisir à qualifier sa partenaire de dure, de rigide et d'implacable alors que c'était bien lui qui préalablement avait fait preuve de ces défauts. Il y a là un vrai phénomène de désubjectivation si nous entendons celle-ci comme le moyen par lequel le partenaire du couple traite son compagnon ou sa compagne comme un objet, ustensile sans désir et sans volonté particuliers. Voici un autre exemple : cet époux qui ne cessait de harceler sa femme afin qu'elle lui donne un quatrième enfant, considéré dans son milieu comme un accroissement de son prestige social, alors qu'elle utilisait des stratagèmes d'adolescentes pour éviter d'être enceinte.

Nous pouvons considérer le meurtriel comme incompréhensible par la seule logique intrapsychique du sujet. Il renvoie à une problématique transsubjective.

C'est en effet au sein de la relation de certains couples que le transsubjectif fonctionne à plein rendement. Comment expliquer cette perversion relationnelle ? M. Hurni et G. Stoll évoquent la notion d'abus sexuel et narcissique. Il est question de relation toxique à la mère. Cette notion était déjà présente dans la pensée de Racamier dès la parution de *Les schizophrènes* [2] . Sans être précisément qualifiée, cette modalité relationnelle est décrite.

---

1 WAINRIB S. « Solutions perverses, malaise dans le contre-transfert », *Filigrane*, 2003, 12, p. 8.

2 RACAMIER P.-C. (1980), *Les schizophrènes,* Paris, Payot.

M. Hurni et G. Stoll imputent cette pensée opératoire du pervers au fait que sa vie psychique et affective aurait été sapée dès son enfance par des personnes de son milieu environnant. Il y aurait un mode d'annexion du partenaire de même nature au sein du couple. Il est fait référence à l'enfance et à l'interdit de penser inculqué à l'enfant. Il est bien sur question de savoir pourquoi dans le couple, le partenaire s'en fait le complice.

Ces auteurs soulignent l'importance du lien entre la pensée opératoire et le défaut de fonction *alpha* au sein de la famille d'origine. « L'ensemble de nos observations cliniques a montré comment le fonctionnement psychosomatique avec sa forme de pensée opératoire et concrète, ses difficultés de mentalisation et son absence de symbolisation constituent la toile de fond sur laquelle se tissent ces différents motifs analysés plus haut. Ainsi, c'est en tant que viande sans aucun symbolisme que l'enfant va être utilisé ; le partenaire qui pleure comme « une vessie qui déborde[1] », etc. Pour M. Hurni et G. Stoll, l'incestuel c'est la réactivation agie d'un abus sexuel ou narcissique qui a eu lieu dans le passé du sujet et qui trouve à se réactualiser au sein du couple. Les auteurs écrivent : « Nous comprenons le symptôme non plus comme signe symbolique d'un ancien traumatisme élaboré psychiquement, mais comme un acte qui constitue une sorte de mise en scène actualisée d'un abus autrefois expulsé du psychisme [2]».

Cette approche nous paraît intéressante et importante car le conflit dans le couple pervers ne renvoie pas à une symptomatologie explicable par le refoulement et le retour du refoulé - un traumatisme ancien mais élaboré psychiquement -. Il s'agit plutôt d'une mise en scène actualisée qui n'a pas été symbolisée. Elle aurait été purement et simplement éjectée du psychisme. Nous voyons dans cette expulsion l'œuvre de la répression.

La répression présente dans le mouvement pervers

Il nous faut alors faire intervenir le milieu dans lequel l'enfant, futur pervers, évolue. Nous avons évoqué précédemment ces familles antœdipiennes où l'incestuel prédomine et où les excitations ne peuvent pas s'exprimer psychiquement sur un mode fantasmatique. Elles se manifestent uniquement sous forme d'impulsions, d'agirs, de tensions, de fantasmes-non-fantasmes qui sont réprimés ou s'expriment par le comportement au lieu de trouver une voie d'expression psychique.

---

1 HURNI M., STOLL G., *La haine de l'amour,* Paris, Payot, p. 219.
2 HURNI M., STOLL G., *Ibid*, p. 89.

La mère du futur pervers n'a pas joué le rôle de pare-excitation. Elle est surtout et avant tout une mère excitante. C'est alors à l'enfant qu'est dévolu le rôle de contenir les excitations liées à la culpabilité et la souffrance que le parent projette en lui. Devenu adulte, il va mettre dans l'autre les parties infantiles blessées dont il souhaite se débarrasser. Mais auparavant, il va les réprimer. La répression est pour le futur pervers un moyen de se constituer un pare-excitation interne qu'il n'a pu construire dans sa prime enfance du fait de la défaillance de la mère. Cette répression que le sujet exerce vis-à-vis de lui-même peut fonctionner d'une façon efficace mais elle peut aussi se trouver submergée, ne plus être capable de jouer son rôle palliatif de pare-excitation. Dans ce cas, l'excitation va passer alors dans le corps sous forme de somatisations ou trouver une voie de décharge dans le comportement. Les carences du fonctionnement mental propre à la perversion s'expriment par des agirs et une carapace émotionnelle ; les agirs interactifs présents dans la relation de couple sont liés à l'incapacité à pouvoir refouler les émergences incestueuses dont le destin est alors d'être réprimées. C'est cette incestualité qui s'oppose à la formation de symboles, à la transformation de l'énergie somatique en libido et à la transformation de l'excitation en pulsions et en représentations.

Le travail de P. Denis sur l'emprise peut nous aider à brosser le tableau de ce que nous avons avec d'autres auteurs comme B. Defontaine et J.-P. Caillot, nommé le meurtriel.

L'emprise l'un des éléments constitutifs du meurtriel

La notion de refoulement ne suffit pas à comprendre tous les aspects de la clinique, il faut y ajouter des mouvements de répression[1].

Le refoulement est « un procédé qui fait jouer les représentations les unes par rapport aux autres : il est du côté le plus accompli du fonctionnement pulsionnel », il fait jouer les différents registres de représentations. Quand le système pulsionnel est moins organisé, l'excitation est beaucoup moins liée au jeu des représentations et pour la contrôler, les sujets sont obligés d'utiliser la répression. Celle-ci dissocie affect et représentation : elle déqualifie l'affect et appauvrit les représentations ; à ce moment le sujet est obligé de surinvestir des actes ou des éléments du système d'emprise actifs sur le monde extérieur soit sur le système de répression d'emprise c'est-à-dire du système sensoriel.

---

1 BRACONNIER A. (2007), « Entretiens avec Paul Denis », Carnet Psy, 9, n° 122.

Il faut dire que par rapport à C. Parat qui s'était limitée à cet aspect d'appauvrissement des représentations dans la répression, Paul Denis souligne le rôle de la motricité, montrant par exemple comment dans la phobie, le sujet oppose un évitement moteur et investit l'acte de la fuite pour éviter des représentations trop excitantes.

C'est ainsi qu'il en arrive à considérer que la pulsion était biface et comportait à la fois un registre érotique et un registre que P. Denis qualifie comme registre en emprise organisé autour de la motricité et de la sensorialité. C'est ainsi que la pulsion est composée de deux courants d'investissement, un vecteur emprise et un vecteur satisfaction : ces deux courants se combinent et organisent l'excitation et créent ainsi un mouvement pulsionnel, la motricité trouvant ainsi sa place.

La sensorialité et la motricité se combinent pour être au service de la représentation. La motricité est au service de la construction des satisfactions et joue également un rôle dans l'évocation des représentations. L'emprise motrice peut donc être parfois un soutien à la pensée.

Ainsi l'investissement libidinal corporel vient constituer cette sorte d'articulation entre le corps et l'esprit qu'est la pulsion.

Quand le psychisme fonctionne de façon adéquate, c'est-à-dire avec un registre pulsionnel bien élaboré, il y a un fonctionnement pulsionnel satisfaisant, du refoulement et des instances bien différenciées (ça, moi, surmoi) alors que, quand l'excitation est mal liée, nous fonctionnons avec la répression de l'excitation et des imagos au caractère dictatorial. C'est le lieu d'exercice d'une véritable dictature psychique.

On peut donc opposer deux types d'espaces psychiques : un espace transitionnel et un espace imagoïque. Dans l'espace transitionnel, c'est l'objet externe (dans le couple, peut-être le ou la partenaire) qui est investi comme support de l'objet interne. Dans l'espace imagoïque, c'est à l'inverse un objet du monde interne (une imago) qui est vécu comme extérieur. P. Denis dit alors qu'on a affaire à quelque chose d'extrêmement contraignant, il faut se soumettre ou se démettre, il y a une véritable « dictature psychique. »

La lecture des travaux de P. Denis peut nous éclairer sur le meurtriel dans le couple.

P. Denis affirme que « l'emprise joue un rôle central dans la séduction parce que celle-ci fait partie du jeu pulsionnel. Mais aussi parce que l'emprise joue un rôle à la fois dans la séduction relationnelle, affective amoureuse, et dans la séduction traumatique » (ce que nous avons appelé séduction séductrice). « La séduction amoureuse [...] passe par la parole mais aussi par la sensorialité, par le vêtement, le maquillage, par l'allure, la gestuelle, le comportement. Il y a toute une gamme de parade de monstration qui fait partie de la séduction et qui a pour but effectivement d'attirer l'objet et de permettre une emprise croisée, une emprise réciproque. » Tous ces mouvements font partie du jeu pulsionnel.

Dans la relation amoureuse, il y a un tissage entre le registre de l'emprise et celui de la satisfaction (liés aux zones érogènes). Lorsque ce tissage se défait, que la satisfaction n'est plus accessible, les efforts d'emprise se poursuivent sans fin.

Lorsque sous l'effet d'un certain désamour la partenaire se refuse, son compagnon va alors la flétrir et la violenter.

Tout ceci nous conduit à nous interroger sur ce qui se passe lorsque la jalousie fait rage dans le couple.

La jalousie

Il y a un point commun entre la mélancolie et la paranoïa présente dans la jalousie.

« Dans la mélancolie, c'est autour de l'ombre de l'objet intériorisé que le patient se réorganise reportant l'investissement de ses efforts d'emprise, désarmés par la perte sur cette ombre pour en ranimer l'éclat. Dans la paranoïa c'est l'effort d'être l'objet d'emprise de la part de l'objet perdu qui est au premier plan, celui-ci n'est plus un objet saisissable mais un objet virtuel situé à l'extérieur du psychisme, dont il faut attendre, guetter qu'il se manifeste [1]». Il y a une autre différence, celle de la qualité de l'émotion. Dans la mélancolie, l'amour continue de s'exprimer par rapport à l'objet perdu ; lorsque la haine apparaît, elle se dirige contre le sujet lui-même qui s'accable de reproches et peut en venir au suicide.

« Dans la paranoïa, dit Freud, la qualité de l'émotion est changée en son contraire, celui que l'on hait et craint à présent en tant que persécuteur fut en son temps aimé et vénéré[2]. » Ainsi, pour P. Denis, « le sujet continue de s'aimer, de s'estimer, lui-même, la haine se développe non pas contre le sujet lui-même mais à l'égard de l'objet qui a trahi et qui peut conduire au meurtre [3]».

---

1 DENIS P. (2011), « Ce qui a été perdu à l'intérieur est appréhendé à l'extérieur », *Revue Française de Psychanalyse*, 2011, n°3, vol. 75, pages 755 à 759.

2 FREUD S. (1911) : « Remarques psychanalytiques sur l'autobiographie d'un cas de paranoïa (le président Schreber) » in *Cinq psychanalyses*, Paris, PUF, 1971, pages 289-290.

3 DENIS P., ibid.

Pourrait-on considérer le partenaire comme la réincarnation de l'objet tant aimé qui devient par une sorte de renversement l'objet haï susceptible de conduire le sujet au meurtre ?

À partir de la lecture du texte de P. Denis nous pouvons nous demander si la jalousie morbide active dans certains couples présentant une relation de type meurtrielle, ne doit pas être référée à la perte d'un objet interne qui va se greffer sur un objet externe censé le représenter ?

Le texte de P. Denis nous engage à d'autres questions : ne peut-on aborder le meurtriel comme étant la situation impliquant une projection paranoïaque massive quasi délirante sur le partenaire ? Reprenant la thèse de Freud, P. Denis montre que le mécanisme de projection présent dans la jalousie délirante est en quelque sorte l'effort pour se libérer d'une souffrance liée à la perte de l'objet. Pour nous, il s'agit de l'objet primaire et en ce sens nous pouvons affirmer, pour reprendre l'expression de Racamier que c'est une façon de se libérer « du mal de l'objet. »

P. Denis signale le caractère massif des mouvements d'investissement dans la jalousie et les conséquences du surinvestissement de ce qui est censé se passer au-dehors.

Nous avons évoqué précédemment l'entrée dans le meurtriel et la composante perverse présente dans certains couples où, durant des années, l'un des deux conjoints subit une véritable prédation morale de son partenaire sans vraiment pouvoir s'en libérer.

Qu'est-ce qui fait du partenaire du pervers un complice ?

Le livre d'A. Eiguer *Le pervers narcissique et son complice* [1] met en évidence la complicité de la victime à l'égard de son partenaire quand l'incestualité fait rage dans le couple. M. Hurni et G. Stoll insistent beaucoup sur le climat familial et l'abus subi par le patient lors de son enfance pour comprendre comment la perversité se met à l'œuvre dans un couple soit du côté de l'agresseur qui fait subir à l'autre ce qu'il a lui-même enduré, soit du côté de la victime qui ne fait que répéter sur le mode masochiste la maltraitance vécue dans son enfance quand elle a vu dans celle-ci un sujet de jouissance.

Nous-même avons pu, dans les thérapies analytiques de certains couples, découvrir des éléments de perversité présents et une sorte de soumission passive de l'un des partenaires au point de pouvoir évoquer une position masochiste le plus souvent liée à des identifications aliénantes rendant possible cette soumission. Elle peut être comprise dans le cadre

---

1 EIGUER A, (1989), *Le pervers narcissique et son complice,* Paris, Dunod.

d'une répétition traumatique. Toutefois, il faut souligner le maintien du *statu quo,* souvent lié à l'incapacité de la victime d'affronter un conflit. Comment expliquer cette soumission, cette passivité face à l'abus narcissique exercé par un conjoint sinon par l'intériorisation d'un surmoi pathologique ; autrement dit d'une sorte de tyran interne imposant cette répression des affects et qui cloue le moi par la phrase lapidaire qu'il a déjà entendue dans son enfance : « Tes idées n'ont pas de valeur. » L'évitement d'un conflit implique une répression interne sous la forme d'un interdit de penser, intériorisé depuis l'enfance par le sujet. L'acceptation de cet interdit n'ayant d'autre finalité que d'acquérir à tout prix l'amour.

Cette composante, d'ordre narcissique, nous semble plus fréquente que l'abus sexuel proprement dit, même s'il produit les mêmes effets sur le narcissisme.

Impossible de s'affronter au partenaire sur le plan des idées car l'autre a toujours raison. Bien sûr, bien plus de femmes que d'hommes sont concernées en raison du statut sociétal et historique de la femme qui renforce les identifications aliénantes.

La patiente Cariatide dont il est question dans ce livre, continue à se laisser abuser par son ex-mari et, malgré le divorce prononcé tente sans arrêt de le sauver car elle a intégré une répression familiale féroce. Elle dit : « je suis freinée de l'intérieur, je n'ose pas » ou encore « si je le lâche, il ne saura pas se débrouiller. »

La révolte, le désir affirmé de stopper l'abus, de transformer la relation, s'accompagne de l'angoisse de déclencher une catastrophe. « Je me dis que j'ai le droit de penser ce que je pense » mais soutenir ses idées est impossible pour le sujet. Il est plus économique pour lui de penser que ses idées sont sans valeur et ainsi devenir complice de l'abuseur.

Le dernier point concerne l'espace transsubjectif dans le couple. La négation de l'existence séparée de l'autre s'accompagne le plus souvent d'une communauté du déni des deux partenaires. Ils plongent dans l'illusion d'une relation duelle supposée aboutir à une unité sans faille, avec l'espoir entretenu qu'un effacement des différences pourrait mener à la fin d'un manque. Ce qui se passe le plus souvent, c'est que l'idéalisation, l'accaparement, l'exigence d'une relation exclusive, peuvent parfaitement se retourner en mépris, en désinvestissement, en disqualification. Autant d'éléments révélant le transsubjectif. Il est présent dans la confusion identitaire. Elle consiste à former une unité indistincte où l'un peut dire « Cet été j'ai fait de la confiture d'orange » alors qu'il s'agit de l'autre qui l'a cuisinée.

En ce sens, le couple peut être considéré comme le lieu privilégié de l'exercice de la perversion en raison des sentiments qui accompagnent la rencontre amoureuse. Les difficultés dans le couple sont le plus souvent liées à un vécu infantile douloureux à mettre en rapport avec les dénis d'existence. Après un temps d'élaboration relativement long, Cariatide accède à cet *insight* « Pierre, c'est moi, cet enfant perdu à sauver. » Le mélange de séduction et d'abandon subis, la maltraitance et les abus étant diverses formes de traumatismes vont trouver à se répéter dans le couple. Cette fusion idéale dans les premiers temps de la vie du couple peut devenir totalement aliénante. Cariatide en arrivera à dire « Pierre m'infecte, il est pour moi comme une maladie contagieuse, quelque part incurable. Je lutte contre l'envahissement. »

Cette façon de penser ou d'éviter de penser est propre à la répression, elle relève justement d'un mécanisme défensif visant à évacuer toute pensée. Elle est une façon de non penser. Ainsi, par exemple, le défaut d'érection peut être imputé à un seul dysfonctionnement physiologique et évite d'évoquer ce qui pourrait questionner le lien amoureux, et surtout la prise de conscience de l'ambivalence à l'égard du ou de la partenaire.

L'appareil psychique de ces sujets est incapable de faire front à de graves conflits. C'est pourquoi ces patients ont recours à leurs corps comme relais nécessaire pour pallier cette insuffisance.

M. Hurni et G. Stoll décrivent une abrasion considérable des affects mais donnent tout de même un statut spécial à la haine : « On comprend que derrière l'apparente inaffectivité psychosomatique, le puissant moteur des agissements est la haine. C'est elle qui apporte à ces patients les gratifications de triomphe [1]».

La dérive narcissique présente dans le meurtriel

Le couple sous l'angle du narcissisme destructeur

Pour approcher ce problème, nous pourrons nous appuyer sur l'article de Rosenfeld, intitulé *Narcissisme destructeur et pulsion de mort*[2].

Dans cet article, Rosenfeld étudie la relation transférentielle des patients narcissiques mais ce qu'il en dit peut fort bien s'appliquer aux couples.

Rosenfeld cherche à distinguer deux dimensions du narcissisme : l'aspect libidinal et l'aspect destructeur. C'est ce dernier qui va être l'objet de notre réflexion. Il permettra de mettre en évidence le meurtriel dans la

---

1 HURNI M., STOLL G. (1996), *La haine de l'amour*, Paris, L'Harmattan, p. 168.

2 ROSENFELD H., (1990), « Narcissisme destructeur et pulsion de mort » dans *Impasse et interprétation*, PUF, coll. Le fil rouge, p. 127 et sq.

problématique narcissique, présent chez certains couples qui s'entre-déchirent sans pouvoir se séparer.

Pour cet auteur, il y a un enjeu libidinal du narcissisme qui a un rôle dans la surévaluation de soi : « Une sorte d'auto-évaluation est maintenue par des identifications projectives et introjectives à des objets idéaux et à leurs qualités. »

Effectivement, on peut dire en commentant Rosenfeld que dans la constitution de ce narcissisme, l'idéalisation de soi est à la mesure de l'idéalisation portée aux imagos auxquelles le sujet a tendance à s'identifier.

Le débordement commence quand le sujet présente une confusion entre soi et l'autre ou les autres : « Le narcissique sent que tout ce qui se présente comme objet valable dans les objets externes et dans le monde extérieur fait partie de lui ou est sous son contrôle omnipotent. » Nous pouvons remarquer que cette confusion dénoncée par Rosenfeld est en partie intimement liée aux rapports antœdipiens donc à l'incestualité qui sévit dans l'environnement proche du sujet. Dans la famille antœdipienne, ce qui est à l'un est à tout le monde. Dans le couple, c'est pareil, le partenaire est parfois considéré uniquement comme une partie de soi et non comme une personne à part entière. Le sujet peut donc facilement s'approprier les qualités voire les succès acquis par son ou sa compagne en les faisant siens. Nous retrouvons là ce que Kestemberg a décrit de la « relation fétichique à l'objet[1]. » Le compagnon ou la compagne d'un sujet narcissique n'a pas de statut propre, il fait fonction de fétiche et n'est pas reconnu dans son altérité.

Les conséquences négatives d'un tel processus sont évidentes. On peut donner comme exemple de ce type de confusion la jalousie amoureuse : la crise d'un couple peut avoir lieu au moment où pour l'un des partenaires, il est intolérable de prendre conscience que l'autre puisse avoir un espace d'intimité qui marque une différence au sein du couple, le plus souvent fusionnel. Nous avons là une illustration de transsubjectivité dans le couple. Il y a donc des investissements d'objet qui sont profondément marqués par l'amour du narcissique pour son soi et pour la considération qu'il se porte. Celui-ci peut rompre la relation quand le partenaire, à l'occasion d'un événement quelconque, apparaît dans son altérité radicale.

Ce narcissisme agit souvent comme un protecteur de soi ; ces patients marqués par la grandeur de leur ego deviennent excessivement vulnérables lorsque, du fait de frustrations diverses, leur défense protectrice se brise.

---

1 KESTEMBERG E. (2001), *La psychose froide*, Paris, PUF, coll. Le fil rouge, pp. 77-101.

Comment rendre compte de ce narcissisme tourné vers soi sinon par référence à une sorte d'amour-propre servant d'étayage. Il renvoie à la considération que le sujet se porte, par exemple en raison de succès professionnels, d'honneurs ou d'estime que les autres lui accordent. Parfois ce narcissisme est nourri par les succès obtenus par le ou la partenaire considéré(e) comme une partie du sujet.

Quant à la frustration, elle peut être en rapport avec l'arrivée d'un enfant et donc du sentiment d'une perte d'amour de l'épouse ou de la compagne, parfois massivement du nouveau bébé.

C'est lors de ces frustrations qu'apparaît le narcissisme destructeur. Il naît justement de la prise en considération par le sujet de son besoin et de sa dépendance à l'égard de l'objet externe.

Pour Rosenfeld, ces parties omnipotentes destructrices demeuraient jusqu'alors cachées. Ce n'est que sous l'effet d'humiliations ou de frustrations infligées par la réalité que ces forces obscures apparaissent, s'opposant à la relation d'objet. « En fait, elles exercent une grande puissance en faisant obstacle aux relations d'objet dépendantes et en maintenant une dévalorisation permanente des objets extérieurs. » C'est alors que surgit le désamour, c'est-à-dire la faillite du narcissisme positif. Ce sont les parties omnipotentes destructrices jusqu'alors clivées ou plutôt réprimées qui vont trouver à s'exprimer sous diverses formes, notamment dans l'usage excessif de la menace de séparation.

La découverte de l'altérité de l'autre induit une atteinte du narcissisme, une blessure incurable : le sujet réalise que les qualités créatrices qu'il s'attribuait jusqu'alors appartiennent en fait à l'objet externe. L'état narcissique du couple avait pour fonction primaire de cacher toute conscience de l'envie et de la destructivité du sujet. C'est alors que l'image idéalisée de l'autre est détruite, en devient complètement altérée et sujette à toutes formes de critiques.

Nous voyons ici la proximité entre narcissisme et la perversion narcissique.

Impact de la pulsion de mort lorsque s'effectue une telle transformation de la relation

Le risque d'aboutir à de telles situations est important car il implique une sorte de désintrication pulsionnelle entre pulsion de vie (investissement érotique) et pulsion de mort présente sous la forme d'une impossible ambivalence. C'est l'oscillation paradoxale entre amour et haine qui vient se substituer à l'ambivalence qui est une forme d'intrication pulsionnelle. Elle existe chez les sujets ayant la capacité de supporter le conflit psychique entre l'amour et la haine pour la même personne. Quand le sujet ne peut y faire face, il va cliver les aspects haineux de sa relation à l'objet et les aspects aimants. Les deux dimensions de sa personnalité s'ignorent mutuellement et signent la désintrication des pulsions. Cela correspondrait à une situation où le sujet malmène son partenaire en lui soufflant, comme on dit familièrement le chaud et le froid. Tel ce couple où l'époux accueille son épouse par un baiser fougueux avant de lui annoncer qu'il la quitte ! Tel ce patient qui raconte en présence de sa compagne que les meilleurs moments de leur vie de couple étaient vite gâchés par le souvenir des griefs anciens qu'il avait comptabilisés. Intervenait un changement d'attitude, une froideur incompréhensible, venant tarir et mettre fin au moment agréable. On peut dire que cette sorte de clivage entre amour et haine est un mode de fonctionnement rencontré chez des personnalités particulièrement narcissiques. Il faut, pour accéder à l'ambivalence, un assez fort degré de maturité psychique. Comment supporter en effet de haïr la personne qu'on aime ? Comment la (ou le) partenaire peut-il supporter une telle discontinuité ? Elle ne pourra le faire que si elle-même a effectué un travail psychique lui permettant l'accès à l'ambivalence et une capacité peu commune à supporter la souffrance que l'autre lui inflige !

Dans les situations pathologiques où il existe une sévère désintrication, l'organisation narcissique tend à se développer. « Les forces destructrices dirigées contre la vie détruisent les liens entre les objets et le soi en attaquant et en tuant des parties de soi, mais elles sont aussi destructrices envers tout bon objet en tentant de le dévaloriser et d'éliminer son importance[1]. » Voilà comment on tombe dans la perversion narcissique !

Selon nous, ce type de destructivité caractérise l'émergence du meurtriel au sein du désamour. Ces patients « ont essayé de se débarrasser de leur sollicitude et de leur amour pour leurs objets, en tuant leur soi aimant et dépendant et en s'identifiant eux-mêmes presque entièrement à la partie narcissique destructrice du soi qui leur donne un sentiment de supériorité et d'auto-admiration [2]». Dans ce tableau de la perversion narcissique, l'envie joue un rôle fondamental et paradoxalement une envie destructrice dirigée tout d'abord contre soi.

---

1 ROSENFELD H. (1990), « Narcissisme destructeur et pulsion de mort » dans *Impasse et interprétation,* PUF, coll. Le fil rouge, p. 132.

2 *Ibid.*, p. 133.

Exemple clinique 13 : Pierre et Alicia

Il s'agit d'un couple venu consulter à la suite d'un accident de voiture dans lequel ils ont failli perdre la vie. Alicia est émigrée amérindienne, elle a épousé en secondes noces un homme un peu plus jeune qu'elle mais de condition plus confortable. Ils bénéficient d'un bon train de vie, avec trois beaux enfants mais des conflits sont apparus, au moment où des doutes ont pu naître quant à leur fidélité respective. Ces conflits qui les opposent peuvent aller jusqu'à mettre en jeu leur existence même. La preuve en est, cet accident qui a failli leur coûter la vie ! Nous apprendrons bien plus tard qu'il conduisait en état d'ivresse.

Le mari, que nous nommerons Pierre, est orphelin. Il a été adopté par des parents âgés. Il a été réfractaire à leur éducation, ce qui l'a conduit depuis l'adolescence à une position de marginalité et à une mise à l'écart de sa famille.

D'emblée, nous sommes frappée par leur présentation : Pierre porte une tenue d'adolescent discordante avec le raffinement et la recherche vestimentaire affichée de son épouse. Elle, nous l'appellerons Alicia, est une belle femme, très élégamment vêtue, avec une allure de mannequin.

Alicia se présente et parle avec vivacité, lui, reste un peu en retrait comme s'il assistait à un échange qui ne le concerne pas. Il adopte une attitude d'observation neutre.

Alicia se plaint de l'infidélité de son mari dont elle a eu l'occasion d'avoir des preuves à partir de la lecture d'emails compromettants. Cette plainte pour tromperie sera suivie d'une autre concernant les tendances de son mari à s'alcooliser et à faire, lors de ces ivresses, des passages à l'acte inquiétants ainsi que des colères pouvant aller jusqu'aux injures et aux coups.

Le mari a tendance à banaliser ou tout simplement à nier les faits que son épouse lui reproche. D'abord, il affirme que ses ivresses sont occasionnelles, ensuite il minimise l'impact de ses échanges sur Internet, les réduisant à une sorte de marivaudage sans conséquence.

Les premières séances ont pris l'allure d'un prétoire. Nous avions affaire là à ce que M. Hurni et G. Stoll ont appelé tension intersubjective perverse. La montée d'excitation était irrépressible et il a fallu beaucoup de temps pour leur faire entendre qu'il ne servait à rien de s'invectiver.

En réponse à la plainte de son épouse, Pierre l'accusait de l'avoir trompé avec un homme plus âgé et important. Il ne peut en aucun cas lui pardonner malgré tout ce que son épouse a mis en œuvre pour enterrer cette affaire et obtenir son pardon. Les reproches mutuels d'infidélité deviendront l'un des leitmotive de la thérapie. Elle dira plus tard que si elle a commis cette infidélité, dont elle se repent encore actuellement, c'est parce que son mari s'abandonnait à des crises d'alcoolisation poussées où il pouvait faire et dire n'importe quoi. Dans ces moments-là, elle craignait parfois qu'il ne la tue. Lui, toujours impavide, écoutait ces plaintes et les banalisait.

La patiente se demandait pourquoi et comment, avec une telle réussite sociale, de telles conditions d'existence, des avantages tellement exceptionnels, tous les dons que la vie leur avait réservés, ils pouvaient naviguer dans de telles turbulences, mettant leur couple en péril.

Alicia se vantait d'avoir aidé Pierre à sortir d'une position de marginalité dangereuse pour lui. Elle tirait d'ailleurs de ce sauvetage une grande fierté. Elle était à la tête d'une entreprise prospère et elle en tirait une certaine gloire : c'est comme si elle avait sorti son mari du ruisseau. Cette position était paradoxale, marquant un certain déni car c'est lui qui détenait le pouvoir de l'argent, du fait d'un héritage. Elle avait donc utilisé la fortune de son époux pour gravir un échelon social et avoir accès au statut de femme d'affaires. Pourtant, c'est elle qui se vantait de l'avoir sauvé. De son côté, Pierre mettait en avant le fait que grâce à ce mariage, il avait permis à son épouse de sortir d'un statut d'émigrée. Qui a sauvé l'autre ? On ne sait, mais il est difficile pour chacun des partenaires de reconnaître la dette qu'il a vis-à-vis de l'autre.

Alicia nous sollicitait avec une très grande véhémence, souhaitant que nous l'approuvions en tous points et que nous prenions parti dans ce pugilat perpétuel qui les animait quand ils venaient à leur séance.

Quelque temps après, le mari a pu sortir de ce rôle d'observateur indifférent pour nous prendre à parti en nous reprochant l'écoute prêtée à sa femme, affirmant qu'elle était l'indice d'un parti-pris favorable pour elle. Il semblait alors vouloir imposer une vision très négative de son épouse qu'il percevait comme un véritable tyran.

Ce reproche semblait en partie fondé à voir la manière dont elle s'emparait de la parole pour ne plus la lâcher, faisant ainsi écran à son époux en s'adjugeant une sorte de priorité par le ton et la véhémence de ses imprécations. Elle n'entendait rien des remarques qui lui étaient opposées, elle suivait son idée en permanence et les interprétations que nous pouvions avancer étaient immédiatement appréhendées comme des prises de position ou comme une mise en doute de ses propos. Elle était en permanence en quête d'approbation. Ses certitudes ne pouvaient en aucun cas être ébranlées. Il semblait qu'opérer une remise en question risquait de la déprimer. La moindre intervention était perçue avec défiance et elle guettait sans arrêt le piège que nous aurions pu lui tendre.

D'un autre côté, elle attendait beaucoup de cette thérapie, notamment que nous intervenions auprès de son époux « pour le remettre à la raison. » Ces aspects mettaient en évidence la paradoxalité du transfert.

Par exemple, le fait de chercher à comprendre pourquoi son mari buvait était insupportable pour elle, car elle ne pouvait s'identifier au malaise de son partenaire.

Quant à lui, il pouvait nous accuser de n'avoir aucune écoute et de ne pas prendre parti dans une cause juste, à savoir qu'il vivait un enfer avec une femme qui n'en faisait qu'à sa tête, utilisant inconsidérément son argent, sans souci des conséquences qu'il était le seul à devoir assumer. Avant toute décision, il souhaitait une concertation qui n'arrivait jamais. Il l'accusait en somme (!) de s'emparer du pouvoir.

Les séances étaient pénibles, nous avions le sentiment qu'il nous fallait irrésistiblement entrer dans leur conflit afin de prendre parti et d'y être agissante ce qui revenait inévitablement à subvertir le cadre mis en place pour une véritable thérapie analytique. Lorsque nous étions sollicitée avec une certaine violence par l'un, par l'autre ou par les deux, nous tentions de garder notre calme afin de parvenir à penser. Avant chaque séance, nous éprouvions la nécessité de devoir nous relaxer préalablement pour nous préparer à supporter les attaques et conserver notre capacité de penser.

Nous avons souvent eu le sentiment d'être sous emprise et de ne pouvoir rien penser d'intelligent, de sensé. Nous craignions de nous faire attaquer à la moindre de nos interventions. Nous nous sentions parfois terrorisée sous l'effet d'une telle violence. Hurlements incontrôlés de Madame alors que Monsieur nous écrasait par la froideur de ses remarques et son formidable mépris, soulignant implicitement notre incapacité à régler leur problème. Il lançait des injonctions à donner immédiatement des réponses et des solutions à telle ou telle question et s'adressait à nous comme à une employée subalterne qui aurait mal fait son travail. Nous retenions mal une colère ou parfois une révolte face à une telle attitude. Nous devions lutter intérieurement pour conserver intactes nos capacités d'analyste à transformer la co-excitation en paroles et en pensée.

Nous hésitions à qualifier le transfert de ce couple de transfert pervers. Nous y reconnaissions toutefois ce qui a été décrit par Anzieu comme un transfert paradoxal. Ce qui reste en évoquant ces rencontres, c'est l'effort que nous avons accompli pour tenter de nous sentir en identification avec la souffrance cachée derrière ce mépris, difficile à soulager.

Alicia tirait donc de cette alliance un bénéfice narcissique énorme en se mettant au premier rang si l'on peut dire, dans la performance accomplie pour laquelle son époux ne serait présent qu'au titre de figurant. Elle avait un grand pouvoir et une immense énergie issue d'une sorte de supériorité innée, affirmée, sur tout ce qui l'entoure. Les projecteurs étaient braqués sur elle. Le mari, source financière de ces succès, restait dans l'ombre, probablement envieux des prouesses dont son épouse se vantait. Cette envie restait en partie déniée, car il disait ne pas souhaiter être dans la lumière pour ne pas être l'objet d'attaques envieuses. Il semble que ces paroles soient l'expression d'une formidable défense érigée contre l'envie, mais l'envie à l'endroit de sa compagne si lumineuse était formidablement destructrice.

Le mari se sent en effet ustensilisé et réduit à néant, minuscule auprès d'une femme toute-puissante à qui il prête inconsciemment un dangereux phallus.

Nous nous sentons nous-même tout à fait instrumentalisée, comme si ce couple attendait de venir nous voir pour mettre sur la table les sujets de discorde et accroître son excitation. Les disputes étaient évoquées sans que jamais une réflexion sur le sens de leur vécu à deux ne puisse être évoquée.

Il y avait une forte incestualité liée au maniement de l'argent dans ce couple. Cette relation à l'argent n'était pas dénuée de paradoxalité. L'épouse se vantait des choix, des initiatives, des réalisations qu'ils avaient pu faire grâce à elle, mais leur couple était un désastre. À d'autres moments, elle ne cessait de s'extasier sur leur bonheur, mais nous avions le sentiment qu'elle parlait d'une autre famille. Nous avions la désagréable impression que cette exaltation sonnait faux, car elle évoquait en réalité l'effet qu'ils étaient censés produire face au monde extérieur. Un bonheur de façade.

Il y avait une paradoxalité dans la relation à l'argent et au pouvoir qu'il confère. Le mari était reconnu de temps en temps comme celui par qui ce succès avait été possible et en même temps, couvait l'idée, jamais énoncée, que cet argent ne venait pas du fruit de son talent ou de son travail. De ce fait, cette fortune prenait une autre signification. De moyen, il devenait une fin, un atout de pouvoir. Cette manne tombée du ciel permettait de remuer des montagnes, en même temps qu'elle n'avait pas de valeur. On pouvait la jeter par les fenêtres puisqu'elle n'était pas le fruit du labeur. Peut-être est-ce la raison qui poussait Alicia à des dépenses inconsidérées comme si cet argent avait moins de valeur que s'il avait été dûment gagné. Au fond n'étaient-ils pas tous deux d'accord sur le sens fétichiste donné à l'argent ?

Cet aspect des choses faisait qu'il y avait un discrédit mutuel dans le couple. Monsieur considérait que son épouse profitait de lui et de son argent et Madame proposait à son mari des activités par lesquelles il pourrait se mettre en valeur, ce qui supposait que pour elle, il n'avait pas de valeur. De toute façon dans cette promotion sociale il s'avérait toujours être le second. Mais cette disqualification réciproque était agie dans le comportement et ne faisait guère l'objet de pensées malgré mes efforts pour provoquer un *insight*.

Dans ce conflit, l'infidélité n'était plus le centre de la problématique de ce couple mais c'est la valeur et l'être de chacun qui se trouvait en cause. Nous étions dans une perspective conjugale où le poids du narcissisme se révélait bien lourd.

Derrière ce masque détaché, voire désaffecté que Pierre arborait durant les séances, nous ressentions du mépris dont nous nous demandions s'il nous était adressé ou s'il était dirigé contre la démarche elle-même, initiée par son épouse. Au cours des séances, nous comprenions que cet air méprisant et difficilement supportable pour nous dissimulait un narcissisme défaillant. Mépriser l'autre pour ne pas avoir à se mépriser soi ? Je me sentais réduite à l'état d'employée subalterne et incapable de mériter son salaire.

Toutefois, l'hostilité marquée de cet homme pour sa femme laissait présager son envie. Elle donnait le sentiment d'être ivre d'elle-même et de l'éclat qu'elle diffusait. Mais tout cela semblait quand même de la poudre aux yeux, propre à dissimuler la faille narcissique insondable dont nous aurons plus tard le récit ;

Pierre avait une histoire compliquée dont nous n'aurons les tenants et les aboutissants qu'à la suite d'une longue période silencieuse. Ce qui se dégageait de son personnage, c'est que son identité était une identité d'emprunt. Le contrat narcissique qui aurait pu lui conférer une place était falsifié.

La même paradoxalité régnait dans sa relation aux siens : tout à la fois, il les méprisait et il revendiquait cette appartenance à son clan dont il craignait au plus haut point « l'excommunication. » On pourrait dire qu'une partie de lui se vivait comme auto-engendrée, mouvement défensif contre une absorption familiale dans laquelle il aurait perdu son âme.

Pour être aimé des siens, il lui aurait fallu se couler dans le projet que son père avait pour lui, mais il n'a jamais pu se soumettre et suivre la voie tracée : il revendiquait une appartenance à son clan tout en refusant d'en faire partie mais je crains qu'il n'ait jamais pu avoir accès à sa paradoxalité vis-à-vis des siens et de son origine.

Par rapport à cette pesanteur familiale, nous avions le sentiment que Pierre vivait sous la menace d'être traité d'imposteur. Toute son enfance a été marquée par une relation difficile à une mère adoptive décrite comme dure, froide, extrêmement autoritaire et qui n'a jamais su être une vraie mère pour lui. Il y a du côté de la mère l'idée d'une séduction narcissique défaillante pour ne pas dire absente. Un tel contexte nous indique comment le choix de son épouse a été déterminé par la recherche de cette mère qu'il n'a pas eue, une femme capable d'amour et d'empathie qui viendrait réparer les blessures narcissiques de son enfance. Hélas, dans son couple c'est la même déconvenue car, comme on va le voir, Alicia s'est trouvée prise dans une problématique semblable, celle d'une carence affective précoce qu'aucune satisfaction narcissique ne peut parvenir à combler. En effet, elle avait perdu sa mère dans sa petite enfance, et après des recherches poussées, les retrouvailles n'ont pu avoir lieu du fait du refus de sa mère naturelle. L'alliance inconsciente qui animait ces deux partenaires ne résidait-elle pas dans une carence d'objet maternel s'exprimant parfois dans leur rivalité transférentielle ? Dans le transfert pourrais-je jamais combler cette carence initiale ? Cette blessure de la prime enfance, seraient-ils jamais en mesure d'en pouvoir faire le deuil ?

N'est-ce pas de deuil gelé qu'il s'agit, pour elle d'une mère morte précocement alors qu'elle n'avait pas encore un appareil psychique suffisamment développé pour le vivre ? Cette mère a été idéalisée à la mesure de l'absence de souvenir d'elle. Carence originaire qu'aucune des nourrices survenues par la suite n'a pu parvenir à combler.

Alicia s'est plainte de n'avoir jamais pu avoir l'amour qu'elle attendait des adultes qui l'entouraient. Elle avait exprimé à de nombreuses reprises une certaine idéalisation de sa mère disparue, mais qui cachait probablement une certaine hostilité. L'abandon et l'angoisse d'abandon étaient au premier plan. Elle compensait cette blessure par le luxe, l'ambition démesurée et une auto-satisfaction excessive.

Pour lui c'est autre chose c'est l'absence de représentation de celle qui lui a donné le jour, l'absence d'investissement d'une autre qui a été pour un temps un autre soi-même : ce défaut n'entraîne-t-il pas quelque chose comme un deuil -non-deuil ?

Ce n'est pas la sexualité qui occupe le premier plan dans cette relation de couple mais bien plutôt une problématique narcissique. Tous deux sont en rivalité dans une lutte pour la reconnaissance. Pierre passe de la position infantile d'un gamin que l'on conduit chez le psy à une posture dictatoriale et implacable pleine de mépris et de méfiance à l'égard de celui ou de celle qui pourrait l'investir pour le rejeter. Alicia entretient la même oscillation entre une attitude d'attente désespérée à l'égard de l'objet idéal que je représente et la déception voire la haine que notre neutralité lui inspire.

Contre-transférentiellement, la patiente suscite en nous à la fois un agacement profond par ses comportements de parade et en même temps, éveille notre compassion. Il y a chez elle une souffrance énorme liée à l'enfance et au deuil d'une mère dont elle a oublié le visage, mais il semble difficile pour elle d'entrer en contact avec cet aspect d'elle-même.

Pierre, considéré comme une personnalité marginale, a trouvé dans son mariage le moyen de se revaloriser et une certaine reconnaissance. Tout en dénigrant son épouse, il a mis son idéal du moi en elle et se valorise de cette façon. Mais en même temps, cette idéalisation s'effectue aux dépens d'une forte déperdition du narcissisme qu'il met en elle. Nous constatons ici la paradoxalité à l'œuvre dans le couple.

Elle lui sert de porte-drapeau d'une réussite éclatante qui répare ses échecs passés. Aussi, pour avoir accès à une reconnaissance, Alicia doit faire des prouesses pour se faire accepter. Cela va passer par la brillante réussite sociale qui la venge de toutes les humiliations et les blessures antérieures. Ils sont liés par une lutte commune pour la reconnaissance mais bizarrement, cette unité duelle qu'ils forment sur la base d'un départ difficile dans la vie, peut virer à tout moment en une féroce rivalité puisqu'ils en viennent à se disqualifier mutuellement au point qu'une relation en vases communicants va s'installer. Quand l'un se développe, l'autre est en perte de vitesse, et inversement.

Le résultat est qu'ils se rendent la vie impossible. Ils ne peuvent plus vivre ensemble mais ils sont incapables de se séparer.

À l'heure où nous écrivons, la séparation est envisagée mais le travail n'est pas terminé car la levée des dénis est incomplète. La paradoxalité est au premier plan : le mari a loué un appartement en vue d'une séparation prochaine mais il continue à vivre avec son épouse et partage même encore le lit conjugal. Il ne veut en aucun cas être sensible à la contradiction que cela implique. Il ne cesse de clamer qu'il veut la quitter alors que, lors d'une séance, il lui demande si elle l'aime. Sous prétexte qu'il ne faut pour l'instant rien dire aux enfants de cette décision, ils font durer si l'on peut dire, le déplaisir en discutant indéfiniment les conditions financières de la séparation et l'épouse, tout en affirmant vouloir garder le secret, met sa fille de huit ans dans le lit conjugal entre papa et maman. Comme on voit ici l'incestualité liée aux deuils gelés anticipe le deuil impossible à entamer.

De son côté, la jeune femme ne cesse de clamer qu'elle déteste son mari et voudrait le voir mort, mais en même temps elle redoute l'idée d'un divorce, la séparation réactivant le trauma de la perte initiale.

Toutefois, il est important de souligner que la formidable toute-puissance de l'épouse s'est affaissée sous l'effet de la menace de séparation. Elle se sent faible et démunie : « J'ai 40 ans, je suis foutue, personne ne voudra de moi. Les hommes de mon âge sont avec des filles de 20 ans. Il y a tant de femmes sur le marché. » Elle pleure : « Ma vie est explosée, je suis au désespoir. »

Nous souhaitons conclure ce compte-rendu par quelques remarques concernant l'incestuel meurtrier dans ce couple : avec le meurtriel, nous avons affaire à une pathologie incestuelle non par excès mais par défaut, car la séduction narcissique des temps primaires, séduction nécessaire, voire vitale n'a pas eu lieu. Pour le sujet, il faut faire le deuil d'une relation qui n'a pas existé, d'où l'immersion dans la paradoxalité dès le départ. En ce qui concerne nos patients, ce qui prédomine, c'est l'imago d'une mère mauvaise, d'une mère qui n'a pas pu assurer sa fonction maternalisante de pare-excitation et qui n'a pas pu satisfaire non plus aux conditions de base de la constitution d'un bon narcissisme au service de la vie. L'enfant est perçu par sa mère comme celui qui va se nourrir de sa substance, lui voler sa vie, entraver son activité, en somme la détruire.

Green, évoquant la dimension miraculeuse de cette période fusionnelle post natale évoque l'existence d'une « folie maternelle » et il rajoute : « c'est bien lorsque cette folie n'apparaît pas qu'on a lieu de soupçonner une carence inquiétante. »

Il résulte de l'incestualité dans son versant meurtrier des troubles narcissiques extrêmement profonds où l'emprise joue un rôle prépondérant et constitue une attaque de l'identité.

Conclusion : Ces patients continuent à venir régulièrement, à payer les séances manquées. Elle précise qu'elle vient en métro et que lui vient en voiture. La fin de chaque séance marque le retour au calme. Ils remettent leurs vêtements tranquillement, le ton a baissé et ils nous disent « Au revoir à la semaine prochaine », comme si de rien n'était. La séparation aura lieu quelques mois plus tard et s'effectuera de la façon la moins mutilante possible.

Ils ont tenté de former une unité duelle avec l'illusion de constituer un couple invincible dans un élan de réparation maniaque. La déception est insupportable quand ils se rendent compte qu'ils sont deux et que le succès et l'évolution de l'un se font aux dépens du narcissisme de l'autre en mettant l'accent sur leurs différences. Ceci casse l'illusion gémellaire quasi délirante qui servait de base à leur couple. Nous évoquons la notion d'illusion gémellaire mais peut-être faudrait-il plutôt parler d'alliance perverse car, si au départ il y a eu illusion gémellaire, celle-ci s'est transformée en alliance perverse dans le sens où à eux deux, ils ont constitué une sorte de petit gang pour avoir accès à un statut social qui flatte leur goût de la prestance et répare leur narcissisme en faillite.

Lorsque le meurtriel se substitue au sexuel et à la tendresse

Ce que nous exposons du meurtriel s'origine dans ce lien -non-lien entre la mère et le bébé. Cette référence nous permet un éclairage important du couple et des difficultés que certains d'entre eux rencontrent sur le plan du narcissisme, dans leurs relations. Permet-elle d'expliquer, de comprendre la violence qui parfois confine au meurtre dans le couple ?

Nous postulons que chez les patients emprisés dans le meurtriel, la séduction narcissique, nécessaire, voire vitale des premiers moments de la vie, a été absente ou défectueuse et que cette carence a pour effet une immense fragilité narcissique qui se poursuivra jusqu'à l'âge adulte et aura des effets pervers.

Le sujet est alors à la recherche de ce qui n'a pas eu lieu. En effet, si la mère est une mère morte ou si la mère est absente ou incapable d'une préoccupation maternelle primaire pour son bébé, la vie psychique et amoureuse de l'adulte en sera marquée ainsi que ses relations d'objet. En effet, comment parvenir à retrouver ce que l'on n'a jamais connu ?

La carence d'objet maternel suffisamment bon et le défaut de séduction narcissique font le lit de difficultés massives dans la vie amoureuse de ces couples où l'un des partenaires désire retrouver dans l'autre ce qu'il n'a pas connu enfant.

Cette association est confortée par ce qu'écrit avec justesse Anzieu de la rencontre amoureuse « chacun apporte la peau psychique de la mère de la petite enfance. » Il y a donc dans la quête amoureuse une sorte de réminiscence de la relation primaire et la tentative de trouver parfois à travers le partenaire réparation de ce qui n'a pas été accompli durant la prime enfance. Il s'agit de retrouver dans l'autre la mère perdue dont on n'a pas fait le deuil (deuil originaire) ou encore celle que l'on n'a pas eue et que l'on aurait souhaité avoir. Faire le deuil d'une situation qui n'a pas existé n'est-ce pas paradoxal ? Peut-elle donner matière à deuil ?

Il y a quelque chose de très spécial dans le meurtriel qui fait référence à une relation profondément archaïque entre la mère et le bébé, quelque chose qui précède les fantasmes originaires que nous connaissons dans l'Œdipe. Racamier les appelle des fantasmes fondateurs qui, normalement et si tout se passe bien, doivent pouvoir laisser place aux fantasmes originaires (ceci grâce au concours de la fonction *alpha* de la mère).

Cependant quand la relation primaire est mauvaise ou que l'accordage mère bébé ne s'effectue pas, l'accès aux fantasmes originaires ne peut avoir lieu. L'enfant reste plongé dans un univers fait de fantasmes -anti-fantasmes, comme les nomme Anzieu, qui ont trait non aux origines mais à l'engendrement accompagné comme son ombre du désengendrement. Tous deux relèvent d'une violence fondamentale liée à la puissance de la vie même, en rapport avec l'autoconservation que Racamier appelle principe de survie. Ce principe de survie trouve son opposé dans le principe d'anéantissement et à ce sujet il est plus juste de parler de destruction ou tout simplement de mort. C'est la traduction dans un registre singulier de forces adverses et complémentaires du « double principe de survivance et d'anéantissement[1] » énoncé par PC Racamier dans le Génie des Origines.

Le principe de survivance s'oppose au principe d'anéantissement. Il régit les fonctions du moi, il se tient au plus près de la nécessité narcissique, enrôle les énergies de conservation dans le but d'assurer la survie. L'état de détresse originaire menace le nouveau-né en permanence et si les bras maternels et la voix de la mère ne viennent apaiser cette détresse, c'est l'angoisse de mort qui l'envahit. Comment faire pour ce nourrisson si la mère, pour une raison ou pour une autre, est incapable d'assumer ce rôle de pare-excitation (rôle essentiel qu'il pourra introjecter par la suite pour se protéger lui-même).

On peut imaginer un état de détresse chez le nourrisson qu'aucune contenance maternelle ne vient combler ou soulager. Dans un tel contexte, celui du meurtriel, la mère ne connaîtra pas cette préoccupation maternelle primaire qui permet à l'enfant de se sentir contenu, elle ne pourra voir en lui qu'un empêcheur de vivre, elle ne le contemplera pas de ce regard si nécessaire à la possibilité de se constituer un bon narcissisme ou elle pourra aller jusqu'à le laisser livré à lui-même dans un état de déréliction tel, qu'il lui faudra se débattre pour vivre ou plutôt survivre à tout prix contre une menace de mort qu'aucune tendresse ne pourra calmer ? Par la suite, ces défenses peuvent, si tout va bien, rétrocéder ou s'assoupir mais il est des situations familiales et maternelles où les patients sont constamment conduits à mobiliser des défenses massives devant les problèmes qui se présentent à eux et pour lesquels ils sont sans recours extérieur. Lors des premiers temps de leur venue au monde, ils n'ont pu introjecter une mère suffisamment bonne pour faire face à tous les dangers qui le menacent. Ils sont de ce fait, dans la survivance permanente pour lutter contre la menace d'anéantissement !

Ces problèmes rencontrés par certains nourrissons concernent le principe de survie, car ils sont confrontés au désir d'anéantissement venu du parent et dans sa non-assistance pour les besoins les plus fondamentaux, les plus primaires du bébé. Comment comprendre un tel délaissement ? Il est nécessaire de préciser que dans une telle conjoncture,

---

1 RACAMIER P.-C. (1992), *Le génie des origines,* Paris, Payot, p.143.

le parent prisonnier d'un interdit d'engendrer se trouve de ce fait carrément envahi d'un désir de mort à l'endroit de sa progéniture.

L'interdit d'engendrer constitue une menace pour le parent en voie de procréer d'où le dilemme entre le fait de vivre un désir de mort pour le nouveau-né et un désir de le sauver de lui épargner sa destructivité.

Ce qui se passe dans une telle situation c'est que cet enfant en est réduit à la survivance : il est abandonné par l'objet primordial, et ce quelle que soit la forme que prenne l'abandon (soit par désinvestissement, soit par désir mortifère issu de la mère).

À mon sens nous assistons là à l'émergence du meurtriel, pour Racamier, le principe de survivance est plus vital plus archaïque que le principe de plaisir lié à son opposé, le principe de réalité. Face à la violence familiale, se maintenir dans la survivance implique une lutte incessante contre la menace d'anéantissement.

Quelles conséquences tirer de ces conditions qui entourent la naissance ?

Engendrement et désengendrement ont ceci de particulier que c'est le sujet lui-même qui les génère, pris en quelque sorte dans une formidable mégalomanie s'accompagnant d'une forte paradoxalité car « que le sujet soit créé lui-même, qu'il soit présent avant que d'advenir : tel est le formidable paradoxe de cette formation d'antœdipe[1]. » Il est nécessaire de préciser que cet auto-engendrement est une défense contre l'emprise folle du parent sur l'enfant. Ce type de fantasme anti fantasme est proche du délire et c'est à notre avis le dernier recours opposé à la paradoxalité d'un parent tout-puissant qui serait pris par le fantasme -non-fantasme de créer son enfant en permanence pour lutter contre sa tendance à le détruire.

Ce que nous apprend l'élaboration de Bergeret sur la violence fondamentale[2] est que toute expression de la violence ne relève pas de la pulsion de mort mais d'un principe de survie. Il affirme aussi, en second lieu, qu'il y a deux issues à cette violence : l'une du côté de la pulsion de vie, l'autre suit un destin plus funeste et qui prend la voie de la perversion. Les contraintes du parent face à l'expression des pulsions de vie chez leur enfant peuvent ne pas être supportées et mener le parent à une perversion de la violence. Le sujet s'adonne à la destruction de l'autre, il jouit de l'attaquer, de le diminuer, de le réduire à néant, de le harceler, de l'écraser pour le tuer. On est du côté de la perversion, de la destructivité absolue,

---

1 RACAMIER P.-C., *ibid.*, p. 144.

2 BERGERET J. (1984), *La violence fondamentale*, Paris, Dunod.

d'un lien qui tue, de ce que R. Kaës appelle la négativité radicale[1]. La seule manière qu'a l'enfant de lutter contre cette négativité radicale qui lui est imposée d'avoir statut d'objet, c'est de se défendre bec et ongle comme cette « imposition de rôle » pour devenir sujet. N'est-ce pas le cas de certains de ces enfants que l'on qualifie d'hyperactifs ?

Le meurtriel dans la relation parentale

Abordons le meurtriel dans la relation mère/enfant.

Nous faisons l'hypothèse que, chez ces patients emprisés dans le meurtriel, la séduction narcissique nécessaire voire vitale dans les premiers moments de la vie, a été absente. Nous avons affaire à une pathologie incestuelle non par excès mais par défaut de séduction narcissique ! Conséquence : le deuil de la mère des origines est impossible à faire puisque la séduction narcissique des temps primaires n'a pas eu lieu. Il faut faire le deuil de ce qui n'a pas existé d'où l'immersion dans la paradoxalité dès le départ. Ce qui complète ce tableau est l'image d'une mère qui investit son enfant sur un mode négatif où la haine joue son plein effet.

Dans ces familles antœdipiennes, on est frappé par l'absence de surmoi protecteur. À sa place, nous avons un surmoi pathologique, envieux et répressif qualifié par Racamier de surfort ou de surantimoi, tout simplement parce qu'il ne travaille pas au bénéfice du moi, mais l'attaque en permanence.

Ce surantimoi est issu des composantes dysfonctionnelles du Surmoi dans les familles marquées par le meurtriel. On peut le figurer par l'imago du tyran. Il prend racine dans les expériences catastrophiques de l'histoire de la famille. Ces instances composant le surantimoi effectuent un retournement : de secourables et de protectrices pour la croissance du sujet, elles deviennent destructrices et anti-moi. Une des vicissitudes sévères auquel le moi est exposé dans la famille, souvent dès le début de l'existence et du lien précoce, relève du processus incestuel dans son rapport au surmoi. Cette fonction du surmoi, dite archaïque, « exerce une puissante influence suggestive et séductrice sur les parties saines de la personnalité afin de les persuader de se retirer de la réalité pour se joindre au monde délirant et omnipotent [2]».

---

1 KAËS R. (2009), *Les alliances inconscientes*, Paris, Dunod, 2009. Voir en particulier le chapitre intitulé Formes et modalités du négatif dans les alliances inconscientes, p. 111 et suivantes.

2 ROSENFELD H. (1987), « Narcissisme destructeur et pulsion de mort », *Impasse et interprétation*, Paris, PUF, coll. Le fil rouge, p. 132.

Green parlant de la folie maternelle nous dit : « Grossesse et maternité comporte une dimension miraculeuse : elles réalisent les vœux de toute-puissance et de souhait d'être pour l'enfant ce qu'il est pour elle : un objet unique, incomparable à qui tout est dû et sacrifié et ceci dans la situation la plus normale » et il ajoute : « c'est bien lorsque cette folie n'apparaît pas qu'on a lieu de soupçonner une carence inquiétante [1]».

À la place du lien érotisé, il y a une emprise. Le sujet ne peut s'en défaire sinon par le fantasme (non-fantasme) d'auto-engendrement.

Green évoquant ce lien pathologique à l'objet primaire dit que « non seulement le sujet a à lutter contre ses propres excitations pulsionnelles internes mais également contre les excitations pulsionnelles externes issues de l'objet par la recherche d'un dispositif fluctuant à l'égard de ses limites ; dispositif qui lui permet de conserver cet objet à condition d'être toujours en éveil face aux menaces créées par la double angoisse de séparation et d'intrusion [2]».

Il résulte de l'incestualité dans son versant meurtrier des troubles narcissiques extrêmement profonds : l'emprise narcissique maternelle y joue un rôle prédominant et constitue une attaque de l'identité.

Ce meurtriel a pour conséquence des troubles de la pensée, affectant le destin des représentations et des affects complexes qui les ont accompagnés. Le problème posé par patients emprisés dans le meurtriel est celui de la rigidité des fonctionnements psychiques, de son appauvrissement fantasmatique. Ce qu'un tel enfant perd au cours de son développement, c'est une représentation des parents vécus comme des pare-excitations. Chez de tels patients, outre la carence de rêves et de fantasmes, les somatisations ainsi que les addictions sont courantes.

L'incestuel meurtrier ou le meurtriel appartient au registre de la violence et de l'antœdipe. Toutes les formes de violence physique ou verbale appartiennent à ce registre incestuel meurtrier ainsi que les manœuvres perverses de disqualifications massives.

L'incestuel meurtrier est défensif contre les angoisses catastrophiques de séparation corporelle. Ici, la violence est, selon l'expression de Bergeret, « fondamentale » et située en deçà de la conflictualité œdipienne.

Le désir de mort du bébé est présent chez la mère dès la naissance, car pour la mère et parfois pour le père, le bébé, avec ses sollicitations, peut constituer une vraie menace pour le parent. Il est dévoreur d'énergie, avec

---

1 GREEN A., « la folie maternelle normale », Nouvelle Revue de Psychanalyse, n° 21, 1980.

2 GREEN, A. *Ibid.*

ses troubles alimentaires, ses pleurs, son sommeil perturbé, il mobilise complètement l'activité du parent. L'enfant fait violence aux parents de par son existence même et par ses exigences de survie. « La vie de l'un se paie à prix fort par l'autre, le parent [1]».

Exemple clinique 14 : Dolores ou l'idéologie de l'anti-conception

Nous allons illustrer cette pathologie du surmoi. Chez cette patiente, le meurtriel a pour conséquence l'existence d'un masochisme de mort qui domine toute sa vie psychique et relationnelle. Le traitement fut extrêmement long, chaotique et difficile avec des risques de réactions thérapeutiques négatives en raison aussi du négatif qui domine le transfert.

Cette patiente se présentait initialement comme un état-limite, profondément marquée par l'incestualité familiale et notamment par une relation incestuelle violente à sa mère.

Elle était porteuse en effet d'une empreinte identificatoire, celle d'une mère froide et désaffectée, profondément agissante et envieuse de sa progéniture. Au départ, le travail avec elle était très difficile. Elle se plaignait de ce que nous étions « transparente. » Nous voyons à quel point cet investissement transférentiel négatif pouvait être puissant puisqu'il niait notre existence ! La dimension de perversion narcissique était donc présente en ce que, comme le dit F. Pasche, elle est une « négation de l'être de l'autre. »

Au départ, Dolorès présentait des agirs et des somatisations nombreuses, des addictions boulimiques et alcooliques qui étaient chez elle des expressions agies de l'impensé. Elle avait, de nombreuses années auparavant, entrepris un travail analytique avec un collègue. Le début de ce traitement avait été marqué par plusieurs tentatives de suicide.

Au début de l'analyse, nous avons commencé par un face-à-face car sa mère venait de mourir et la patiente semblait effondrée. Ce deuil constituait un événement majeur dans son existence en raison de la relation paradoxale qu'elle entretenait avec sa mère et qui la mettait en danger.

La patiente se voulait le sauveur de sa famille. Ce sauvetage continuel et totalement compulsif était une manière de contre-investir de puissants vœux de mort à l'égard des siens. Vouloir sauver frères et sœurs était une manière de faire régner sa toute-puissance sur sa famille.

---

1 VACHERET C. (2010), « L'apport de la violence fondamentale à l'approche du groupe », *Revue de psychothérapie psychanalytique de groupe, 55.*

Nous nous sommes aperçue qu'en agissant cela, elle était dans la peau de sa mère paradoxale car tout à la fois tueuse et adhésive. Nous nous trouvions dans une contrainte de répétition par l'agir : « mémoire amnésique » selon Green[1].

L'idée centrale est que cette sorte d'identification aliénante à sa mère était une manière de nier le deuil de celle-ci et donc de continuer à la faire vivre. Car comme sa mère, tout en détestant ses frères et sœurs, elle se posait comme leur sauveur et était prête au péril de sa vie à les aider de toutes les façons et surtout financièrement pour les maintenir en vie.

Quatre deuils marquent la vie le parcours de cette patiente : à l'âge de six ans, la mort d'une petite sœur, un bébé de six mois. À vingt-six ans, elle perd un frère alcoolique, de deux ans son cadet. Il avait élu domicile chez elle mais il est mort deux jours après qu'elle l'eût mis dehors en raison de ses conduites addictives (alcool et drogue). Quelques années plus tard ont eu lieu la mort de son père suivie de près par celle de sa mère.

Cette patiente ne rêvait pas. Elle était agissante et prise dans un transfert à tonalité nettement négative avec des manœuvres de disqualification du travail accompli. Cela ne s'exprimait pas toujours verbalement mais plutôt par l'inertie et la répétition. Il lui arrivait constamment de rire au moment d'aborder des choses graves et douloureuses. Pourtant, sa souffrance était grande, liée à l'échec et la stagnation de sa vie professionnelle, à l'absence quasi totale de vie amoureuse. Si elle avait entrepris des études universitaires, réussies avec peine en raison de graves inhibitions, elle n'avait pas su tirer profit de ses diplômes. Nous pouvons voir là l'effet d'un surantimoi dont la rigidité n'avait d'égale que la férocité avec laquelle il entravait tout changement.

La séance que nous allons rapporter a lieu après deux années de travail durant lesquelles cette patiente est passée du face à face au divan et du rythme d'une séance par semaine à trois.

Séance :

Patiente : « - Je vous ai parlé de mon rapport à l'argent mais je ne vous ai jamais parlé de ma phobie des microbes.

Lorsque je suis venue ce matin en métro, j'ai fait tomber une pièce de monnaie que j'ai ramassée. Je me suis dit que j'avais récolté les microbes qui traînaient par terre. Par la suite, je me suis frotté un œil et tout d'un coup j'ai été prise de l'angoisse de devenir aveugle.

---

1 GREEN A. (1990), « La remémoration : effet de mémoire ou temporalité à l'œuvre ? », *Revue Française de Psychanalyse,* T. 54, n°4, p. 947-972.

En fait, cette phobie des microbes remonte à ma plus tendre enfance, lorsque j'ai habité en France avec mon père et que je vivais seule avec lui. Je prenais soin quand je passais près de lui ou derrière lui de m'écarter car je craignais sans arrêt de devenir enceinte de lui. C'est aussi pour cette raison que je passais compulsivement les toilettes à la javel et le plus clair de mon temps à nettoyer et à tout désinfecter. Ma grande peur était de devenir enceinte de mon père. J'avais des aménorrhées très longues. Je me disais qu'il valait mieux mourir que d'avoir un enfant. Ma peur des microbes remonte à cette époque. »

Elle poursuit : « - Je me disais plutôt mourir que d'avoir un enfant. Il m'aurait été impossible d'annoncer cela à mes parents. D'ailleurs je n'ai jamais raconté mes amourettes à ma mère. Je ne lui en ai parlé qu'une fois et ma mère a dit « Mon Dieu, si ton père apprend cela il va faire une « crise cardiaque. »

À chaque fois que j'avais une relation, je me disais : Mon Dieu, faites que cela ne soit pas cela ! J'achetais des tests de grossesse en permanence.

Il y avait chez moi l'envie d'être enceinte car je n'ai jamais choisi une bonne contraception et en même temps ma peur d'être enceinte était tellement forte que je ne pouvais pas être enceinte !

Mais par suite, mon angoisse d'être contaminée a été toujours présente : cette pièce ramassée dans le métro, c'était l'infection de l'œil possible !

Analyste : - Comme Œdipe qui s'est crevé les yeux ?

Patiente : - Avec l'arrivée du sida, je n'ai plus de rapports qu'avec des partenaires connus avant. Toutefois il m'est arrivé de prendre des risques, d'avoir des rapports sans protection.

J'ai fait un rêve hier : ma mère avait trouvé mon journal, j'ai plusieurs cahiers que je tiens depuis 79. J'étais dans un état ! Quelle horreur ! Il y avait mon frère (celui qui est décédé) sur qui je comptais pour savoir où elle les avait cachés.

J'ai la crainte que si je meure on lise mes cahiers ! Ma mère avait sur moi une telle emprise que je n'avais pas le droit d'avoir des secrets.

J'ai reçu un coup de fil de ma cousine Ariane, celle-ci s'est cassé la cheville le jour où elle s'apprêtait à aller aux obsèques de mon père. Ma mère a toujours dit qu'Ariane était en réalité une fille de mon père, car il aurait eu une aventure avec la mère d'Ariane qui s'est mariée par la suite avec le frère de mon père.

Analyste : - Votre père et son frère se seraient ainsi partagé la même femme ?

Patiente : - Oui, mes deux frères ont fait la même chose : Quentin qui tient la boutique aurait couché avec une femme et mon frère Michel, celui qui est décédé, l'a récupérée et lui a fait deux enfants.

Analyste : - Les hommes de votre famille se partagent leurs femmes, comme vous l'auriez fait avec votre mère, vous seriez alors toutes deux contaminées par les spermatozoïdes/microbes de votre père ?

Patiente : - Oui j'ai toujours eu envie d'occuper la place de ma mère, c'était sûr que c'était présent ce désir quand j'étais adolescente. Quand on me prenait pour la femme de mon père, j'en étais fière !

Un silence s'ensuit : puis :

Patiente : - Je n'ai pas eu d'enfants !

Analyste : - Votre histoire montre que vous ne vous êtes pas contentée de désirer devenir la femme de votre père mais que vous avez, certes avec la complicité muette de votre mère, occupé cette place. Aussi votre désir d'enfant est entravé par la terrible angoisse de donner naissance à des enfants issus de l'inceste.

Patiente : - Oui est-ce que rester seule, sans homme et sans enfant ce n'est pas une manière de me garder pour mon père ! Pourtant, il me faisait horreur. À quinze ans, ma mère a quitté la maison et j'ai dû habiter avec lui. Nos relations quand nous étions ensemble ont pris une dimension aiguë quand il a commencé à vouloir m'embrasser et me caresser, ce qu'il a fait. Le pire est que je me suis sentie excitée, troublée par ces caresses. C'était l'horreur absolue. Heureusement, j'ai trouvé la force de m'enfuir et de me barricader ! Mais il était ivre et ne s'est souvenu de rien lorsque j'ai dit à ma mère qu'il avait eu des gestes inconvenants. Il était dans un état d'ivresse comateuse car ma mère l'avait trompé. Mais non seulement il a fait cela, mais après, il a tout nié en bloc.

Quant à moi, je me suis mise à pleurer, craignant qu'il ne finisse par me détester d'avoir fait cette révélation.

Analyste : - La culpabilité pour ces caresses, c'est vous qui l'avez endossée, ce n'est pas lui. Son oubli lui servait à évacuer toute culpabilité !

Patiente : - Je me suis trouvée seule avec ça, après je suis restée sur la peur des microbes !

Je ne pouvais pas être tranquille, l'idée était : qu'est-ce qui peut se passer si je dors ? J'accumulais des objets pour obstruer la porte de ma chambre qui n'avait pas de clé. Je n'étais plus tranquille avec mon père !

Analyste : - Peut-être vous n'avez plus été tranquille mais pourquoi se barricader de la sorte et ne pas mettre tout simplement de clé à votre porte ?

Patiente : - Ma mère a participé à cela en me laissant vivre seule avec lui. Elle avait un amant et voulait éloigner les plus grands de ses enfants ! Mais peut-être aussi que je me suis trouvée être comme une monnaie d'échange : il lui laissait la liberté de prendre un amant et elle me livrait moi, en échange de son silence. Des choses comme cela ça entache toute la vie d'un individu. Plus rien n'est normal, plus rien n'est naturel après, prise par la peur d'avoir un enfant qui serait l'enfant de mon père.

Analyste : Cette peur des microbes, c'est la peur des spermatozoïdes incestueux. En général les spermatozoïdes donnent la vie, ceux-là donnent la mort comme les microbes peuvent donner la mort.

Patiente : Je n'ai pas eu la possibilité d'avoir un enfant qui ne soit pas incestueux donc il n'y avait pas d'enfants possibles pour moi. Pendant des années, j'ai tourné autour de cela ! c'était toujours pour plus tard. Je m'étais dit que je ne pourrais avoir des enfants que lorsqu'elle serait morte : maintenant j'ai cinquante ans, pour moi les enfants c'est terminé.

Beaucoup de questions se posent.

Le contenu de cette séance pourrait évoquer une atteinte hystéro-phobique de type névrotique mais nous ne sommes pas dans ce registre car il existe chez cette patiente un noyau mélancolique marqué et présent dans une problématique centrée sur le deuil. Pas de mécanisme névrotique fondé sur le compromis dans la mesure où il n'y a pas de symbolisation ni de déplacement concernant les désirs incestueux. Leur expression est crue, on est dans une problématique où l'agir est dominant, la prohibition de l'inceste ne jouant pas son rôle de limite.

La patiente en effet, navigue entre des fantasmes œdipiens qui poussent à émettre une hypothèse d'hystérie et un univers familial antœdipien où incestueux et incestuel se côtoient et floutent pour la patiente, la frontière entre réalité et fantasme.

On peut dire que face à une mère froide, désaffectée et envieuse de sa progéniture, la patiente tente d'aller chercher chez son père ce que la mère est incapable de lui apporter. Mais la solution est inopérante, la consolation se fait par l'agir : des gestes sexuels de la part de son père. À la demande de tendresse voire de protection, le père répond par le sexe. Ce contexte correspond tout à fait à ce que nous décrit Ferenczi[1].

La problématique narcissique semble occuper un point central. Ce contexte met en évidence un fort noyau mélancolique : il ne s'agit pas

---

1 FERENCZI S. (année) « De la différence des langues entre adulte et enfant », *Carnet, journal*, Paris, Payot, Petite bibliothèque Payot, 2016.

d'occuper fantasmatiquement la place de sa mère mais d'être la mère dans une identification narcissique désaffectivée et agissante.

L'identification de la patiente à cette imago terrible est prépondérante. Elle est de nature paradoxale car elle s'étaye sur une expérience vécue de mère paradoxale qui, tout en rejetant ses enfants, ne cessait de craindre pour leur vie. Elle opposait des barrières à toute velléité de distanciation. C'est ce que la patiente identifiée projectivement à sa mère ne cesse de reproduire auprès de ses frères et sœurs dans une compulsion à vouloir les sauver, les plongeant comme elle l'a été elle-même dans la paradoxalité.

Le tout est agi dans une sorte de réparation maniaque.

Du vivant de sa mère, Dolorès a vécu dans un lien transsubjectif avec elle. Après sa mort et au cours de l'analyse, elle s'apercevra que nombre de ses agissements ne sont autres que l'expression de sa mère en elle. C'est ainsi qu'elle découvrira l'engrènement qui la ligature à son imago en elle avec l'énorme potentialité meurtrière qui l'animait à l'égard de ses enfants. Nous sommes dans une idéologie de l'anticonception. L'interdit d'engendrer renvoie dans ce cas à une procréation fantasmée comme incestueuse.

Ce cas clinique pose le problème de la pervertisation du narcissisme, celle-ci est à mettre en rapport avec le lien primaire dès l'origine. Les aspects pervers présents chez cette patiente dans sa destructivité même et dans la disqualification dont nous nous sommes trouvée être transférentiellement l'objet, mettent en évidence une faille dans son organisation narcissique primaire reproduisant un désir mortifère qui a animé la mère vis-à-vis de son bébé et ce, depuis les premiers âges de sa vie. C'est ce qui de notre point de vue caractérise fondamentalement le meurtriel. On le verra à l'œuvre dans les propos tenus par la patiente sur sa mère au cours de plusieurs séances.

Dolores se souvient que sa mère leur disait : « Je vous ai chiés, j'ai donc la possibilité de vous tuer. »

Cependant, elle reconnaît une dette vis-à-vis de sa mère, celle de ne pas les avoir tués. Elle rit en affirmant cela. On pourrait penser qu'elle est là sur le terrain de l'humour et pourtant non, car un fait réel a eu lieu. Nous avons appris tardivement les conditions du décès de sa petite sœur : la mère tenait le nourrisson dans ses bras alors qu'elle était en voiture assise aux côtés de son mari. La portière de la voiture s'est ouverte, le bébé est tombé et en est mort. La découverte du secret de la mort de cette petite sœur est revenue plusieurs fois dans les séances, d'abord comme un flash désaffecté puis dans le sanglot et les larmes : voilà qu'elle découvrait chez sa mère un désir de mort portant sur sa progéniture. C'est ce désir de mort qui a toujours été l'objet d'un déni chez elle et dont elle prendra conscience progressivement au cours de l'analyse.

Le thème du regard a longuement été abordé rendant de plus en plus évident le fait que la patiente n'a pas constitué pour sa mère un objet esthétique. Il y a une difficulté dans la relation au regard maternel, ce qui plaide pour un défaut de l'organisation de l'identité primaire.

Quelques bribes de séances tendent à mettre en évidence une telle hypothèse : « Tu as des yeux de crapaud » lui disait sa mère, quand elle était enfant, la traitant également de galeuse, prédisant l'évolution de sa myopie en cécité. Un *insight* survint chez la patiente : « Ma mère avait très peur elle-même de devenir aveugle et se débarrassait sur moi de cette angoisse qui la taraudait. »

À huit ans elle eut un abcès dentaire qui lui faisait très mal. Sa mère ne réagissait pas et ne la conduisait pas chez le dentiste. Elle attendait que l'abcès éclate tout en restant à côté d'elle avec l'air de souffrir. La patiente comprit alors pourquoi elle se sent souvent comme une petite souris grise, évitant de se mettre en valeur, ne faisant jamais valoir ni ses dons ni ses aptitudes, tout succès apparaissant après coup comme extrêmement dangereux au point qu'elle se sentait obligée de renoncer aux bénéfices qu'elle pourrait en tirer.

Il semble que, très paradoxalement, cette patiente était envieuse vis-à-vis d'elle-même. Cette envie, attaquante pour son moi n'était autre que la manifestation de l'imago maternelle incorporée en elle à la façon d'un hôte malveillant « En fait, dit la patiente, ma mère voulait notre mort. Je lui souhaitais quant à moi de mourir dans des souffrances atroces. Parfois, j'écoutais la radio, elle entrait dans ma chambre et l'éteignait. Elle voulait bien que je lise mais c'était de la perte de temps et elle m'empêchait de lire. Elle ne laissait pas les gens respirer, ses enfants étaient ses ennemis : on n'était là que pour l'embêter. Ma mère a eu des enfants comme les hamsters font des petits. » Cette mère n'a jamais nourri ses enfants dans ses bras mais s'arrangeait pour caler le biberon avec des oreillers afin que le bébé puisse prendre ses repas tout seul disant que cela irait plus vite.

Quand elle entreprit alors d'analyser d'où venaient chez sa mère ces désirs de mort, elle évoqua l'enfance maltraitée de celle-ci, mais également un deuil que sa mère n'aurait jamais fait, celui d'une sœur morte, elle aussi accidentellement. La mère de la patiente n'avait plus pensé à soutenir l'échelle sur laquelle sa sœur était juchée, ce qui a provoqué une chute fatale.

On note de nombreux éléments, toujours liés au manque de soin et d'attention pour l'autre. Le deuil non fait chez la mère de sa propre sœur aurait entraîné chez elle une souffrance non soufferte (qui s'exprime par des altérations de l'humeur et qu'elle tente de faire vivre à l'autre). Une telle maladresse se serait poursuivie quelques années plus tard par la mort « accidentelle » du bébé qu'elle n'a pas pu tenir pour l'empêcher de tomber et d'en mourir. Quelques années plus tard, cette perte a été suivie par la mort d'un fils alors adulte, marginal, addictif à l'alcool et aux drogues que sa mère, selon la patiente, aurait massacré depuis son plus jeune âge, et que la famille avait jeté dehors. Ayant perdu logement et travail, il était venu habiter chez la patiente jusqu'au moment où, lasse de devoir toujours veiller à sa survie, elle lui a signifié qu'elle ne souhaitait plus le garder. Dans les jours qui ont suivi cette annonce, elle a appris sa mort.

Elle interprète que c'est ce refus de remplir la fonction de parent protecteur qui aurait précipité son frère dans la mort. Ce décès a été un moment décisif dans la vie de la patiente qui s'est mise à se replier sur elle-même dans un deuil interminable. Être chargée de sauver la famille prend un relief particulier et semble être le contre-investissement d'un désir de mort appartenant non pas à elle mais à l'imago incorporée. Ainsi, dans sa compulsion à sauver, Dolorès a découvert son identification à sa mère sauveuse et tueuse d'enfants. Elle aurait, selon elle, « laissé tomber son frère exactement comme sa mère a laissé tomber le bébé de la voiture. »

La patiente comprend ainsi avec nous l'engrènement qui l'a liée indissolublement à sa mère. À cette différence que grâce au cadre analytique et à notre écoute, elle a pu objectiver cette incorporation de l'imago, l'élaborer et enfin la transformer en paroles et en pensées, donc passer à une représentation.

Dans cette famille, il règne une idéologie de l'anti-conception. De ce fait, pour les enfants, la menace de mort est permanente et « il est nécessaire de se bagarrer pour vivre. » Une sorte de fantasme -non-fantasme d'avortement perpétuel de la mère s'accompagne d'une énorme emprise. Ainsi règne une idéologie du désengendrement qui verrait les enfants comme des sangsues dévorant leur mère de l'intérieur. Aussi le désir d'avortement chez la mère est-il présent dès la conception.

Face à cela, il est évident que le travail de la patiente consiste à ne pas se faire l'agent actif de ce désir d'avortement perpétuel qui a animé sa mère mais qu'elle a malgré tout repris à son compte.

« Il faut que je cesse de les protéger si je ne veux pas y laisser ma peau », dit-elle. C'est à cause de ce désir de mort de ma mère que je me sens investie de la mission de devoir toujours protéger mes frères et sœurs - en fait de les maintenir vivants -. »

Ce désir sacrificiel de protéger sa fratrie, de sauver les siens, est en fait une défense érigée contre une transmission brute, celle de la mort et du désengendrement. Nous avons là une illustration à double face du meurtriel.

Pour compléter ce tableau, quelques remarques sont nécessaires à propos des méfaits de l'incestualité meurtrière.

Mais le père me direz-vous ? Il est le complice de la mère tyrannique. Il sacrifie ses enfants par peur de s'opposer, il laisse faire la nocivité de l'épouse en se réfugiant dans l'alcool. Il sombre dans l'inceste pour se consoler de l'infidélité de son épouse qui lui livre sa fille en pâture en compensation de ses manquements.

Il est arrivé une seule fois au père de s'opposer à son épouse à propos de l'admission de la patiente dans un lycée mixte. Soutenu par son père, elle y est entrée tout de même, faisant fi de l'interdit maternel mais cette entreprise de sauvetage d'elle-même a avorté car elle a abouti à un échec scolaire retentissant. Ce faisant, elle se soumettait au dictat maternel implacable, en s'appliquant les mesures de rétorsion de ce tyran intériorisé. Il s'agissait de faire avorter tous les mouvements allant vers la vie ou d'autonomisation, tel est le projet du tyran en elle !

Pourquoi la patiente qui, jusqu'à l'adolescence, avait été l'enfant terrible opposée à la toute-puissance du tyran, s'est ainsi prêtée à la violence maternelle en l'incorporant au cours des années pour la retourner contre elle ? Il semble que les agressions sexuelles subies de la part de son père ont eu pour effet de la culpabiliser « Je me sentais coupable, responsable, si c'est arrivé c'est de ma faute. Je lui en ai beaucoup voulu durant longtemps. Après, cela s'est estompé. J'ai relu mon journal : je ne parle que d'elle, elle a été la passion de ma vie.

« Oui vous vous souvenez je vous ai déjà dit que ma mère s'est évanouie quand la sage-femme lui a dit "Vous avez une belle petite fille". Son idée était qu'il ne faut pas faire d'enfant, cela ne sert à rien ; les enfants, ça vous bouffe la vie, il faut les tuer avant qu'ils ne vous tuent. Quand elle était enceinte, elle ne cessait de sauter pour se faire avorter. Elle a fait des avortements en nombre pour qu'ils tombent, des trajets en voiture dans des camionnettes qui sillonnaient des routes chaotiques défoncées, elle accouché d'un bébé mort, né à sept mois ; elle a fait plusieurs avortements nous étions tous des morts en suspens. C'est comme si la mort était suspendue au-dessus de nos têtes. »

Elle rappelle alors des souvenirs où sa mère avait ouvert le gaz alors que les enfants étaient présents. Elle raconte aussi qu'après une dispute avec son père, elle a pris un enfant et a menacé de se jeter par la fenêtre. Dolorès ajoute : « On avait la peur au ventre » !

Comme on peut le constater dans cet exemple clinique ce que nous appelons meurtriel va bien au-delà de la limite constituée par l'interdit d'engendrer, il va jusqu'au meurtre de la progéniture, difficile à penser certes, mais dont les faits divers fréquents en sont le témoignage.

L'expression du meurtriel au sein du mal-être social

Dans nos sociétés néo-libérales, le processus d'autorité qui fait référence aux normes et aux valeurs morales issues du surmoi collectif est en faillite. Il en résulte un mal-être lié aux dysfonctionnements du « vivre ensemble. » Nous allons voir à l'œuvre les répercussions de ce mal-être sociétal et ses incidences meurtries sur le couple et la famille.

Autour du mal-être : problématique théorico-clinique

Nous présenterons une situation conjugale où la tyrannie bat son plein et nous nous interrogerons sur les origines de ce phénomène. Comment comprendre que deux êtres qui s'aiment finissent par devenir complices du mal qu'ils s'infligent ? Cette tyrannie est elle-même infiltrée par un profond mal-être sociétal sans pour autant que le conflit opposant les partenaires ne se réduise à leur seule condition sociale car il faut bien évidemment que l'histoire infantile de chacun puisse trouver matière à s'y déployer.

Au préalable nous mesurerons l'incidence de l'économie libérale sur l'idéologie sociétale et la manière dont elle imprègne profondément la sphère intime des relations de couples.

Pourquoi chez R. Kaës est-il est question de mal-être ? Pourquoi ne pas évoquer tout simplement, à la façon de Freud, le « malaise dans la civilisation. » Dans ce texte[1] Freud postule la difficulté de l'homme à être heureux en raison des limites imposées à la vie pulsionnelle. Pour bénéficier de la sécurité liée à la vie collective, les hommes doivent, selon Freud, faire un sacrifice à la fois nécessaire et douloureux de leur vie pulsionnelle. Il évoquait ainsi trois causes de souffrance faisant obstacle au bien-être, entendu comme plaisir de fonctionnement du corps et de la psyché : la puissance de la nature, la fragilité de notre corps et l'insuffisance des mesures propres à régler les rapports entre les hommes.

Dans la société post-moderne décrite par R. Kaës, il n'est plus question de malaise mais de mal-être[2]. En effet, dans les sociétés néo-libérales l'idéal

---

1 FREUD S. (1929) *Malaise dans la civilisation,* Paris, PUF, 2010.
2 KAËS R. (2012), *Le Mal-être*, Paris, Dunod.

commun serait au contraire celui d'une société qui aurait une fonction libératrice ; celle qui offrirait à tous la possibilité d'être heureux en ayant accès à un certain bien-être dans le sens d'un confort de vie de plus en plus grand. Tout cela demande des sacrifices bien que l'acquisition de la notoriété ou du confort matériel ne rende pas nécessairement plus heureux !

Depuis Freud, le problème s'est déplacé : la société post-moderne affecte des airs de grande permissivité mais la répression est toujours là sous forme d'une lutte incessante et d'une compétition parfois féroce pour accéder à des positions de pouvoir, à des compétences qui font autorité et exigent des capacités toujours plus performantes pour faire fonctionner le système. Ainsi le mal-être dans nos sociétés néo-libérales semble se situer ailleurs que dans la répression pulsionnelle, car il réside paradoxalement dans la réussite sociale à tout prix et parfois à n'importe quel prix. Ceci a pour conséquence une énorme destructivité.

En fait, ce mal-être se trouve dans la troisième source de souffrance énoncée par Freud. Il naît du rapport entre les hommes, autrement dit, des qualités mises en jeu au sein des relations intersubjectives jusqu'à infiltrer les plus intimes.

En aucun cas, l'aisance matérielle ne peut correspondre à cet état de bien-être, car la communauté met en place des relations humaines extrêmement violentes et compétitives qui abolissent tout sens moral. Le surmoi collectif est en faillite, il ne fait plus autorité. On doit donc aborder le problème de nos sociétés, non plus en termes de névrose et de conflit intériorisé entre les forces du ça et l'autorité du surmoi, mais en termes de défoulement des pulsions destructrices, de la haine archaïque et de l'abolition des contraintes instaurées par la civilisation pour limiter et contenir la destructivité.

Ainsi, quand Freud affirmait avec force que la communauté a pour principal but d'assurer une fonction protectrice, on voit bien que ce n'est pas l'objectif majeur de nos sociétés post-modernes où l'accroissement de la production occupe le premier plan. L'insuffisance à pouvoir régler les rapports entre les hommes s'avère de plus en plus importante en raison justement de ce goût immodéré du profit.

Outre les deuils et les traumatismes collectifs qui ont parsemé notre histoire, force est de reconnaître avec R. Kaës l'état de désorganisation sociale, économique et culturelle. Nous devons prendre acte que nous vivons un autre moment de notre histoire, dans un autre univers de connaissances bien différent de celui dans lequel Freud baignait lorsqu'il écrivait *Malaise dans la civilisation*. Ce mal-être implique d'autres modes d'organisation de la psyché, d'autres formes de subjectivité.

Le nazisme et la Shoah, dit R. Kaës, « nous conduisent à aborder le problème non en termes de répression des pulsions mais en termes de défoulement sans frein des pulsions destructrices[1]. » Ce qui signe la faillite du surmoi et des valeurs qui peuvent guider nos conduites.

La conséquence de tout cela est que l'évolution sociétale ne se situe plus sur le plan de l'opposition entre instances surmoïques et pulsionnalité - ce qui caractérise le schéma névrotique - mais bien dans les pathologies du narcissisme.

R. Kaës nous parle d'un mal-être qui ne naît pas de conflits névrotiques mais de la dislocation du contrat narcissique à l'origine d'une véritable errance sociale. Ce qui ressort de l'état actuel de notre société c'est que « toutes ses pathologies affectent les processus de transmission de la vie psychique entre les générations. Ce sont des pathologies du narcissisme, de l'originaire, de la symbolisation primaire, elles concernent la médiation et la transitionnalité. Ce sont corrélativement des pathologies du lien intersubjectif [2]». Ainsi l'angoisse devant le nucléaire, l'économie hyper-libérale, la menace écologique, les incertitudes vis-à-vis des technologies, sont des choses qui demeurent aujourd'hui un horizon noir si nous y ajoutons les menaces d'attentats et les nombreux suicides dans des institutions jusqu'alors considérées comme paisibles.

En effet, nous assistons à un affaissement considérable de la capacité à espérer, à se référer à des valeurs établies, à des idéaux partagés pour avoir accès au sentiment d'appartenir à un groupe uni qui se nourrit de l'estime qu'il se porte à lui-même. Ce sont des aspects de ce qui pouvait faire autorité, mais la majorité n'adhère plus aux valeurs transmises et aux savoirs.

Ce qui semble nécessaire de retenir pour notre propos, ce sont les conséquences inter psychiques de cette mise en place de l'économie hyper libérale qui entraîne la désagrégation des idéaux et des valeurs partagées. « État de la société qui fait que nous sommes dans une errance psychique qui va de pair avec la disparition des étayages narcissiques vitaux. Le contrat narcissique ne se construit pas sur des bases structurantes lorsque le narcissisme est à ce point détruit, éclaté ou fétichisé[3]. »

---

1 KAËS R. *Ibid.*, p. 259.
2 *Ibid.*, p. 171
3 KAËS R., *Ibid.*, p. 129.

On voit avec netteté la force de ce propos : c'est bien le narcissisme qui est atteint, le contrat narcissique étant précisément ce qui permet à l'individu de trouver sa place dans la société et au sein du groupe famille.

Le rôle joué par l'argent dans le mal-être social

Ainsi, ce qui contribue au mal-être c'est l'organisation sociétale avec sa hiérarchisation, ses pressions sociales et l'impérieuse nécessité d'obtenir à tout prix succès et réussite. Autant d'aspects qui mettent à l'épreuve le narcissisme de chacun et la terrible exigence du moi idéal collectif à l'origine d'une intense et meurtrière compétitivité qui se resserre dans un meurtriel sociétal.

Dans *Contribution à la critique de l'économie politique,* Marx[1] avait déjà fort bien pressenti la crise identitaire s'accroissant avec l'extension du capitalisme. Plus l'évolution technologique progresse, plus l'individu perd ses repères, plus décroît le contrat narcissique présent dans le sentiment d'être unique et d'occuper une place au sein de la société. Dans les groupes traditionnels, c'était la généalogie qui déterminait la place d'un individu ; chacun était repéré comme le fils d'un tel, le petit-fils d'une telle. Ce n'est plus le cas aujourd'hui où l'identité de chacun est liée à son emploi donc à la place qu'il occupe dans la production et dans la captation des richesses. Or, il s'avère que dans nos sociétés néo-libérales, les positions occupées par chacun sont d'autant moins stables qu'elles ont élevées. Ainsi, personne ne connaît réellement sa place et ne la trouve qu'au hasard des petites annonces ou de ses relations. Devant la déréliction des repères habituels, l'argent joue un rôle fondamental et souvent les compétences d'une personne sont confondues avec sa capacité à gagner de l'argent. Malheur à ceux qui n'y arrivent pas, ils sont très vite exclus de ce système impitoyable. « Si ce que je suis est identique à ce que je vaux, à ce que je « pèze », je suis jetable dès lors que je ne vaux plus rien selon les critères de l'utilitarisme[2] »

Marx dans L*e Capital* avait mesuré ce pouvoir extraordinaire conféré par l'argent dans les sociétés modernes : « L'argent, en possédant la qualité de tout acheter de s'approprier tous les objets est donc considéré comme possession éminente. L'universalité de sa qualité est la toute-puissance de son essence. Il passe donc pour tout-puissant [3]».

---

1 MARX K. (1859), *Contribution à la critique de l'économie politique,* Paris, Ed. Sociales, 1972.

2 KAËS R. (2012), *le Mal-être,* Paris, Dunod, p. 259.

3 MARX K. (1872), *Le capital*, Paris, PUF, 1993.

L'argent peut être un instrument à la base de l'exercice du pouvoir, à la fois parce qu'il est faiseur d'illusion - il peut parvenir à dissimuler sa vraie nature de même que son origine - mais aussi parce qu'il génère de la confusion en endossant ainsi le statut d'objet fétiche.

Avec la propagation de l'argent, ce qui est en jeu, c'est la transformation des instances surmoïques qui vont avoir pour résultat de fausser les notions de bien et de mal, abolissant les limites intrapsychiques entre le ça et le surmoi, le ça occupant la place du surmoi.

Shakespeare - cité par Marx dans les *Manuscrits de 1844* – fait avec humour de l'argent la « divinité visible », illustrant la transformation de toutes les qualités humaines et naturelles en leur contraire, la confusion et la perversion universelle des choses. L'argent a pour effet de mettre en avant ce que Marx appelle le fétichisme de la marchandise. On peut évidemment entendre que l'argent confère un phallus mais sur la base d'une falsification. Il y a donc quelque chose de faussé frôlant la perversion, dans l'usage qui est parfois fait de l'argent.

Abordons maintenant brièvement l'analyse du système capitaliste notamment par le biais de la loi de la valeur qui pourrait nous faire comprendre combien le concept d'incestualité est lié à la découverte du rôle de l'argent au sein des relations humaines. Marx met en évidence sa fonction très particulière, celle d'envahir tout le champ social et des sphères d'activités qui en des temps plus anciens parvenaient à y échapper. Il nous faut montrer les conséquences de cette inflation de la loi de la valeur. Tentons d'en rendre compte par un rapide rappel des théories marxistes issues du *Capital*.

À l'opposé de la valeur d'usage d'un objet, ce qui correspond à sa capacité de satisfaire un besoin, est opposée la valeur d'échange équivalent à une quantité de travail social moyen incorporé au produit (à un moment donné du développement technologique).

Dans cette transformation, ces objets auxquels est appliquée la loi de la valeur ont perdu leurs qualités intrinsèques, d'être tous différents les uns des autres en ce qu'ils satisfont des besoins différents, mais ces qualités s'effacent au profit de la quantité. La loi de la valeur, en transformant toutes les choses en marchandises, les rend toutes parfaitement équivalentes. C'est ainsi que, dans cette opération de quantification, tel morceau de viande peut valoir la même somme d'argent que tel livre. Une sorte de magie s'opère qui transforme toutes ces choses si dissemblables en marchandises et de ce fait, les rend, malgré leurs différences de nature, parfaitement substituables et échangeables, c'est-à-dire correspondant à une certaine quantité d'argent. On leur crée un dénominateur commun. Cette caractéristique ne se limite pas aux objets inanimés, elle s'étend au travail humain qui peut, comme n'importe quelle autre chose, être quantifié, échangé contre de l'argent, donc prendre statut de marchandise.

Il s'agit, pour celui qui ne possède rien d'autre que sa force de travail, de se vendre au plus offrant pour obtenir les moyens vitaux d'existence permettant de pouvoir renouveler sa force de travail.

En ce sens, on peut dire que la loi de la valeur a un impact narcissique profond sur le psychisme de l'individu et ceci pour plusieurs raisons. La première est que les hommes sont au service d'un système abstrait qu'ils doivent alimenter en permanence, en vendant leur force de travail. Ils sont eux-mêmes marchandises parmi les marchandises ; mais surtout, il y a un renversement : la nature n'est plus au service de l'homme mais l'homme est asservi à la nature en ce qu'il a besoin de travailler pour survivre. La seconde raison est que cette réduction de l'homme à l'état de marchandise échangeable transforme profondément les rapports humains. Il ressort de tout cela ce que Marx nomme un « univers de l'indifférence. »

L'indifférence

Ce concept d'indifférence regroupe plusieurs acceptions : la première au sens de l'indifférencié qui caractérise une société où tout peut devenir objet d'achat ou de vente, être monnayé et monnayable (en ce sens Marx parle de prostitution généralisée) ; la seconde, pour signifier une attitude d'esprit qui de notre point de vue est à l'origine du mal-être. Il est en effet généré par l'indifférence aux valeurs mais aussi et surtout par l'incapacité à pouvoir s'identifier à l'autre, à prendre en compte sa différence, à tenir compte ce qu'il éprouve et de ce fait, à le considérer comme un étranger.

L'indifférence est aussi in-différence et en ce sens, nous retrouvons l'état de confusion mentionné par Racamier lorsqu'il parle de l'incestuel qui va de pair avec le déni de la différence des sexes, des êtres et des générations ; mais indifférence aussi au sens moral du terme : désaffection, désinvestissement des valeurs éthiques propres aux relations humaines qui vont se trouver noyées, effacées par des échanges d'intérêts et de calculs égoïstes.

L'argent, le goût pour l'argent et le désir du pouvoir par l'argent ont pour effet de dénaturer les relations intersubjectives, accroissant la cupidité, et ceci aux dépens de toute considération morale. C'est ainsi que l'éprouvé d'honneur, de courage, d'amour, d'amitié, d'empathie pour le prochain, toutes ces valeurs qui régissent ordinairement les relations humaines s'effacent pour ne laisser subsister que « le froid calcul de l'argent comptant [1]. » N'est-ce pas assister à un effondrement des instances surmoïques ? Quel surmoi peut émerger de tout cela ?

Il en est de même de la faillite d'une certaine conception de l'autorité, non plus fondée sur les valeurs éthiques mais sur l'aptitude du sujet à la domination grâce au pouvoir de l'argent.

Pour des auteurs comme M. Hurni et G. Stoll « la fonction de l'argent est dans toute relation perverse prééminente, car l'argent est un outil au service de la séduction, de l'emprise, du chantage et du dénigrement de l'autre. Il se pourrait qu'il représente pour le pervers une sorte de substitut de la relation humaine qui lui est si essentiellement étrangère[2]. »

Ce qui intéresse notre propos de psychanalyste ce sont les conséquences psychologiques et relationnelles présentes dans ce concept d'indifférence, quelque chose qui ressemble à la confusion induite par l'incestualité avec toujours, plus ou moins, un noyau pervers.

Aussi, si nous revenons à notre discussion sur le mal-être, nous avons le sentiment que l'argent considéré par Racamier comme « l'objet incestuel par excellence » imprègne les conduites sociales au sein de l'entreprise, du bureau et de l'usine, mais qu'il a également une incidence sur la vie intersubjective au sein des familles et des couples.

Il arrive en effet que ce pouvoir conféré par l'argent en vienne à modifier, à pervertir le rapport conjugal en l'installant sur un mode employeur / employé, à transformer les relations filiales en un rapport exploité / exploiteur, à déformer les rapports amicaux, amoureux, filiaux en de sordides histoires où priment l'intérêt, l'emprise ou le chantage. Ce pouvoir de l'argent permet aussi le renforcement du rôle délétère des défenses narcissiques. L'argent peut certes se mettre au service de l'incestuel, mais il peut aussi devenir un instrument du meurtriel, dont la vignette qui suit illustre l'une de ses manifestations.

Exemple clinique 15 : un pacte tyrannique

C'est une thérapie analytique de couple qui a dû être interrompue en raison du refus du mari de poursuivre le traitement. Il a par contre souhaité que continue le travail commencé avec son épouse, la considérant comme étant la seule à avoir besoin de soins.

---

1 MARX K. (1848) *Le manifeste du parti communiste*, Paris, Garnier Flammarion, 1999.
2 HURNI M., STOLL G. (1996), *La haine de l'amour*, Paris, L'Harmattan, p. 60.

Un couple proche de la cinquantaine vient consulter sur les conseils d'un collègue. Ils ne se parlent plus depuis des mois. Les liens du couple se sont distendus au cours des années au point qu'actuellement, Monsieur que nous appellerons Donatien vit avec ses enfants dans un appartement séparé de celui de son épouse, Justine, reléguée à l'étage au-dessous. Cette séparation a été imposée par le mari qui interdit à son épouse l'accès à l'habitation principale où il loge avec leurs trois fils. De ce fait, elle est exclue de son rôle d'épouse et de mère se trouve destituée de toute autorité dans la mesure où elle ne prend pas part aux décisions concernant les enfants. Toutefois, elle aura la possibilité de les voir ou de dîner avec eux mais à certains moments déterminés de la semaine.

Il y a ainsi une sorte de contrat tacite imposé par le mari. Il veille à la satisfaction des besoins élémentaires de son épouse à la seule condition qu'elle ne demande pas le divorce. En effet, il craint qu'un jugement ne le condamne à devoir partager sa fortune avec elle. Il veut bien qu'elle dispose de son carnet de chèque pour acheter ce dont elle a besoin pour vivre mais à la condition de ne jamais faire intervenir un tiers, représentant de la Loi. Le couple se retrouve ainsi dans la situation paradoxale d'être séparé -non séparé. Ce qui nous semble très important c'est que cet arrangement décrété par le mari est fondamentalement paradoxal. Certes, elle peut utiliser l'argent de son époux - tout en n'en faisant qu'un usage modéré pour ne pas dire parcimonieux - mais c'est surtout cet « arrangement » la conduisant à vivre seule, exclue du foyer familial tout en en étant très proche, sans contact avec sa famille qui est l'objet de ses souffrances. Le paradoxe de la situation est que Justine subit une « maltraitance confortable », expression, qu'elle utilisera à la fin de son analyse. Durant ce travail, elle a eu du mal à prendre conscience du caractère tyrannique de ces dispositions.

La passivité de cette patiente nous est apparue comme une énigme car elle avait des diplômes lui permettant de gagner sa vie. Cependant, elle restait dans la situation d'épouse répudiée alléguant sa difficulté à se débrouiller financièrement toute seule. Elle souffrait d'être mise de côté, mais subissait cette situation comme si elle avait quelque chose à expier.

Quelque temps après son mariage, le couple, initialement très amoureux, avait dû s'expatrier en raison du travail de Donatien au sein d'un grand groupe pétrolier. Les déménagements aux quatre coins du monde avaient été nombreux.

Justine, diplômée, avait dû abandonner son premier poste pour accompagner son mari dans son ascension professionnelle. Sur le moment, ce renoncement n'avait pas été vécu comme un sacrifice.

Le couple eut trois fils. Justine renonça à toute activité intellectuelle ou professionnelle pour se consacrer exclusivement à sa famille. Durant toute cette tranche de vie, le foyer a mené une existence assez luxueuse mais le mari, voué corps et âme à son travail, s'est progressivement éloigné de sa famille où il fit bientôt figure d'étranger.

Au fil des années, Justine, elle, se sentit de plus en plus délaissée par son mari. Elle vécut alors moins bien cette situation d'expatriation, se sentant seule, loin de tout, isolée dans une culture étrangère, noyée dans les tâches éducatives et ménagères, peu aidée par son mari qu'elle ne voyait quasiment pas, tant il était absorbé par son travail et son souci de grimper toujours plus haut dans l'échelle sociale et d'accumuler une fortune. Elle se mit à souffrir de l'absence croissante de communication avec cet homme qui, au cours des années, devenait de plus en plus lointain, préoccupé et sombre.

La situation conjugale se dégrada progressivement jusqu'à un point de non-retour. La rupture se déclencha au moment où, lasse de le solliciter, de retrouver journellement ce visage fermé, cette attitude lointaine, elle se refusa sexuellement, n'éprouvant plus aucun désir pour lui. Ces refus répétés fonctionnèrent comme un déclencheur de haine chez Donatien qui se vengea de la façon que nous avons décrite plus haut.

Ils revinrent en France, mettant en place ce contrat paradoxal de séparation -non -séparation et ne se parlèrent plus. Le premier rendez-vous fut l'occasion pour eux de le faire, et encore, de façon calculée.

Rien, pas un mot lors de ces premières séances sur le rôle de l'argent dans leur couple. Pourtant, c'est l'argent qui joue le rôle majeur. C'est au moyen de l'argent accordé ou refusé avec l'arbitraire le plus total que Donatien tyrannise sa famille. Il s'en sert comme d'une arme pour exercer son pouvoir aux dépens d'une épouse réduite au silence face à la menace d'être privée de tout moyen d'existence.

Au moment où ils consultent, le silence est fait sur ce qui s'est vraiment passé pour en arriver à une telle situation. Nous mettons un certain temps à comprendre que ce malaise grandissant était en rapport avec une « mise au placard » subie par le mari en raison d'une réorganisation de l'entreprise : son poste était devenu inutile. Il se trouvait de ce fait exclu malgré le rôle important qu'il avait joué jusqu'alors et malgré les énormes sacrifices qu'il avait consentis. Son silence autour de cette « mise au placard » révélait l'évidence, après coup, de l'humiliation et l'énorme blessure narcissique qu'il avait dû ressentir.

Le secret de ce déclassement a longtemps été gardé par le couple. Il a par la suite été évoqué de façon évasive mais nous avons eu la prudence de ne pas l'aborder car nous redoutions une réaction explosive. Le patient était tendu, crispé, prêt à bondir au souvenir de cet épisode cuisant de sa vie sociale.

Donatien fait partie de ces patients, prisonniers d'un système, qui viennent consulter à la suite d'un effondrement lié aux pressions subies au travail. Il s'agit en l'occurrence des contraintes exercées sur le personnel au sein d'un système extrêmement tyrannique et hiérarchisé qui contraint ses participants par de sourdes menaces de licenciement et par diverses méthodes. L'une d'elles consiste, de la part des petits chefs, à faire supporter la responsabilité de leur incompétence à leurs subalternes qu'ils vont persécuter.

Le traumatisme n'a pas eu lieu en une fois. Il se répète de jour en jour au moyen de pressions progressives qui diffusent dans le système, transmises par un pouvoir le plus souvent abstrait.

L'humeur que le mari manifestait chez lui à cette époque n'était sans doute pas étrangère aux exigences et menaces exercées pour augmenter en permanence sa rentabilité. Malgré ses efforts quotidiens pour être conforme à ce que l'on attendait de lui, il a été exclu au moment où il n'était plus utile.

La conséquence de cette mise au placard a été une forte dépression passée sous silence et des angoisses persécutives massives. Cette vraie maltraitance a pris toute sa mesure lorsqu'elle a rencontré dans l'intrapsychique le souvenir des maltraitances infligées par son père violent et narcissique et dont il avait eu à souffrir pendant ses années de jeunesse. Le patient s'est trouvé démuni, incapable de déjouer les malfaisances de cette tyrannie externe confondue alors avec sa propre tyrannie interne. En effet, il semble qu'il n'ait pas pu s'en défendre autrement qu'en exerçant lui-même cette tyrannie sur une autre scène, celle de sa famille et plus particulièrement celle de son couple.

Nous rencontrons dans les deux situations des formes abusives de l'autorité. L'une subie par l'époux au sein de son entreprise et l'autre, celle qu'il ne va pas tarder à exercer au sein de sa famille : éloigner son épouse du foyer, la rendre dépendante financièrement, exercer des pressions pour qu'elle renonce à demander le divorce pour reprendre sa liberté, l'humilier en lui ôtant tout pouvoir au sein de sa famille, la séparer de ses enfants.

Revenons au couple. Deux niveaux de réflexion s'offrent à nous pour comprendre cette relation que j'ai qualifiée de tyrannique.

Un premier niveau relève de l'intrapsychique et a trait à la maltraitance exercée par le père de Donatien durant son enfance et un deuxième niveau concerne sa position au sein de son entreprise.

Justine a aussi vécu dans sa famille les souffrances sans nom que son mari a subies sans mot dire à son travail.

Recherchons dans l'histoire de l'épouse ce qui peut la conduire à cette complicité agie avec son bourreau : Justine est issue d'une famille d'agriculteurs du sud-ouest de la France, où l'autorité de l'homme est toute puissante. Elle a durant toute son enfance été sous le joug d'un père extrêmement tyrannique dont on ne pouvait en aucun cas discuter les points de vue ni les décisions. Sa mère était une femme déprimée tout à fait écrasée par le pouvoir de son mari. Dans la famille toutes les femmes avaient un même statut : celui d'être soumises et de ne pouvoir en aucun cas donner leur avis sur quoi que ce soit.

La description de la mère de la patiente correspond celle d'une « mère morte » au sens du fameux texte de Green[1]. Cette atmosphère était pour Justine, irrespirable. Aussi, dès que l'occasion se présenta, elle quitta le domicile de ses parents pour aller faire des études dans un pays lointain, mais cela ne l'empêcha pas de conserver en elle l'imago de sa mère, femme vaincue, incapable de se sortir d'une relation perverse ou de réclamer une reconnaissance sociale.

À la suite de son départ, sa mère s'effondra puis elle se mit à l'accuser de mille maux : tout son malheur était de la faute de Justine. Nous comprenons alors qu'incriminer sa fille était une habile manière de déplacer ses conflits sur elle et de ne pas remettre en cause le lien tutélaire à son mari qu'elle redoutait tant.

Au niveau de la mini société constituée par son village et sa famille, Justine, comme toutes les femmes était disqualifiée. Aussi ne peut-elle pas considérer qu'elle a plus de valeur que sa mère ou que ses tantes. Ce qui caractérise toutes ces femmes c'est l'extrême dépendance financière dans laquelle elles se trouvent par rapport à leurs maris. Elles consacrent toute leur vie à les aider mais n'obtiennent jamais de reconnaissance pour leur rôle dans la réussite de leurs maris. Voilà, si l'on peut dire, l'aspect sociétal et idéologique qui sert de fond à ce scénario.

Choisissant l'évitement du conflit comme sa mère, Justine reste prisonnière de ce statut d'assistée. Faire mieux que sa mère serait probablement dangereux pour elle. Elle serait alors menacée d'un abandon insupportable comme celui qui a déjà eu lieu dans le passé. Qu'attend-elle de ce mari, sinon l'expression de l'amour maternel qui n'a pas eu lieu en son temps et avec sa propre mère ? Comme on voit, il y a confusion des temps et des personnes.

Comme sa mère, la patiente ne peut aller consulter un avocat par crainte de déclencher les foudres de son mari. Elle le craint tellement qu'il

1 GREEN A. (1980), *Narcissisme de vie, narcissisme de mort*, Paris, Ed. Minuit, p. 222.

faudrait qu'elle parvienne à lui demander l'autorisation de le quitter pour voler de ses propres ailes.

Pourquoi ces deux personnes ont-elles fondé un couple et créé une famille ?

Ils ont tous deux souffert d'un père extrêmement tyrannique voire pervers et disqualifiant. Cette souffrance commune aurait-elle eu pour effet de les rapprocher ? Leur lien intersubjectif réside dans un fantasme partagé : le mari entretient l'idée que sans son aide financière, son épouse périrait. Effet d'une injection projective qui la paralyse, le délire du mari est agissant en elle sous la forme de la conviction à ne pouvoir survivre sans son aide.

Ce qui semble fondamental, c'est la défaillance du narcissisme chez l'un comme chez l'autre. L'épouse est prisonnière d'une identification aliénante à sa mère qui ne peut rien entreprendre de sa propre initiative. La patiente est convaincue qu'elle ne peut vivre ni se débrouiller seule. Nous savons que c'est faux. Elle a un nombre suffisant de diplômes pour vivre sans l'aide du mari mais une part d'elle reste fidèle à l'image maternelle.

Revenons au rôle de l'argent dans cette problématique. Dans l'idéologie de ces familles règne un présupposé : c'est l'argent qui fait la valeur de la personne. Quand le mari dit à son épouse qu'elle n'est bonne à rien, elle ne trouve rien à redire. La disqualification dont elle est l'objet fonctionne comme l'écho de sa propre conviction d'être incapable de survivre sans l'aide de son époux.

L'argent joue également un rôle dans la pseudo réparation du mari : sa faille narcissique est liée aux disqualifications infligées par son père et subies pendant toute son enfance et à celles, plus récente, constituée par sa mise au placard au sein de son entreprise. Cette seconde blessure narcissique sera renforcée par le refus sexuel que Justine va lui opposer.

La conduite perverse du mari vis-à-vis de son épouse est au service d'une restauration de son narcissisme défaillant. L'argent apparaît comme moyen de réhabilitation de soi, et en même temps il est le moyen d'assurer sa domination et son autorité au sein de sa famille. En effet, quand séparés par un étage, il continue à la nourrir en lui donnant son carnet de chèques, il a de lui une image de bienfaiteur, ce qui lui évite toute culpabilité concernant la mise à l'écart qu'il a organisée. En réalité, il ne divorce pas car veut sauver son patrimoine. Son avidité se cache derrière son apparent altruisme. Il lui faut maintenir le *statu quo*, car si elle s'éloignait, ce serait perdre cette femme grâce à qui il peut se réparer en permanence. Le pervers est un ogre qui se repaît de l'attaque infligée au narcissisme de l'autre. Dans cette sorte de couple, il y a de la perversion narcissique. Ce n'est pas le sexe que recherche le partenaire pervers, ce qu'il veut, c'est s'approprier l'être de l'autre ici, grâce au pouvoir de son argent.

Après trois ans d'analyse, la patiente a pu entreprendre une action en divorce et trouver un emploi rémunéré qui lui a permis de sortir de son *claustrum*.

CHAPITRE 7 : LORSQUE L'ENFANT PARAIT

Le couple face à l'engendrement

La question de la transmission psychique du lien filial paraît évidente dans les familles œdipiennes mais ne l'est pas dans celles au fonctionnement antœdipien où l'incestualité sévit fortement.

Œdipe ne va pas sans l'engendrement et l'engendrement relève de l'union sexuelle d'un père et d'une mère. Dans cette dimension, il faut considérer également que le père et la mère sont eux-mêmes issus d'un père et d'une mère. C'est là que se situe la chaîne générationnelle. L'héritage psychique à la source du sentiment identitaire se transmet de génération en génération. Dans le cas du couple incestuel, ce lien est rompu.

Dans l'engendrement, l'élément générationnel est incontournable, mais le point nodal est que l'engendrement se situe d'abord au sein d'une relation triangulaire dont l'importance dans la psyché a été théorisée par le complexe d'Œdipe et son fantasme de scène primitive. Il s'agit là d'un fantasme originaire au sens où il est à l'origine de tous les autres fantasmes. Il est destiné également à rendre compte de l'origine du sujet. Le clivage familial et la division de la famille ne peuvent en aucun cas favoriser le fantasme d'avoir été engendré par l'union sexuelle d'un père et d'une mère. La scène primitive est scotomisée et avec elle tous les fantasmes qui en émanent. Dans un tel contexte, l'incestualité bat son plein et abolit les fantasmes. Le désir qui fonde la rencontre amoureuse se nourrit de fantasmes duels constituant le tissu psychique commun aux deux partenaires. Dans le cas du couple marqué par l'incestualité, ce tissu est troué, voire inexistant. Ce qui fait l'objet de la transmission c'est le non-sens, l'agir, le comportement ou la somatisation voire la construction d'un délire.

Quoi de plus naturel pour un couple d'amoureux que de chercher à se reproduire ? C'est l'aboutissement de ce lien et, à quelques exceptions près, une tentative pour deux amants de manifester leur désir d'éternité et de l'union indissoluble du couple. Et pourtant, ce désir d'engendrement n'est pas du tout évident. Il arrive que les couples consultent parce qu'ils ont du mal à avoir un enfant. Ces difficultés sont à mettre en relation avec la qualité du lien entretenu par les partenaires avec leurs familles d'origine et la question de l'union de ces deux familles. Cela ne se fait pas sans heurts quand les appartenances culturelles, communautaires ou sociales sont différentes. Ces problèmes s'accroissent en fonction du degré d'attachement de chacun des partenaires à sa famille d'origine et de l'incestualité qui peut y régner en raison d'identifications aliénantes. L'incestualité, comme on l'a vu précédemment, joue un rôle important dans la qualité de la relation du couple et peut constituer un véritable obstacle à la capacité à engendrer. Qu'en est-il alors de la qualité de la filiation ? Qu'en est-il de ces enfants nés de couples désaccordés ?

Ainsi, l'engendrement peut être problématique quand l'un des partenaires a du mal à renoncer à une position filiale à laquelle il reste fixé. Devenir père impose cette idée de devoir renoncer à sa position exclusive de fils pour accéder à une position de père, ce qui implique une fonction de contrainte mais aussi de protection et d'amour au sein d'une nouvelle famille fondée par la procréation d'un enfant.

C'est le même problème que rencontrent certaines femmes lorsque l'incestualité sévit dans leur famille d'origine, qu'un lien excessif à leur mère entrave une véritable identification œdipienne à celle-ci et leur fait envisager la maternité naissante comme une trahison ou une destitution de leurs mères. L'imago interdictrice d'une mère toute possessive et jalouse de son pouvoir ne favorise guère une quelconque identification.

Toute naissance implique comme préalable des fantasmes d'engendrement propres à l'intersubjectivité du couple. Ainsi, ce sont les mythes familiaux qui se transmettent, les fantasmes conscients et inconscients qui peuvent favoriser les identifications de l'enfant à venir, mais il y a également des aspects négatifs de la transmission, omniprésents dans les couples issus de familles antœdipiennes.

C'est ainsi que s'effectue ce que R. Kaës nomme « transmission du négatif. » Il s'agit de ce qui, « dans les transmissions actuelles ou antérieures n'a pu être transformé ou intégré psychiquement. » Ainsi la « transmission du négatif » est « la transmission de ce qui fait défaut, ce qui manque, ce qui n'a pas été inscrit, ce qui a été nié, refoulé, ou projeté[1]. »

Il existe dans les familles antœdipiennes un interdit à la procréation. L'engendrement y est conflictuel. Cette difficulté génère des turbulences au sein du couple conduisant parfois à la rupture.

Exemple clinique 16 : difficulté à passer de deux à trois

Ils se fréquentent depuis sept ans mais vivent quand même chacun dans sa famille respective. Toutefois, ils ont le projet d'habiter ensemble et ont acheté à cette fin un appartement qui sera terminé dans quelques mois.

---

1 CICCONE. A, LHOPITAL M. (1991) *Naissance de la vie psychique*, Paris, L'Harmattan, p. 247.

Plus cette date se rapproche plus l'inquiétude monte, ce qui conduit le couple à consulter.

Jean est très inquiet car sa future femme a exprimé des doutes au sujet de ce projet et de l'emménagement futur. Elle exprime son malaise par des sensations d'étouffement car Jean la sollicite continuellement quand ils ne sont pas en présence l'un de l'autre. Ce sont des appels téléphoniques incessants : il veut tout savoir, ce qu'elle fait, où elle est... C'est vite devenu insupportable pour elle et ils consultent au moment où elle a exprimé des doutes et une certaine réticence à vivre avec lui. C'est angoissant pour elle d'accepter de vivre avec un homme si adhésif et intrusif. Cette hésitation a affolé Jean. Il se sent incompris : il a besoin d'elle et de son réconfort quand il est angoissé. Il va jusqu'à la menacer de suicide si tout ne marche pas comme il l'entend. Il se désole d'être délaissé, abandonné. Ces plaintes ne font qu'accentuer les réticences de sa compagne qui entend mettre des distances car elle veut vivre sa vie. Nous retrouvons là l'expression d'une emprise du compagnon sur sa partenaire, fort bien décrite par R. Dorey. « L'emprise ne doit pas être considérée comme un conflit intrapsychique, mais avant tout comme « un conflit interpsychique, c'est-à-dire entre deux appareils psychiques dont l'un obtient la reddition de l'autre » ainsi l'interaction de deux désirs se solde par l'asservissement de l'un au profit de l'autre[1]. »

Dans les séances qui ont suivi, nous avons compris qu'Elsa vivait une relation très incestuelle avec sa mère qui entre et sort de sa chambre, installe son linge personnel dans la commode de sa fille et impose sa présence en permanence, même lorsque Jean vient lui rendre visite. Face à une telle intrusion, la fille est incapable de se défendre, au point qu'on peut se demander si elle n'est pas complice de tels agissements. De son côté, Jean n'ose rien dire mais souffre de n'avoir aucune intimité avec sa compagne quand il va la voir.

Un désaccord est prégnant : il concerne le projet d'avoir un enfant. Le plus grand désir d'Elsa est de devenir mère. Elle se voit entourée d'enfants et ne peut concevoir son union avec Jean en dehors d'une telle perspective. Cela n'est en aucun cas le souhait de son compagnon. Il veut bien des enfants mais pas tout de suite. Cet ajournement d'une naissance est manifestement exprimé dans un but de conciliation avec sa compagne mais en réalité Jean ne souhaite pas du tout avoir d'enfant. Il justifie sa temporisation par la nécessité d'assurer un confort matériel suffisant et

---

1 DOREY R., « La relation d'emprise » in *Nouvelle de revue de psychanalyse*, *L'emprise*, n°24, Gallimard, 1981, page 124.

d'accumuler des revenus importants pour l'entretien et l'éducation d'un enfant.

Chez Elsa, le désir d'enfant est énorme, c'est comme si elle souhaitait avec la venue d'un bébé, reproduire le couple qu'elle a constitué avec sa mère. On comprend alors que Jean reporte le projet d'enfant.

Le couple mère-fille est en effet soudé, jamais remis en cause. Est-ce pour cette raison que la décision de vivre ensemble est sans arrêt questionnée ? En effet, le départ et la séparation d'Elsa d'avec les siens sont envisagés avec une angoisse qui manifeste sa peur de couper son lien avec sa mère ; mais cela n'est pas clairement exprimé. L'angoisse de la séparation est projetée sur le compagnon qui vit cette angoisse pour deux.

Elsa quant elle, manifeste ce sentiment d'asphyxie face aux demandes pressantes de son compagnon d'habiter ensemble.

Jean, lorsqu'il évoque ce problème, verse des larmes comme pourrait le faire un enfant qui se sent perdu et abandonné.

Nous retrouvons ici, ce qui est formulé par J.-P. Caillot dans la notion de position narcissique paradoxale. En effet, face à un tel comportement, Elsa répond par une mise à distance. Dans le couple, Jean, sans s'en rendre compte, provoque un net mouvement de recul de sa partenaire, prise de claustrophobie. Lui, sensible à l'éloignement de sa compagne, est pris d'angoisse agoraphobique et se sentant perdu décide de différer la décision d'avoir un bébé pour enfin se rapprocher d'elle.

Dans la suite des séances, nous avons compris qu'Elsa rejouait avec son compagnon la menace qu'elle a dû subir de la part de sa mère : si tu ne te consacres pas entièrement à moi, je te laisserai tomber, je t'abandonnerai. Le compagnon entre dans ce scénario et pour la garder est prêt à tout. Elle a bien compris le jeu pervers qu'il lui faut jouer pour le garder auprès d'elle : lui faire la démonstration qu'elle n'est pas attachée à lui et pourrait le quitter à tout moment.

Il est intéressant de comparer le célèbre « for da » à ce jeu lié à la menace d'abandon et dans lequel le partenaire tient le rôle de la bobine. Le problème étant de savoir lequel des deux sera la bobine ? C'est vraisemblablement ce que Racamier qualifie d'objet -non-objet. Celui qui a été le jouet de sa mère, et pour prolonger cette relation, va chercher à devenir dans les mains du partenaire un objet -non-objet. Si Jean semble avoir statut de jouet entre les mains d'Elsa, elle est l'objet d'une surveillance de tous les instants.

De la mutation nécessaire du couple lors de la naissance d'un enfant

L'arrivée d'un enfant dans un couple est un événement qui bouleverse l'homéostasie familiale. Le projet d'engendrer peut présenter un caractère paradoxal.

L'enfant à venir est-il un trait d'union qui renforce le lien du couple ou au contraire sa venue au monde peut-elle être considérée comme un obstacle ou un facteur de désunion ?

Ce passage de l'état d'amants à celui de parents impose d'importants remaniements qui constituent l'accès à la parentalité.

Ce changement nécessite un véritable saut dans la maturité. Beaucoup de couples ne l'ont pas réalisé du fait de leur fixation à des positions infantiles et notamment des liens incestuels contractés avec leur famille, auxquels ils n'ont pas véritablement renoncé.

Une fois acquise, cette position plus mature de parent, la préoccupation maternelle primaire et l'intérêt de la mère parfois exclusif pour son bébé, peut générer des difficultés dans le couple et dans le maintien de sa relation amoureuse. C'est comme si, au sein de la famille en voie de constitution, naissait une sorte d'incompatibilité entre l'état d'amants et celui de parents.

Nombreux sont les couples qui viennent consulter parce que la venue d'un enfant a mis fin à tout désir. L'image de l'amante lors de la rencontre amoureuse se transforme pour le partenaire en une image de mère qui tue ce désir.

Mais cette problématique concernant la capacité à engendrer ne prend toute son importance qu'en fonction de la qualité des liens qui unissent les géniteurs à leurs propres parents. De toute évidence, le lien incestuel des partenaires avec leurs familles a des incidences sur la qualité de leur parentalité. Il se fait bien souvent en analogie ou en totale opposition au modèle familial. Telle patiente dira : « Je m'applique à faire exactement le contraire de ce que faisaient mes parents. » Dans tous les cas une telle position revient à rester et persister dans le même champ, celui d'une identification narcissique par excès ou par défaut aux imagos dont on ne s'est vraiment pas encore libéré. Ce qui a pour effet de mettre en conflit son statut de fils et celui de parent.

Exemple clinique 17 : une parentalité difficile

Un couple est venu nous consulter mais a eu du mal à mettre en mots l'objet de sa demande. Astrid et Thibault se fréquentent depuis le lycée, mais leur union n'a été effective qu'au moment où Astrid a été enceinte. Ils ont alors décidé de vivre_ensemble. Leur couple va mal en raison des problèmes soulevés par leur enfant alors âgé d'un an et demi qui souffrait de graves insomnies. Nous apprendrons très vite qu'Astrid reste tous les soirs allongée près de lui jusqu'à ce qu'il trouve le sommeil, puis au cours de la nuit, au moindre bruit, au moindre gémissement, elle accourt pour se mettre à nouveau à son chevet. Ce manège dure et Thibault se plaint que son épouse ne sache pas mettre de limite. Ces nuits agitées généraient un grand malaise dans le couple. Astrid finit par avouer qu'elle était guidée par un idéal maternel extrêmement élevé, qui la poussait à se lever au moindre cri de son bébé. Cette sorte de reconnaissance de l'angoisse suscitée par les pleurs du bébé était à l'origine d'un fort sentiment d'impuissance chez elle mais le travail psychanalytique accompli, nous a permis de voir que ce petit problème d'endormissement de l'enfant trahissait un profond malaise dans ce couple.

Quelques mots sont nécessaires pour décrire des aspects importants de leur histoire. Astrid, depuis son plus jeune âge, est la confidente de sa mère et impliquée au plus haut degré dans les conflits entre ses parents. Elle assume par son écoute une fonction parentale auprès de cette femme dépressive qu'elle tente de réanimer en permanence. Le plus fort de l'incestuel se situe ici. Astrid n'a aucun moyen de se défendre contre cet envahissement lié aux conflits parentaux et Thibault, pour l'instant, est impuissant à protéger son épouse des intrusions de sa belle-famille et limiter cette sorte d'emprise de la belle famille de même qu'Astrid ne peut renoncer à son rôle de conciliatrice des parents.

Le problème du couple n'est apparu que dans une phase assez éloignée du début du traitement. En effet, il résidait dans l'attachement indéfectible de chacun des partenaires à sa famille d'origine, ce qui les empêchait vraiment de fonder leur propre famille et surtout de s'impliquer dans leur relation conjugale.

Astrid ne se sentait pas intégrée à la famille de Thibault. Elle disait clairement qu'elle était jalouse de la complicité entre Thibault et son père et s'en sentait exclue. Nous découvrirons que ce lien excessif à son père date du suicide de la mère de Thibault survenu lorsqu'il avait 14 ans. Ce décès a resserré de façon très étroite les liens de la famille et surtout ceux de Thibaut avec son père dont il est devenu en quelque sorte le thérapeute.

Toutes ces préoccupations font que Thibault est très occupé et passe peu de temps à la maison. Aussi Astrid se sent-elle abandonnée avec son enfant en bas âge. Elle se plaint que son mari ne la soutient pas lorsqu'elle se sent submergée par ses contraintes de maternage. Elle va jusqu'à se sentir instrumentalisée par son époux, lui reprochant de ne plus l'aimer et de ne trouver en elle qu'une éducatrice pour bébés.

Le couple semble ainsi se retrouver dans un rapport qui n'est plus celui des amants qu'ils ont été mais plutôt de frère et sœur, tous deux marqués par le souci d'un de leur parent, endeuillé pour l'un, déprimée pour l'autre.

Dans ce couple, l'incestualité est liée à la place qu'ils tiennent dans leur famille d'origine. Ceci a pour conséquence qu'ils ne peuvent, ni l'un ni l'autre, s'approprier leur rôle de père et de mère dans leur propre famille ni constituer un bon couple conciliant sexualité et parentalité.

Entre-temps, un deuxième enfant est né.

Être une bonne mère consiste pour elle à contre-investir de façon quasi obsessionnelle des mouvements de rejet face à ses enfants : deux bébés qui feraient d'elle une mère dépourvue de tout attrait la rendant désirable. Astrid, tout au moins dans les débuts de cette analyse, réprime ses affects négatifs aux dépens d'une sorte d'idéal de maternité. Elle se plaint de ce que son mari ne se sente pas concerné au même degré qu'elle par les enfants. Selon elle « il n'est qu'un touriste dans la famille » ! Elle est dans une revendication sourde vis-à-vis de son mari à qui elle reproche d'avoir une vie à l'extérieur, de sortir, de passer des soirées dehors, de faire comme s'il était célibataire alors qu'elle est recluse avec ses bébés qui ne la lâchent pas d'un pas. Quand il rentre du travail, il s'enferme dans sa bulle avec son téléphone portable et son ordinateur sans être vraiment présent et concerné par les pleurs des bébés, comme si tout cela ne relevait pas de ses compétences. Astrid se plaint de cette sorte d'absence psychique de son mari. Elle se sent seule à devoir assumer tous les rôles auprès des enfants.

Elle se sent littéralement phagocytée par ses enfants mais elle ne pourra exprimer cela que bien plus tard, car l'élément de haine est resté longtemps réprimé.

Chez Thibault il y a, au moins dans les premiers temps, une sorte de position d'extériorité dans les séances.

À la naissance du nouveau bébé, les séances se sont poursuivies avec lui durant quelques semaines. Nous nous sommes beaucoup perdues dans la contemplation ravie de ses mimiques et de ses sourires. C'était une espèce de ravissement. Le père semblait surpris et admiratif d'avoir procrée une telle merveille. On dirait qu'il avait du mal à réaliser qu'il était le père de ce magnifique bébé.

Thibault semble absent de son rôle de père, il est lointain et boudeur probablement en raison de l'idée que lui est déniée toute compétence paternelle ; quant à Astrid, elle ne peut trouver de joie à rester vissée à la maison dans la nécessité de s'occuper vingt-quatre heures sur vingt-quatre des bébés et d'allaiter de surcroît. Par ailleurs, et c'est là sa contradiction, il lui sera difficile de confier les enfants à une nounou et d'aborder les problèmes de sevrage. Ils concernent surtout sa capacité à prendre acte de la séparation nécessaire d'avec le bébé.

Oui, la naissance d'un enfant semble faire perdre au couple la fascination amoureuse des premiers temps de la rencontre. Le problème qui se pose pour Astrid et Thibault sera de constituer leur unité duelle sur de nouvelles bases permettant une relibidinalisation de leur relation, sur un autre mode que celui de leur investissement adolescent initial.

Nous nous sommes posé la question de savoir si cet enchantement exprimé par Thibault à la vue de son bébé n'était pas pour lui le franchissement de l'interdit d'engendrer qui pesait sur lui, en rapport avec le deuil inaccompli de sa mère.

Autre aspect du problème : l'incestualité implique la fixation atemporelle à un personnage doué d'une fonction imagoïque. Cette fixation fige le temps et fait obstacle au deuil et à la temporalité. Pour Thibault, le suicide de sa mère - dont il se sent responsable, mais pourrait-il en être autrement ? - ne fait qu'accentuer une fixation atemporelle à ce personnage à la dimension imagoïque. Ce deuil familial interminable dans lequel Thibault semble immergé a favorisé chez lui un fantasme d'auto-engendrement qui fait obstacle à toute transformation ; cette hypothèse est confortée par le reproche de sa femme, sûrement justifié, que Thibault est dans la maison comme un touriste et qu'il ne s'approprie guère son rôle de père.

La mission que Thibaut s'est donnée de soigner son père entre en jeu dans sa difficulté à asseoir sa paternité. Il eut l'occasion de nous rapporter les propos de son père : « Si je n'avais pas eu mes enfants pour veiller sur moi, je serai devenu SDF. » Cette préoccupation de Thibaud pour son père relève d'un renversement générationnel qui peut le conforter dans l'idée d'être le père de son père donc d'être en quelque sorte auto-engendré.

Le deuil inachevé et la fixation maternelle à cet objet persécuteur ont pour conséquence de figer la temporalité et d'entraver la possibilité d'un changement, à savoir la transformation de Thibault en père de famille. D'autre part la dépression de son père le cloue dans une position de fils qu'il n'arrive pas à dépasser tant il craint, en accédant à la paternité, de destituer son père et de le précipiter plus encore dans la dépression.

Il arrive que Thibault se chamaille avec son fils aîné comme s'il était son petit frère. Il le boude pendant des heures et lui rend coup pour coup quand l'enfant fait une colère. Lorsqu'elle est témoin de ces querelles, Astrid intervient pour dire « Arrêtez les enfants de vous quereller » !

Le problème pour Thibault est de savoir comment parvenir à une position paternelle. Pour cela, il faut une reconnaissance de la part de son épouse, mais il se comporte de telle manière avec les enfants que cela n'est pas possible.

En fait, nous sommes en présence de mouvements paradoxaux qui les concernent aussi bien l'un que l'autre. Nous devons préciser que ces mouvements importants au départ, ont régressé au cours du travail accompli avec ce couple.

Tout d'abord la paradoxalité de Thibault consiste à se comporter comme si son épouse était le seul parent d'un enfant qu'ils ont pourtant procréé ensemble. Position paradoxale donc du père qui revendique sa paternité, sa responsabilité et en même temps se comporte comme un peu comme s'il était célibataire.

Nous retrouvons le même type de paradoxalité chez Astrid. Sa nouvelle position de mère impose chez elle un mouvement d'appropriation des enfants, dicté par le fantasme d'être la seule personne capable de comprendre leurs besoins. Cela s'accompagne d'une sorte de mise à l'écart du père, considéré parfois comme incompétent. En même temps, elle a le sentiment contradictoire d'être abandonnée de son époux qui lui laisse la charge pleine et entière de veiller sur les enfants ; même paradoxalité envers les enfants, car si elle se considère être la seule personne adéquate pour les comprendre, elle est parfois prise du désir de les envoyer au diable, car elle se sent réduite en esclavage

Dans le couple règne la même paradoxalité. Depuis la naissance de l'enfant, pas de possibilité de prendre du plaisir à deux, quand l'un jouit, l'autre est passivisé et subit, coincée dans le rôle de garde d'enfant. Elle se sent sacrifiée. L'inverse est également vrai : quand Astrid prend du plaisir avec son enfant, le père se sent exclu pris dans un sentiment d'incompétence.

Le travail accompli avec ce couple (essentiellement sur leur lien paradoxal) a permis une prise de conscience et une transformation conséquente des relations au sein de la famille. Ils sont sortis d'une situation extrêmement confuse qu'ils avaient peu de capacité à mettre en mots, d'un malaise ambiant qui devait inéluctablement les mener à la rupture. Quand ils arrivent maintenant, ils sont souriants détendus et nous pouvons nous permettre de faire de l'humour avec eux autour d'une situation qui s'était avérée tellement délicate en son temps. Nous en donnons un petit échantillon propre à faire prendre conscience au lecteur des progrès accomplis et du climat qui règne maintenant en séance. Ils arrivent, Astrid annonce joyeusement « Thibault a eu son permis ! » Nous répondons : « Quel permis ? Le permis d'être père ? » Ce qui les a fait beaucoup rire.

Ce cas illustre le difficile accès à la parentalité quand l'incestualité bat son plein. Pour Thibault, il s'agit du soutien très fort à son père du fait du deuil de sa mère difficile à faire. Vivrait-il la relation à son épouse comme une sorte de trahison de sa mère dont il ne s'est pas encore consolé de la disparition ?

Pour Astrid, il s'agissait de se défaire d'un lien pathologique incestuel, excessif et omniprésent qu'elle a eu avec ses parents en éternel conflit. Une fois analysés ces rapports aux objets parentaux, elle a pu renoncer à ce rôle de conciliateur des parents. Comme on peut le constater le fantasme -non-fantasme commun au couple était l'auto-engendrement.

Tous ces aspects incestuels ont diminué et cessé d'entraver le couple dans sa capacité à pouvoir être des parents suffisamment bons auprès des enfants. Cette diminution de leurs relations incestuelles a aussi permis de vivre un désir et une tendresse mutuels.

Exemple clinique 18 : l'intolérable scène primitive

Dans un contexte marqué par l'incestualité, théâtre de confusions générationnelles, ce refus de l'engendrement ou de cette impossibilité à engendrer se retrouve dans l'incapacité des sujets à pouvoir penser la scène primitive. Il est de nombreuses familles (antœdipiennes) où persiste le déni du rôle du père dans l'engendrement. Mère et bébé sont perçus comme soudés dans une relation clonique qui exclut toute intervention du père dans la naissance.

Lors d'une supervision avec une collègue[1], nous avons réfléchi à la difficulté générée par l'agitation ingérable des enfants d'une famille venue consulter.

Pendant une séance avec la famille, l'un des enfants avait dessiné une machine à faire les bébés. Elle consacrait l'impossibilité pour ces enfants à concevoir une reproduction sexuée. Par ailleurs, ce caractère mécanique voire machinique de l'engendrement nie toute implication émotionnelle et tout affect autour de la naissance.

Les deux enfants se considéraient certes comme les fils de leur mère, mais il n'y avait pas de géniteur. Dans la séance, le père est présent mais en même temps il n'est pas là en tant que père, ce qui supposerait une manifestation de son autorité face à l'excitation des enfants. Or, il reste impavide face au désordre créé par l'excitation ambiante. Il faut dire que dans cette famille, son statut est indéterminé. Ma collègue, au cours des séances, apprendra que durant son enfance, Madame avait été incestée par

[1] Il s'agit de Madame Sabrina Arnault.

son propre père. De son côté, Monsieur va évoquer également les maltraitances subies, infligées par son père tyrannique.

Lors du travail avec cette famille, nous avons pu constater que c'est la notion même de père qui a manqué dans cette famille, un père à la fois interdicteur mais aussi protecteur. Le couple parental avait en commun une imago paternelle très détériorée. Les enfants n'avaient guère eu de contact avec ces grands-pères incestueux, violents et honnis de la famille. Ils avaient un sentiment très vague et confus de leur existence. Étant donné l'absence d'une figuration et d'une parole évocatrice de l'existence de grands-parents, la famille se trouvait ainsi coupée de sa génération par un mouvement de désengendrement initié par les deux parents. Cette quasi-absence de grands-pères posait problème : ils n'étaient pas morts et pourtant n'avaient aucune existence dans la réalité perceptive des enfants. Ce silence fait autour de leur existence avait valeur d'un secret de famille, ce qui avait pour conséquence une sorte de trou d'insignifiance dans le tissu psychique familial. Le père était quasi absent de son rôle de détenteur d'une quelconque autorité, quant à la mère, son symptôme consistait à entrer dans d'effroyables colères, allant jusqu'à la violence physique. Des dessins produits par les enfants étaient percés de trous en permanence, trous que la thérapeute a interprétés comme des trous dans la pensée, relatifs à ces secrets de famille.

Dans un tel contexte relevant du meurtriel, les imagos grand-paternelles incestueuses et tyranniques faisaient l'objet d'une sorte de communauté de déni. De ce fait, ces dessins caviardés illustraient des trous dans la chaîne générationnelle et entravaient de ce fait toute identification, d'où ce fantasme -non-fantasme figuré dans le dessin d'un des deux enfants à savoir celui d'une machine à faire des bébés.

Au désengendrement parental de Monsieur et de Madame fait écho un formidable déni de la scène primitive à travers cette figuration machinique de l'engendrement.

Au cours des séances qui ont suivi, l'évocation brève d'une relation sexuelle entre les parents, impliquant une différence des sexes sera immédiatement associée dans un dessin par un zizi coupé. Autrement dit, dans un premier temps, l'engendrement ne peut être pensé par la famille, pas plus qu'une figuration de la scène primitive. Mieux vaut penser que les bébés viennent d'une machine plutôt que l'union d'un père et d'une mère de sexes différents. Secondairement l'évocation d'une possible scène primitive sera ébauchée. Toutefois l'accès à ce fantasme s'avéra impossible. Cette suggestion implicite de la différence des sexes sous la forme angoissante d'une castration virera très vite en une activité confusionnante défensive où sont mélangés les sexes et les générations, figurés par le petit frère dans le dessin d'une « machine à caca. » Elle apparaît ici comme figuration de l'énorme confusion qui habite le psychisme parental.

Ce dessin de la machine à caca est là, révélateur du caractère impensable de la différence des sexes dont la scène primitive en est le corrélat. La régression à l'analité signe également le rôle de la défense opposée à cette découverte. Mais il faut préciser que tout cela est un effet direct du fantasme -non-fantasme de désengendrement parental ! Autrement dit, ce mouvement implique l'impossibilité de se représenter la différence des sexes résultant de l'évocation de la scène primitive.

La défense surgit sous la forme d'une forte excitation : on est alors dans un univers où tout est mélangé, c'est l'indifférenciation fortement défensive qui est figurée par la machine à caca. La différence est génératrice d'ordre, elle pose des limites qui dans l'incestualité n'existent pas. La machine à caca est la tentative pour cet enfant d'élaborer sur un mode anal quelque chose à partir de la confusion régnante, elle montre qu'on fait des bébés comme on fait des cacas, donc n'importe qui est susceptible d'en fabriquer, une telle machinerie a pour effet d'éviter la pénible reconnaissance de la différence sexuée et par suite de la scène primitive.

Ce que nous avons découvert avec cette famille, c'est un formidable déni, combien la figure du père en tant que tiers géniteur est absente. En dehors de cet élément de tiercéité différenciatrice, c'est la confusion qui va régner dans la famille : zone confusion vagin/rectum, confusion des sexes et des générations. Car à chaque fois que se pose le problème de la génération, c'est le secret de l'inceste et de l'incestuel qui confusionne et entrave l'entendement par un interdit de penser.

Par ailleurs, dans l'évocation de l'origine, la référence à la seule génitrice signe le fantasme -non-fantasme d'auto-engendrement. Madame se reproduit elle-même à travers ses enfants. Pour eux, seule, la référence maternelle est présente. J.-P. Caillot définit ainsi l'auto-engendrement : « L'engendrement imaginaire de soi par soi-même ou celui réalisé par une seule personne, autrement dit un fantasme de parthénogenèse ; il s'agit le plus souvent d'un fantasme -non-fantasme d'auto-engendrement[1]. » On oublie souvent en effet que le fantasme -non-fantasme d'une mère se reproduisant elle-même à travers ses enfants, autrement dit par parthénogenèse, est une autoreproduction et donc relève de l'auto-engendrement.

---

1 CAILLOT J.-P. (2015), *Le meurtriel, l'incestuel et le traumatique*, Paris, Dunod, p. 27.

Désengendrement et auto-engendrement : deux expressions d'antœdipe

L'exemple précédent montre que le fantasme -non-fantasme d'auto-engendrement est présent en filigrane dans le dessin de ces enfants figurant la machine à faire des bébés comme équivalent de machine à faire des cacas. Cela dispense de l'évocation insupportable pour les enfants d'une scène primitive, donc de la présence du père dans la mère pour engendrer. Le déni de la paternité chez les deux parents a pour conséquence une impossibilité à penser la scène primitive. Mais l'impact de l'auto-engendrement va encore plus loin dans un contexte où l'incestualité est très forte.

Comme nous l'avons pu l'envisager plus haut, l'auto-engendrement présent souvent sous la forme d'un délire, peut être considéré comme un effort ultime pour parvenir à se libérer d'une relation incestuelle aliénante. Dans cette forme spécifique d'incestualité que nous avons nommée « création continuée/avortement perpétuel », nous pouvons voir à l'œuvre une formidable défense contre l'emprise maternelle. Pour cet enfant victime de la paradoxalité maternelle, l'auto-engendrement était la seule manière de se libérer de l'emprise incestuelle.

La paradoxalité de la situation est que le fantasme -non-fantasme d'être enfant de la mère relève de l'auto-engendrement. Il est à teneur fortement incestueuse/ incestuelle mais s'accompagne du désir de se libérer de l'emprise maternelle incestuelle par un mouvement de désengendrement.

La régression à l'analité et la confusion extrême présente chez les enfants sont surtout le produit du mouvement de désengendrement, présent chez les parents, eux-mêmes porteurs d'un déni relatif au rôle du père dans leur venue au monde (ces derniers ayant été l'un incestueux l'autre maltraitant).

Il y a donc transmission intergénérationnelle d'un déni d'engendrement.

Le fait d'engendrer, consiste pour un couple à assumer la transmission d'une génération passée à une génération à venir. En 1914, dans *Pour introduire au narcissisme,* Freud précisait que l'individu mène une double existence « En tant qu'il est lui-même sa propre fin et en tant que maillon d'une chaîne à laquelle il est assujetti contre sa volonté ou du moins sans l'intervention de celle-ci [1]». Nous estimons que l'auto-engendrement qui débouche souvent sur une activité délirante est une manière de sortir de cette chaîne générationnelle à laquelle l'individu participe du fait de sa

---

1 FREUD S. (1914) « Pour introduire au narcissisme » dans *La vie sexuelle,* Paris, PUF, 1977.

naissance et ceci contre son gré. Mais dans l'exemple cité plus haut, nous voyons la transmission brute d'un déni, celui du lien qui fait passer d'une génération à l'autre. L'auto-engendrement peut être considéré comme une sorte d'esquisse de délire dans le réel qui se transmet des parents aux enfants, mais ceux-ci, du fait de l'existence du cadre analytique qui leur est proposé, n'entrent pas dans le délire de leurs géniteurs et peuvent avoir accès à une sorte de préalable, d'ébauche d'élaboration concernant la question de leur origine.

À la place de ces fantasmes (scène primitive, castration, séduction...) qui constituent la richesse de l'appareil psychique familial et conjugal, prévaut cet anti-fantasme qu'est l'auto-engendrement. Voici ce que Racamier nous en dit : « Dans ma trajectoire, j'ai commencé à repérer l'antœdipe comme quelque chose d'assez funeste, d'assez psychotisant qui prévalait chez les patients psychotiques en particulier chez les schizophrènes ; c'est là que j'ai commencé à le repérer et à le définir. Et là je voyais des patients qui étaient pénétrés et jusque partout dans leur vie par le besoin de se sentir les auteurs, les uniques auteurs de leur existence et ce fantasme -non-fantasme, cette sorte de conviction intime, indiscutable, non mobilisable avait pour contrepoint comme toutes ces constructions-là son négatif, son opposé qui était la capacité d'être unique auteur de sa propre destruction, de son propre anéantissement. C'est-à-dire l'auto-engendrement et l'auto-désengendrement. Mais je crois que c'est prévalent chez les patients psychotiques qui ont à faire avec un antœdipe très douloureux, très tragique en fait[1]. »

L'antœdipe très douloureux et très tragique, dans l'exemple cité, remonte bien évidemment à la maltraitance et à l'inceste subis par chacun des membres du couple, ce qui constitue un empêchement pour assurer une fonction parentale.

Exemple clinique 19 : l'auto-engendrement, solution délirante face à une conflictualité jamais symbolisée

Une famille consulte avec ses enfants, Léo, âgé de 23 ans et Nadine, 16 ans. Léo vient de sortir d'un épisode délirant qui s'est déclaré lors d'un voyage à l'étranger : c'était la guerre entre les forces du bien et celles du mal. Il était le Christ qui avait pour mission de sauver l'humanité.

Dès le début de ce traitement, nous apprenons par Léo qu'il y avait eu avant sa naissance, une grossesse que ses parents avaient décidé d'interrompre. Léo est persuadé que cet enfant était un garçon. Quand

1 RACAMIER P.-C., (1989), *Antoedipe et ses destins*, Paris, Aspygée, 1989.

nous questionnons les parents sur la raison de cet avortement, le couple reste muet un certain temps, puis la mère répond : « Je ne me sentais pas le courage de devoir sans arrêt le maintenir en vie. » Les parents n'ont aucune capacité à élaborer quelque chose de plus autour de cette décision d'avortement de leur premier enfant. Ils forment en apparence un couple assez harmonieux et ne laissent pas paraître le moindre soupçon de conflictualité.

La demande de consultation était essentiellement centrée sur leur fils, son incapacité à s'adapter à un milieu professionnel, son impossibilité à quitter la maison.

En fait, le travail analytique révélera un conflit silencieux entre les familles de chaque partenaire et cela depuis leur mariage. Le père est issu d'une famille juive émigrée d'Europe centrale depuis quatre générations. Il est né du remariage en France de son père, veuf, avec une belle-sœur.

Le père était certes non croyant mais obéissait aux injonctions ancestrales de sa mère de faire circoncire son fils. Peu après sa naissance. Cet acte a été réalisé sans conviction religieuse. Il a été dépourvu de sa valeur symbolique et accompli uniquement par tradition et pour répondre au souhait de la grand-mère paternelle de l'enfant.

La mère vient d'une famille catholique de Bretagne, seule fille d'une fratrie de cinq enfants. Elle a profondément souffert de la misogynie de son père qui affichait un antisémitisme militant. Très jeune, elle a dû quitter sa famille pour travailler comme infirmière. On ne sait pas ce que signifiait pour cette femme d'épouser un Juif. Nous nous sommes demandée si ce mariage avait le sens d'un mouvement libérateur pour elle, ou peut-être aussi d'une provocation à l'égard de son père. Du côté de Monsieur, ce qui apparaît c'est qu'il a probablement épousé sa femme dans un désir de prendre des distances vis-à-vis de sa propre famille étouffante, très traditionaliste et qui incarnait le malheur en raison d'une histoire pesante et d'un passé chargé de pogroms et de persécutions de toute sorte.

Madame était malvenue dans sa belle-famille qui refusait une non-juive. Les relations entre le couple et la famille du mari se sont distendues au point qu'il n'y avait plus rapport entre eux.

Ce conflit dans le couple ne sera jamais parlé, ni symbolisé, mais agi. Il a été projeté sur Léo qui devenait un enfant de la haine réciproque, sinon des parents, du moins de leurs familles respectives.

Lors des séances, Léo se sent en danger de mort, craignant en permanence de subir le même sort que le premier enfant de la famille qui n'a pu voir le jour.

La famille se plaint d'un comportement exhibitionniste de Léo. Quand on l'interroge sur ce symptôme, Léo répond que lorsqu'il était petit, il a vu le pénis de son père et ajoute que celui-ci avait honte d'être circoncis. Nous comprenons l'aspect projectif de cette honte : c'est Léo qui souffre de ne pas être comme les garçons de son âge. Cette honte s'explique d'autant plus que cette circoncision avait été dissimulée à la famille maternelle. C'était un véritable secret de famille, occulté par la banalisation.

Quant au père, il avait obéi aux dictats de sa mère qui voulait une descendance juive. Mais comme rien n'a été dit, cette circoncision a été interprétée par Léo comme un désir de son père que son pénis soit petit.

Le père a évité toute discussion à ce sujet. Nous avons ici l'exemple de la transmission d'un objet brut. Aucune parole n'a pu justifier une telle décision, rien n'a été dit sur cette blessure symbolique qui révèle quelque chose de l'histoire du peuple juif. La circoncision a été agie mais n'a pas pris sens dans un discours parental consistant au moins à évoquer la fidélité aux origines. En conséquence, Léo vit cette marque comme totalement dépourvue de signification. En se montrant nu, il évacue dans l'autre l'angoisse de son sexe vécu comme raccourci.

Nous constatons bien ici le sens de son délire pour s'approprier son histoire. Léo dit être le Christ qui va sauver le monde de ses conflits. Comme on le sait, le Christ est à la fois circoncis et chrétien. On pourrait aussi avancer que le Christ est une figure de la réconciliation entre ses parties clivées, la partie juive paternelle et la partie maternelle chrétienne.

Au cours de cette psychanalyse, nous avons suspecté un conflit dans le couple des parents du fait de leurs différences liées à leurs origines. C'est ce conflit non parlé, non symbolisé qui semble avoir été projeté dans Léo lors de sa venue au monde. Ce conflit inscrit dans sa chair la contradiction d'être un enfant né de la haine réciproque des familles de chacun des parents. On peut ici constater de quelle façon l'inconscient familial est présent dans le problème de procréation de ce couple.

La future mère en effet n'a pu vivre sa grossesse de façon sereine en raison de la désapprobation affirmée de son père et de sa famille chrétienne à accepter ce mariage avec un homme juif et l'engendrement qui s'en suivit. Pour elle, c'était comme si, en procréant un enfant dont le père était juif, elle trahissait sa famille. Elle porte la haine de sa famille pour cet enfant qui ne satisfait pas au contrat narcissique et se présente comme non viable, autrement dit « à avorter » (comme le précédent) mais paradoxalement, elle lutte contre cette tendance et s'applique à tout tenter pour sauver cet enfant de sa tendance meurtrielle.

Léo va finir par se sentir à la place du bébé avorté. Le père, très mal à l'aise, expliquera qu'ils n'étaient pas prêts à avoir un enfant. Nous avons compris l'avortement de ce premier enfant comme un agir du couple résultant d'une conflictualisation impossible à négocier entre les deux familles internes des deux membres de ce couple.

On comprend alors comment la naissance de Léo a pu réactiver le conflit déjà présent lors de la grossesse du premier enfant et comment Léo, porteur de la contradiction jamais parlée entre ses parents, peut se tenir à la place du bébé avorté. De longues années après, il dira à sa mère lors d'une séance : « Vous en aviez avorté un, mais vous ne pouviez pas faire disparaître tous vos bébés ! c'est quand même quelque chose de naître avec une épée de Damoclès sur sa tête » !

La naissance de ce deuxième enfant, à savoir Léo pour qui la famille consulte, sera problématique car la mère est toujours restée partagée entre son désir d'être mère, l'angoisse d'être rejetée par les siens et la crainte que l'enfant né de son union avec un « étranger » ne soit pas viable en vertu de la réprobation familiale.

Le père restait muet sur le blâme maternel concernant cette mésalliance, mais il a commencé à avoir de graves troubles somatiques. Ce défaut d'élaboration psychique aboutira quelques années plus tard à la mise en péril sa vie. Un cancer se déclarera concomitamment à la décompensation psychotique de son fils. L'un des facteurs de cette décompensation peut être vu sous l'angle d'un contrat narcissique qui n'a pu être honoré et se trouve de ce fait à l'origine d'un grave trouble identitaire associé à un délire pour lequel cet adolescent nous a été adressé.

On peut ainsi affirmer que le déclenchement psychotique chez cet adolescent est en rapport avec la paradoxalité du couple parental pris dans le fantasme -non-fantasme de le conserver en vie tout en le rejetant.

Le traitement avec cette famille, pourtant long et difficile eut d'heureux résultats : nous n'avions plus aucune nouvelle après une interruption en rapport avec le décès du père mais quelques années plus tard nous avons reçu un appel téléphonique de Léo qui s'était marié et avait un emploi. Il ne nous avait pas oubliée. Il annonçait qu'il était père d'un petit garçon et cherchait pour lui un thérapeute. Nous avons été émue par cet appel et heureuse de savoir que Léo vivait comme tout le monde et avait échappé à cet horrible avenir qui le condamnait en quelque sorte à une vie en milieu hospitalier. Le travail analytique familial accompli lui avait permis d'échapper à ce funeste destin.

Exemple clinique 20 : de l'usage des enfants par un couple en difficulté

Voici maintenant une vignette clinique de thérapie familiale mettant en évidence la façon dont les enfants peuvent être utilisés pour porter les problèmes non dits du couple parental.

Ce couple est contraint, semble-t-il du fait de motifs religieux, de réprimer ses conflits. Aussi ce non-dit a-t-il pour conséquence de faire porter la responsabilité du mal-être familial exclusivement sur les enfants. Nous verrons dans ce court exemple comment la répression familiale conduit les enfants de cette famille à exprimer avec leur corps les difficultés du couple parental.

C'est Madame qui appelle car elle souhaite nous rencontrer pour que nous parlions avec les enfants d'un événement qui a eu lieu quelque temps auparavant. Il s'agit d'une fausse couche, en fait d'une fausse couche provoquée. Elle nous laisse entendre qu'il y a eu des raisons médicales à cet avortement : le fœtus était mort et elle a dû l'expulser après quelques jours. Cela s'est fait sans parole et a entraîné des répercussions sur les enfants qui vont mal.

Nous arrivons avec difficulté à convenir d'un rendez-vous car elle ne manque pas de souligner que son mari est un personnage important et n'est donc pas toujours disponible ; elle demande ensuite combien de temps durera la séance car son mari a peu de temps à nous consacrer. Elle nous prévient ensuite qu'il faudra peut-être interrompre la séance pour qu'il puisse être présent à une réunion.

Lorsque nous rencontrons cette famille, nous nous étonnons que les enfants soient si rapprochés en âge et nous nous interrogeons sur la fonction antidépressive de ces grossesses répétées. Monsieur, que l'on dit si occupé et si peu disponible, donne-t-il des bébés à son épouse pour l'occuper et pouvoir vivre sa vie professionnelle ? Une autre raison, plus cachée, sera révélée plus tard. Elle a trait à leur extrême religiosité interdisant les comportements anti-procréatifs ou toute autre contraception.

Sous prétexte d'être engagés chacun dans une analyse personnelle, les parents vont nous livrer au compte-gouttes des éléments familiaux susceptibles de nous éclairer, laissant aux enfants la charge d'exprimer des problèmes qui ne seraient que les leurs et sans lien avec ceux du couple ou de la famille. Il y a une réserve transférentielle certaine chez Madame et plus encore chez Monsieur. Il semble ne venir qu'en accompagnateur. Rien n'est dit mais son comportement l'indique.

Après un certain travail thérapeutique, il s'impliquera davantage mais développera un autre mode de défense transférentielle en adoptant un rôle de thérapeute auxiliaire questionnant ses enfants, parfois d'une façon harcelante, ce qui eut pour effet de faire obstacle au flux libre et spontané des associations.

Dans cette thérapie familiale, ce sont les enfants qui sont chargés d'apporter tout le matériel analytique. Pour les parents, les enfants seuls seraient concernés, car c'est eux qui sont porteurs de symptômes qui justifient la demande de thérapie. Ne peut-on évoquer ici la dimension sacrificielle des enfants qui sont là pour porter les problèmes des parents, ce qui leur donne, pour reprendre l'expression de Racamier le statut d'objets -non-objets - ou de portefaix - ?

Avec l'un des enfants, nous commentons son dessin. Nous lui montrons une partie excroissante d'une voiture. L'enfant dit « ça, c'est un secret. » C'est à partir de cette notion de secret qu'il va y avoir des associations sur la rétention et l'encoprésie des trois enfants. L'exonération a pris un tour dramatique, une dimension médicale, voire hospitalière. Nous avons pensé que cette difficulté allait de pair avec une répression régnant dans la famille et portant sur des conflits intra-familiaux et les problèmes du couple qu'il faut taire. La partie excroissante de voiture figurait un ventre gravide, celui de la grossesse de la mère, associée en l'occurrence à l'encoprésie.

Il est intéressant de voir comment les enfants sont porteurs, au sens concret du terme, des problèmes familiaux qui concernent le bébé mort que la mère aurait porté plusieurs jours dans son ventre, le bébé étant assimilé au caca dans l'intestin en raison d'une confusion de zone. Il y avait beaucoup de haine et d'hostilité envers la mère qui non seulement porte les bébés mais a aussi le pouvoir de les tuer. La vilaine sorcière qui prépare son brouet au crapaud dont elle va nourrir les enfants, c'est l'histoire racontée par l'un des enfants à propos d'un dessin.

Nous avons dû faire acte d'autorité et interrompre une séance en raison de l'insistance de Basile à vouloir aller aux toilettes, au point qu'il entravait totalement la séance. Puis cela a repris sous la forme des mauvaises odeurs qu'il apportait aux séances.

Nous avons fini par interpréter que c'était toute la famille qui par l'intermédiaire de Basile apportait son caca aux Defontaine. Monsieur reprit alors d'un ton doctoral ce qui venait d'être dit mais pour préciser qu'il ne s'agissait pas de la famille mais seulement des enfants.

Il semble que Basile, par son encoprésie, veuille continuer à se comporter comme un bébé afin de remplacer auprès de Maman et de toute la famille le bébé qu'elle a perdu. Nous avons repris une interprétation où le bébé mort dans le ventre était assimilé à un caca. « Oui, quand un bébé meurt il se décompose et devient comme un caca. Basile serait chargé par la famille de nous apporter ce qui rend maman si triste. » Nous avons en quelque sorte mis fin à une interprétation individuelle qui persécutait probablement ce garçon.

Madame nous annonce qu'elle a informé ses enfants de sa future absence pour aller faire une retraite religieuse. Cela a déplu aux enfants et notamment à sa fille. Dans ce moment de recueillement, elle sera accompagnée par une femme qui s'occupe du salut de son âme. Monsieur commente pour être entendu des enfants : « Nous avons dit aux enfants que Maman avait besoin de se réconcilier avec elle-même à cause de cette histoire de bébé mort. » Comme on le voit, il continue à ne pas se sentir impliqué par ce qui arrive dans la famille et particulièrement à sa femme.

J'interviens interrogativement : « Réconciliation ? Madame serait-elle fâchée contre elle-même, en conflit avec elle-même » ?

Madame parle alors de son sentiment de culpabilité : oui, c'est quand même elle qui a avalé la pilule qui était censée la faire avorter. Elle est responsable de la mort de ce bébé. Monsieur se plaît à lui affirmer que cela n'était pas un bébé mais seulement un embryon. Pour Madame qui est chrétienne, c'était un bébé. Elle dit en vouloir à son mari de minimiser la chose en apportant un soi-disant argument scientifique. Elle lui reproche également de l'avoir laissée porter ce fardeau seule. Personne ne l'a aidée et surtout pas sa belle-famille. On l'a laissée se débrouiller avec cela.

En réalité, Madame semble en vouloir à son mari si peu concerné par ce qui lui arrive et par ce deuil qu'il ne semble pas partager.

Cette thérapie a été interrompue à partir du moment où le travail abordait le comportement des parents concernant ce problème de procréation et le rôle joué par les grossesses successives dans l'harmonie familiale. Le conflit de couple est non dit, totalement réprimé, tout comme la décision commune de procréer ou de porter à deux la responsabilité de l'avortement. De toute évidence, il y a un conflit du couple, colmaté en permanence par ces grossesses successives. Les enfants par leurs symptômes servent de bouche-deuil à leur mère, la seule impliquée dans cette histoire.

Exemple clinique 21 : l'impact générationnel dans la difficulté à procréer

Indira et Léopold sont venus consulter en raison d'une impossibilité à procréer. Après un certain travail, la patiente fait le rêve suivant : elle a un bébé mais elle doit le cacher dans le tiroir d'une commode. La suite du rêve réside dans la recherche angoissée de ce bébé qu'elle a dû cacher mais qu'elle ne retrouve plus !

Pourquoi aurait-elle dû cacher ce bébé ?

Grâce à ce rêve, la patiente et son compagnon ont pu comprendre que la naissance et le fait de donner vie à un enfant pouvaient être vécus comme interdit, voire dangereux au point de devoir faire de cette naissance un secret. Le rêve indique bien que pour la patiente, il y a un interdit d'engendrer puisqu'il faut cacher le nouveau-né. !

Les associations qui ont suivi ce rêve évoquent chez les deux partenaires une figure maternelle d'une férocité implacable, diffusant une terrible angoisse. Dans le cas de Léopold, la mort d'une mère dont il n'a pas fait le deuil rend compte de la culpabilisation de donner la vie alors qu'on est encore envahi par la mort de l'être qu'on a tant aimé et à laquelle on était excessivement attaché. Dans le cas d'Indira, il s'agit d'une grand-mère maternelle. Cette imago féroce d'une aïeule toute-puissante et interdictrice a été transmise par sa mère à la patiente qui doit rester à jamais une petite fille soumise et obéissante. Nous avons là un exemple de ce que C. Pigott a décrit comme l'impact de l'imago terrible[1]. Comme on le voit dans cet exemple, l'engendrement met en œuvre trois générations.

L'incestualité, quelle que soit la forme qu'elle prenne, génère une confusion générationnelle qui entrave la possibilité pour le jeune couple de devenir parent à son tour. Dans ce cas, pour l'un comme pour l'autre, l'imago interdit d'engendrer.

Nous nous proposons de donner quelques éléments susceptibles d'approfondir d'autres niveaux de compréhension, relatifs à cette difficulté à engendrer chez cette patiente.

Elle est la fille d'une mère indienne et d'un père français. Elle a vécu dans ces deux cultures : sa mère l'a élevée en France, mais comme on élève les enfants en Inde, avec le sens de la famille et l'obéissance due aux anciens.

Son père, issu d'une famille de notables de la bourgeoisie française, a connu sa mère en Inde. Il a souhaité l'épouser mais ses parents, et notamment son père, étaient réticents à accepter ce mariage considéré comme une mésalliance. Pour exprimer sa désapprobation, le père du mari n'est pas allé au mariage.

Ce patriarche, le grand-père de la patiente, régnait en maître tout-puissant sur sa famille. Il se disait descendant d'une noble lignée et de ce fait était opposé à l'idée que son fils épouse une femme de couleur. Finalement, il n'a pu l'accepter qu'à la condition qu'elle s'efforce de ressembler le plus possible à une occidentale et que face aux autres, elle fasse oublier sa couleur.

Alors qu'elle était à peine arrivée en France, le patriarche a pris sa bru en main pour l'initier à la culture et à la littérature françaises, négligeant le

1 PIGOTT C. (1999), *Les imagos terribles*, Paris, Éditions du Collège de Psychanalyse Familiale et Groupale.

fait que cette jeune femme avait fait de hautes études universitaires dans son pays. Elle se montra docile par respect pour son beau-père et effaça toute référence et toute trace de son appartenance à sa patrie et à sa famille. Elle donna naissance à trois enfants dont l'aînée est la patiente. Elle transmit à sa fille la culture française, mais ce qui passa dans la transmission c'est un élément important de sa culture à elle, notamment le respect dû aux anciens, qu'elle avait mis en œuvre à l'égard de ce vénéré beau-père dont aucun membre de la famille n'aurait osé discuter les dictats.

Au cours de son analyse, Indira prit conscience de ce que ce grand-père respecté par toute la famille et titulaire de titres grandioses était l'auteur d'un pamphlet raciste. Elle apprit également son appartenance secrète à un mouvement d'extrême-droite. Ce fut pour elle un choc, d'autant que ce grand-père entretenait un lien privilégié avec elle et ce, malgré la couleur de sa peau. Elle est en effet très belle et il en est fier.

Elle le questionna à propos de ce texte mais il nia farouchement en être l'auteur. La patiente n'en fut pas dupe. En effet, elle détenait des preuves irréfutables. Mais pour la famille, il ne fallait ni le constater ni le dire. Ainsi l'unisson familial passait avant la vérité qui, si elle se mettait en paroles, pourrait le faire mourir !

Les propos racistes tenus dans la brochure du grand-père signalaient que : « Les enfants dont un parent est étranger, l'autre étant français, ne peuvent pas être considérés comme français. » La patiente qui était métissée se sentait personnellement attaquée par une telle affirmation. Qu'en était-il pourtant de cette préférence pour elle affirmée par son grand-père ? Elle s'interrogeait : serait-elle autre chose que française ?

Jusqu'alors, elle ne faisait aucune différence entre elle, à la peau brune, et son père à la peau blanche. Jusqu'à la préadolescence, elle ne s'était jamais perçue comme métisse. On voit que la patiente était prise dans un dilemme qui est en fait celui de la famille : tout en dénonçant les mensonges et les manipulations de son grand-père, elle revendiquait également le fait d'être française et de porter son nom. Une partie d'elle serait-elle aussi d'accord pour taire l'injure ?

On dirait que le mensonge vient renforcer le déni qui renvoie à la règle d'or de la famille. Elle consiste à se taire et à surtout ne rien penser à ce sujet. Toute la cohésion familiale est tenue par le mensonge. Pour ce surantimoi intolérant représenté par l'aïeul, l'esprit de chacun est colonisé par cet aïeul qui a décidé de ce que devra être la réalité. Alors entreprendre de dénoncer le mensonge et de dire le vrai c'est s'opposer à son dictat, même s'il est porteur d'un déni, par exemple ma bru a la peau blanche !

Par une sorte d'engrènement familial sa bru, de même que sa petite fille ont oublié leur métissage !

Patiente : « - Mon grand-père agite cette menace là à chacun de ses anniversaires. Il commence ainsi : "Qui aurait cru que je puisse vivre une année de plus à vos côtés " ?

Psychanalyste : - Ferait-il peser la menace de sa mort prochaine pour mieux asseoir sa tyrannie ?

Patiente : - Tout le monde pense qu'il va mourir et en même temps tout le monde croit en son immortalité. »

C'est cette croyance en l'immortalité du grand-père qui serait à la base de l'omnipotence du groupe familial ? Sa vie a un caractère sacré et conforte le sentiment de toute-puissance de la famille qui de cette façon lance un défi à la mort, un défi à la nature, sous la forme de la couleur de la peau qui ne peut qu'être blanche !

Commentaire : comme on peut le constater, il y a une communauté du déni à laquelle ma patiente a participé durant un temps relativement long. Elle repose sur l'idée que chez les X tout le monde est blanc au point que cela a influencé sa perception d'elle-même. La suite de la séance va mettre en évidence l'imago dont le grand-père se fait le légataire ou l'héritier. Une partie d'elle reconnaît son métissage une autre l'ignore. Elle va évoquer la venue de sa mère en France et l'accueil dont elle fut l'objet de la part de son arrière-grand-mère : « Quand ma mère est arrivée en France, la mère de mon grand-père a demandé qu'elle aille avec elle au cimetière sur la tombe de sa mère pour demander pardon au nom de la famille. »

Dans la psyché familiale, il fallait demander pardon aux ancêtres d'avoir, sous la forme de cette mésalliance, introduit l'étrangeté colorée au sein de la génération !

Elle, reprenant sa réflexion sur le grand-père : « Sa mère était très exigeante avec lui, il prenait des coups de sa part, il passait son temps à se faire humilier par elle. Quant à elle, elle était devenue mystique vers la fin de sa vie. Elle devait être plus ou moins délirante quand elle a amené ma mère sur la tombe de sa mère. »

« Mon grand-père quant à lui avait, venant de sa mère, un cahier de réflexions philosophiques qu'il emmenait avec lui lors de ses retraites chez les prêtres, envoyant alors parfois à sa famille des phrases à méditer. »

Nous abordons alors cet élément de spiritualité. Nous avançons l'hypothèse que la spiritualité implique la négation du corps et que sans corps, on ne fait plus de distinction entre les blancs et personnes de couleur. Ainsi, cela annule le problème.

Elle : « Je pense à sa quête de devenir immortel, il considère sa mère comme une sainte, il a envie que je sois comme cela. Il fait pression pour que je me fasse baptiser. Il voulait que je suive ma scolarité à la Légion d'honneur. C'était un cloître avec cent cinquante lits alignés, j'ai échappé à cela ! »

Il y avait aussi cette énorme croix que portait sa mère. Il me la destinait à condition que je me fasse baptiser. Cette croix symbolise la spiritualité de sa mère : il veut me la donner à moi » !

Dans la psyché du grand-père, la patiente est l'incarnation de cette aïeule blanche, avec son haut degré de spiritualité familiale. Avoir ce privilège implique l'obligation inconsciente de devoir faire le sacrifice de son métissage, oublier la couleur de sa peau, mais aussi de ne pas engendrer ni se reproduire.

En évoquant l'homme blond aux yeux bleus qu'elle fréquente, elle pense que s'ils avaient des enfants, ils seraient peut-être blancs. Nous soulignons alors sa contradiction entre son désir d'être blanche, de garder son patronyme, d'enfanter des blancs et son désir de sauvegarder son métissage comme ce qui fait partie intégrante de son identité.

Nous avions compris ce qui faisait obstacle à la procréation chez Indira, mais quelques mois plus tard nous découvrions que la stérilité du couple n'était pas le seul fait de l'épouse, son compagnon y avait aussi une part, restée tue jusqu'alors. Elle avait à voir avec le décès de sa mère, survenu après à une longue agonie qui avait été une vraie torture, non seulement pour elle mais aussi pour toute la famille de Léopold.

C'est encore Indira qui apporte un rêve illustrant cette difficulté à procréer : elle cherche sa deuxième chaussure pour se rendre à un enterrement. Il s'agit d'une personne qu'elle va visiter et qui est soumise à la torture. Cette visite va lui permettre de récupérer sa deuxième chaussure et de repartir sur ses deux pieds.

Elle associe sur l'idée de torture que représentent les diverses PMA mais aussi sur la torture vécue par sa belle-mère mourante, également sur la souffrance de son entourage. Toutefois le deuil est différent d'une famille à l'autre. Il serait plus facile pour elle car, il y a de son côté un vrai tissu familial qui permet de supporter et d'élaborer un travail de deuil. Ce n'est pas le cas dans la famille de Léopold. En effet, lors du décès de sa mère, il s'est trouvé seul à porter la lourde charge du chagrin de la perte car son père s'est réfugié dans un délire pour échapper à la souffrance ; quant à ses frères, ils se sont arrangés, l'un pour partir à l'étranger et l'autre s'est enfermé dans une sorte d'indifférence.

Suit une sorte de rêverie où Léopold dit avoir traversé avec sa mère le fleuve séparant les vivants des morts afin de l'accompagner puis revenir sur la rive des vivants avec le sentiment par moments de l'avoir abandonnée à elle-même.

Comment procréer dans de telles conditions et comment donner la vie alors qu'il est encore prisonnier d'un chagrin qui le plombe ? Procréer reviendrait alors à trahir la mémoire de sa mère et à l'abandonner définitivement sur le rivage des morts.

La capacité à procréer n'implique-t-elle pas de devoir habiter vraiment chez les vivants et de quitter définitivement les morts dont sa mère tant aimée ?

Ainsi les difficultés à procréer sont présentes chez les deux partenaires : chez Indira il s'agirait d'une transmission brute venue du grand-père qui lui enjoint d'incarner l'imago de l'aïeule, cette sainte restée dans l'Immaculée Conception et pour Léopold, donner la vie comporte l'angoisse de trahir sa mère en l'abandonnant définitivement sur le rivage des morts.

On comprend donc comment ces identifications aliénantes peuvent entraver la capacité à procréer.

Exemple clinique 22 : l'impact traumatique d'une naissance : l'Envie dans le couple

Il s'agira dans cet exposé clinique de mesurer l'impact traumatique d'une grossesse et d'une naissance dans un couple constitué sur le mode gémellaire. La grossesse survenue plusieurs années après la constitution de ce couple ainsi que la naissance de leur fils ont constitué pour chacun un événement au sens fort, c'est-à-dire quelque chose qui est venu perturber la structure conjugale en place et donc susciter chez les partenaires des angoisses catastrophiques. Par ailleurs, cette grossesse est apparue comme un fait traumatique car elle a réactivé, pour chacun des partenaires, des souffrances non résolues de l'enfance.

Une révolution, au double sens du terme, est ici à l'œuvre. Elle est d'une part une force effractante bousculant une organisation en place et d'autre part une répétition, un retour inéluctable du même. Ce second sens impliquant l'hypothèse d'une transmission brute transgénérationnelle.

Les deux protagonistes se sont trouvés confrontés à une situation d'extrême violence qui les poussait à se séparer dans l'urgence. Par ailleurs, ils ont engagé une thérapie de couple, non pour se réconcilier, car la rupture paraissait consommée, mais afin de comprendre ce qui s'était passé pour pouvoir en rendre compte à leur enfant.

Le travail entrepris avec ce couple malgré les défenses paradoxales mises en place (séparé/non séparé) nous a permis, dans un premier temps de réfléchir à la signification traumatique que peut prendre une naissance pour un couple constitué sur un modèle anti-famille et dans un second temps, de chercher à savoir pourquoi cette naissance a provoqué de telles turbulences en fonction de leur histoire respective. Ceci témoigne de ce que l'organisation gémellaire comporte de compensation ou de camouflage de difficultés non résolues dans le passé infantile.

Viviane et Merlin viennent nous consulter dans le cadre d'une thérapie de couple, mais ils sont séparés depuis plus d'un an et demi et rien ne semble indiquer qu'ils veuillent remettre en cause un processus de divorce qui doit aboutir assez rapidement. Leur demande serait-elle paradoxale ? C'est Viviane qui est à l'origine de leur démarche ; Merlin a suivi. Pourtant, elle semble bien décidée au divorce. Alors qu'elle se trouvait enceinte de quelques mois, Merlin a quitté brutalement le domicile conjugal. Il a pris la fuite et s'il semble plutôt vouloir éviter d'en parler, il n'envisage en aucune façon de retourner vivre avec sa femme et son fils qui n'a que quelques mois.

Manifestement, nous sommes sous un charme dont nous ne réaliserons le contenu que peu à peu. Ils sont aussi beaux l'un que l'autre, même si leur beauté n'a rien de conventionnel, mais surtout, ils sont tous les deux intelligents et d'une remarquable finesse. Dès la première tentative, elle a réussi avec brio une agrégation de lettres et cela sans même s'être vraiment préparée au concours. Elle termine un doctorat et la porte de l'enseignement supérieur lui est déjà ouverte.

Merlin enseigne la même discipline dans un lycée. Il s'est inscrit à l'agrégation mais sans la passer car son ambition est littéraire. Il a, comme son père lui-même professeur et écrivain, des dons littéraires que Viviane admire énormément. Nous nous rendrons compte assez rapidement malgré tout que le charme qui se dégage d'eux et de leur couple est de nature narcissique. Ils sont un bon exemple du couple gémellaire décrit par D. Anzieu. Ils ont fait les mêmes études, ils exercent la même profession, ils sont des aptitudes similaires, ils ont la même ambition littéraire. Il ne fait pas de doute que c'est la recherche de leurs similitudes qui a fondé leur relation amoureuse.

Bernard Defontaine, mon co-thérapeute, et moi comprenons alors la raison de notre contre-transfert trop positif et idéalisant. C'est notre propre composante gémellaire qu'ils nous donnent à contempler en miroir : nous avons nous-mêmes, il n'y a pas si longtemps, exercé la même profession qu'eux et dans une discipline proche de la leur. Nous exerçons toujours la même profession et de plus, ensemble. Nous comprenons combien ils sont en retour sensibles à cet aspect de notre propre couple, ce qui rend compte de la haute intensité de leur transfert. Transfert et contre-transfert sont idéalisant. L'analyse de l'inter-transfert nous fait comprendre la fonction défensive de cette idéalisation ainsi que la projection qui l'accompagne.

S'il était arrivé que Viviane signe des textes écrits par Merlin, il avait parfois rendu des dissertations ou des mémoires rédigés ou complètement remaniés et réorganisés par elle. Leur illusion gémellaire, la jouissance qu'ils ont trouvée à se découvrir semblables, cachait l'inverse, à savoir une intense rivalité. Chacun avait des aptitudes essentielles dont l'autre se sentait dépourvu. Leur idéalisation mutuelle était une défense contre des sentiments envieux, vécus comme dangereux et destructeurs. Cela n'est apparu qu'à la découverte de la grossesse dont à la fois Merlin ne voulait pas mais ne souhaitait par l'interruption. Des discussions interminables et répétitives avaient eu lieu. Il s'agissait, nous semble-t-il, d'une intense et épuisante activité de pensée sans pensée qui n'arrivait pas à mettre en mots le trouble altérant leur relation et leur personnalité.

Viviane parle l'intensité de la souffrance qu'elle commença à vivre alors et qui persista bien au-delà de l'accouchement. Cette douleur était manifestement encore très vive et accentuée par le fait qu'elle ne comprenait plus rien de cet homme qu'elle avait aimé et dont elle s'était sentie si proche. Merlin, disait-elle, avait alors complètement changé de personnalité. Il semblait ne rien éprouver, ne rien percevoir et ne rien partager de sa souffrance. Il était devenu parfaitement odieux et indifférent alors que leur relation avant cette grossesse avait été passionnée. Elle s'était trouvée dans une complète solitude et elle avait passé des jours entiers à pleurer. Son mariage et surtout sa grossesse n'avaient plus de sens. Elle avait été plusieurs fois sur le point se tuer avec le bébé.

Viviane dit avoir ainsi découvert un côté pervers de Merlin qui n'aurait eu besoin, selon elle, que d'une génitrice. Ainsi, il aurait souhaité lui arracher leur enfant. Elle dut avoir recours à une pédiatre pour le convaincre du besoin qu'un bébé a de sa mère.

Viviane se plaignit de ce que Merlin et sa famille banalisaient et niaient la violence de cette rupture. Elle s'étonnait surtout que Merlin n'éprouve aucune culpabilité de cet abandon.

Merlin a quitté son épouse sans éprouver aucun affect. Il a été tout d'un coup frappé par la nécessité, voire l'urgence de fuir la maison. Selon lui, quand on ne s'aime plus, on ne s'aime plus et ce n'est pas la peine d'en faire toute une histoire. Viviane apparaît ainsi comme victime de la cruauté et de la froideur d'un être qu'elle ne reconnaissait plus.

Dans l'histoire de Merlin, une situation analogue s'était est produite : son père avait en effet abandonné sa mère alors qu'elle était enceinte de son deuxième enfant. Merlin avait alors quatre ans.

Viviane et Merlin ont vécu un certain temps ensemble à l'étranger avant de décider de se marier. Elle était tombée amoureuse de lui car il se présentait comme un être hors du commun, aux tendances anarchisantes, en totale opposition avec sa famille à elle, très traditionnelle. Viviane avait vécu dans une atmosphère familiale marquée par la religiosité. Elle était l'aînée d'une fratrie de trois enfants et avait toujours essayé d'incarner un modèle pour ses frère et sœur. Elle se conformait au désir de ses parents. Cela avait une fonction réparatrice pour une mère déprimée et endeuillée à la suite de la naissance et du décès de jumelles nées quatre ans après Viviane.

Merlin, lui, venait d'une famille d'intellectuels, peu soucieux des convenances, de la morale et de la religion.

Ce mariage entre personnes issues de milieux et d'idéologies différentes pouvait apparaître comme une mésalliance. En s'épousant, ils voulaient donner à tous l'assurance qu'ils n'avaient pas commis d'erreur. Aussi ont-ils mis toute leur énergie à tenter d'incarner une perfection susceptible de susciter envie et admiration. Ils se veulent un couple idéal, un couple d'exception, pour eux comme pour les autres. Ils sont des êtres hors du commun, brillants par leur intelligence, leur jeunesse, et leur beauté.

Tout en restant respectueux des traditions en se mariant, ils avaient demandé à tous les invités de venir costumés et grimés comme à un carnaval. Cette fête avait pour thème les contes de fées. La dimension théâtrale et ludique de la cérémonie effaçait en quelque sorte son caractère sérieux et symbolique, la situant de ce fait dans un champ déréel mais qui exprimait néanmoins une forte idéalisation. Chacun semblait rechercher dans le couple les compensations des blessures de l'enfance. Dans ce jeu qu'a été leur mariage, on avait l'impression que tout en se mariant - concession faite probablement à la belle famille catholique - ils ne voulaient céder en rien aux conventions. Le mariage était considéré par eux comme une institution bourgeoise, au caractère superfétatoire. Ils voulaient bien se marier pour complaire à la famille de Viviane mais leur désir premier était de faire une fête. En fait Viviane et Merlin acceptaient de se marier pour ne pas se marier.

Tout dans ce couple semblait se dérouler comme s'ils étaient en permanence sous l'objectif d'une caméra. L'idéalisation de ce couple s'exprimait tout à la fois par l'illusion de transparence qui régnait entre les deux partenaires et par une connivence dans la dimension grandiose et omnipotente.

Ainsi le carton d'invitation à la fête était un livret rédigé par le couple et finement décoré d'enluminures. Il disait à peu de choses près ceci : « Nous les mécréants, considérons que notre mariage est dédié essentiellement à notre famille et à nos amis, sous-entendu, à Dieu en aucune façon. »

L'élément de désacralisation était donc très puissant dans le choix des costumes de cérémonie : Merlin, en prince arabe tout de blanc vêtu portait un énorme turban autour de la tête, elle était vêtue d'une somptueuse robe blanche de dame du Moyen-Âge. Ils avaient gardé le blanc, non pas pour symboliser la pureté disaient-ils, mais pour se distinguer des habits colorés des autres invités.

Elle souligne combien ce fut difficile pour toute la famille et en particulier pour ses grands-parents de trouver des déguisements. Mais tout fut fait selon le désir du couple, en fonction de l'amour que chacun leur portait. Le père de Merlin, très réticent, se déguisa en prince vénitien et porta un masque de carnaval derrière lequel on ne le reconnaissait absolument pas.

Trois mois après ces noces magiques, la grossesse s'annonça. L'atmosphère devient de plus en plus lourde.

Merlin vécu alors un très grand malaise, il changea de personnalité devint froid brutal et refusa les relations sexuelles. Il détestait les avances que sa femme pouvait lui faire. Des éléments de haine et de dégoût apparurent face à cette demande. Il ne la ménagea guère.

De son côté Viviane fut désespérée, pensa à se faire avorter, à provoquer un accident, à tomber d'un étage. Par sa grossesse, Viviane n'était plus cette jeune fille qu'il avait tant aimée, elle n'était plus l'objet de son désir, elle n'était plus reconnaissable. Il s'enfuit donc.

La grossesse mit en évidence chez Merlin une désillusion due à la découverte de la réalité et de l'altérité. L'idéal du couple chuta.

Merlin tenait des discours rationalisant pour remettre en cause le couple qu'ils formaient et justifier ainsi sa fuite. La naissance de leur fils rendait de plus en plus infernales les relations du couple qui s'entre-déchirait. L'enfant devient l'enjeu d'un énorme conflit de rivalité.

Malgré l'illusion gémellaire, le couple présentait quelques différences. Merlin avait jeté son dévolu sur Viviane car elle faisait partie d'une vraie famille, unie et présentant un certain confort matériel alors que lui avait partagé toute son enfance entre sa mère et son père, vivant alternativement chez l'un et chez l'autre une semaine sur deux. Merlin avait choisi une femme agrégée et très cultivée alors que lui-même n'avait pas obtenu ce titre. Elle était scolaire, universitaire et lui fantasque, créatif, affectant un certain mépris pour les diplômes puisque son désir profond était de devenir écrivain.

Viviane avait été séduite par Merlin pour ses dons littéraires, son intelligence aiguë, son sens esthétique, la pertinence de son jugement, son assurance et son omnipotence. Nous apprendrons beaucoup plus tard dans la thérapie qu'elle élisait de préférence des compagnons aux tendances gauchisantes qui auraient pu s'opposer à ses parents.

Cette union s'inscrit chez l'un et chez l'autre sur un fond de solitude réciproque. Pour Viviane, s'unir à Merlin était le moyen de sortir d'un isolement terrible éprouvé face au couple si parfait et si uni de ses parents. Le choix de Merlin était plutôt basé sur la solitude vécue au moment du divorce et de la séparation de ses parents.

Pourtant Merlin ne semblait pas en contact avec sa tristesse et sa dépression vécue lors de la rupture entre ses parents. Dans sa famille, tout affect semble avoir été noyé derrière des considérations d'ordre matériel et organisationnel. Tristesse, larmes et colère n'étaient pas de mise. Tous les conflits semblaient évacués afin de ne jamais éprouver la moindre souffrance ni le moindre regret. Mais la mère de Merlin était très déprimée.

La répression familiale des affects et le clivage passif [1] se traduira par une identification à un animal à sang froid, un caméléon dont Merlin eut à s'occuper comme une vraie mère durant quelques années. Il avait ramené d'Afrique cet animal avec lequel aucun contact ne semblait possible. Il s'en est bien occupé, le nourrissant d'insectes vivants et lui donnant le biberon. Il ne le confiait jamais sachant que personne ne pourrait veiller sur lui comme seul il savait le faire. Un lien vital le rattachait à ce reptile. Nous avons vu dans ce caméléon l'aspect de froideur et de répression affective qu'il avait manifesté lors de la grossesse de son épouse. Rappelons que les animaux à sang froid n'allaitent pas leurs petits et ne portent pas leur progéniture. Ils pondent des œufs qu'ils abandonnent, il n'existe donc pas de lien filial. L'investissement de Merlin pour ce caméléon a fait suite à un chagrin insupportable qui a duré plusieurs années, dû à la mort d'une chatte, animal à sang chaud.

Merlin est sorti de son expérience infantile muni d'une épaisse carapace affective le protégeant de toute souffrance morale par intellectualisation et omnipotence liées au développement de son esprit et de son intelligence et le rendait invulnérable. C'est en ce sens qu'il est un objet de fascination pour sa femme.

Avec la naissance de l'enfant, les partenaires se découvrent tous deux humains, sujets au vieillissement et à la mort. Ce mouvement a été très net

---

1 Le terme est de Bion puis de Meltzer. MELTZER D. (1980), « La psychologie des états autistiques et de l'état mental post-autistique », *Explorations dans le monde de l'autisme*, Paris, Payot, 2002, p. 14.

chez Merlin, un peu moins chez Viviane qui avait, grâce à sa grossesse, fait déjà un bout de ce chemin dans la constitution d'une temporalité interne.

Avec l'arrivée de l'enfant, on sortait du jeu et on entrait dans le sérieux de l'existence. Ils se voyaient comme étrangers l'un vis-à-vis de l'autre mais aussi étrangers à eux-mêmes.

Il semble important de souligner à quel point l'envie et les défenses contre l'envie ont joué un rôle fondamental dans ce couple. Dès le début de cette relation, l'envie est rendue plus manifeste et actuelle chez Merlin en raison de la grossesse de son épouse même si elle existait de façon latente dès le début du fait de leurs différences de statut social.

Merlin s'est beaucoup occupé de Benjamin tout petit, il lui a souvent donné le bain. Il est entré en rivalité avec Viviane au sujet du bébé, affirmant qu'un père pouvait fort bien remplacer la mère. Elle a dû le laisser faire parce qu'il avait été frustré de ne pas porter le bébé dans son ventre, ce qu'il reconnaissait tout à fait consciemment. Durant l'été qui a suivi la naissance, Viviane disait que ce père avait quelque chose d'animal dans la relation à son fils. Il entretenait une sorte de corps à corps, le portant nu enroulé autour de son cou, peau contre peau.

En se disputant, ils ne se comportaient pas comme s'ils étaient les parents procréateurs en commun de cet enfant. Par ailleurs, Merlin se plaisait à dénoncer l'idée qu'un couple serait nécessaire pour élever un enfant. Il affirmait qu'il s'agissait là de préjugés bourgeois dont il n'avait que faire. D'ailleurs, lui n'avait jamais appelé ses parents Papa et Maman, ils les nommaient par leurs prénoms. On a le sentiment tout d'abord que c'est une idée qui n'appartient qu'à Merlin. « On n'a guère besoin de parents pour exister. » Tel est le credo prôné par ce jeune père. Nous avons là une première expression d'un désengagement suivi du mouvement d'auto-engendrement du couple. Certains éléments de la vie infantile de Merlin que nous découvrirons par la suite nous permettront de comprendre pourquoi il est porteur d'une telle idéologie. Après le départ de son père, Merlin a vécu une curieuse intimité avec sa mère, car celle-ci avait beaucoup d'amants de passage. Merlin se sentait souvent exclu de tout ce qui se passait et le dépassait. Toutefois, il s'avérait qu'il était le seul élément stable de la maison. Il a souvent dit qu'il avait été « le sbire de sa mère. » Il avait en effet pour habitude de contrôler qui entrait et sortait de la maison. Même s'il était exclu des scènes sexuelles, il en était en quelque sorte le chef d'orchestre. Ce contrôle s'accompagnait d'une véritable tyrannie exercée sur sa mère à qui il faisait payer cher les libertés qu'elle s'accordait. Ce climat témoigne d'une forte incestualité car Merlin n'occupait pas à une place d'enfant. Il était trop présent dans l'intimité de sa mère.

« Être le sbire de sa mère » n'a pas favorisé la constitution ni la résolution du complexe d'Œdipe. Il a vécu une relation antœdipienne en raison de son immersion dans l'intimité maternelle et de l'absence d'un référent paternel stable. Ainsi, ce qui doit être la scène primitive devient un scénario incestueux qui se trouve sous son contrôle omnipotent.

Dans ces épisodes de sa vie infantile, l'envie à l'égard de la vie sexuelle de sa mère a sans doute joué un rôle décisif. Il s'est trouvé trop tôt immergé dans une sexualité dont il était exclu et qu'il ne pouvait s'accorder du fait de son immaturité. Rappelons d'autre part que l'absence de différence générationnelle dans laquelle cet enfant a été entretenu a attisé cette envie S'il était traité comme un adulte par ses parents. Il pouvait en effet prétendre comme eux à avoir une vie sexuelle. Mais là, la nature s'est opposée à ses desseins et l'envie est apparue avec probablement l'échec de ne pas être à la mesure de ses aspirations.

Cette envie a été réactivée par la grossesse de sa femme. Elle était camouflée par un idéal commun et l'idée que chacun pouvait jouir et participer de l'omnipotence et de la puissance de l'autre, de vivre un couple parfait, sans faille, sans castration.

Lorsque nous abordons le domaine des études et de la réussite universitaire, il s'avère que Merlin tout en la déniant au départ, a fini par reconnaître l'envie qu'il avait pu ressentir à l'égard de sa femme timide et discrète qui avait réussi brillamment son agrégation. Au moment de la grossesse, cette envie s'est décuplée. Merlin avoue clairement avoir éprouvé un sentiment d'hostilité en rapport avec l'exclusion ressentie face au lien fusionnel de la mère avec son fœtus puis avec son bébé. Il a été contraint de comprendre qu'en tant qu'homme, il serait à jamais privé de cette joie de devenir mère un jour. La défense contre l'envie est double, elle s'exprime par l'illusion gémellaire dont nous avons déjà parlé, et par la dévalorisation de soi. Cette dévalorisation de soi s'accompagne d'une forte paradoxalité. Elle consiste à dire qu'on ne rivalise pas avec les étoiles quand on est un ver de terre ; et d'autre part qu'on ne rivalise pas avec les étoiles car on est mieux qu'elles.

Tout en s'appuyant sur la caution intellectuelle de son père, Merlin soutient deux points de vue contradictoires : on n'est rien du tout si l'on n'est pas agrégé et en même temps, l'agrégation n'a pas de valeur car la seule chose qui compte c'est d'écrire. Quand on est écrivain, on est nettement au-dessus des agrégés et l'agrégation alors ne vaut plus rien du tout.

Viviane se dit incapable de faire preuve de créativité dans le domaine de l'écriture, elle laisse cela à Merlin. Elle mettra plusieurs mois avant de révéler l'envie éprouvée à l'égard de la fantaisie de son mari qui a l'étoffe d'un écrivain. Il dit en avoir et ne pas concevoir sa vie sans un tel projet. D'autres associations tendront à nous montrer que ses réactions envieuses elles-mêmes s'avèrent être un handicap pour réaliser ce projet. S'inclinant devant le brio intellectuel qu'elle prêtait à son époux, elle ne s'était jamais accordé le droit d'avoir pour elle-même un projet d'écriture. À l'entendre, elle ne serait apte qu'à passer scolairement des diplômes, aussi difficiles soient-ils.

Ce qui a été décisif dans la rupture du couple, c'est chez Merlin, l'évitement de la sexualité et de la scène primitive devenue intolérable. Quand on a exploré la phobie qu'il avait du corps de sa femme, Merlin a dit qu'il avait peur d'attaquer, de faire du mal au bébé dans le ventre de Viviane. D'ailleurs une chose l'a alerté, elle a saigné après un rapport sexuel. Il avait également l'idée de commettre un inceste car il avait l'impression que le bébé participait au coït, qu'il regardait ce qui se passait et c'était devenu insupportable pour lui. Quand il a été rappelé qu'il y a un espace pour le bébé et un autre pour le pénis, Merlin a répondu qu'il y avait certes une paroi, mais qu'elle était tellement fine !

Nous avons compris que les propos de Merlin faisaient référence à son passé infantile, lorsque sa mère recevait des amants de passage dans son appartement. Les expériences mnésiques n'étaient pas présentes d'une façon liée dans le récit du patient. Elles ne sont apparues qu'après des mois de traitement et n'étaient pas vécues comme passées mais bien actuelles dans l'horreur que représentait pour lui le corps de sa femme.

C'est ce moment traumatique qui est réactivé lors du coït avec elle, quand le tiers, le fœtus, est présent sous la forme d'un voyeur. Un aspect de la partie enfant du patient est projeté sur le bébé, ce qui a pour conséquence la terreur et l'état de panique.

Merlin est intolérant à ce qui peut lui rappeler ou évoquer de près ou de loin la scène primitive. Il s'agit de se couper de la pensée de l'origine. Le rapport à la scène originaire est objet d'évitement, de fuite, voire de phobie. L'auto-engendrement s'origine là mais il n'est pas uniquement présent chez Merlin.

Lors d'une séance, Merlin dit que Viviane avait toujours été gênée d'avoir l'obligation de changer de nom en raison du mariage. Par ailleurs, elle se demandait pourquoi son fils ne porterait pas son nom à elle plutôt que le nom de Merlin. C'est ainsi qu'ils ont été conduits à parler de leur désir, présent à cette époque, de s'inventer tous deux un nouveau nom, comme s'il y avait eu en eux un désir de refuser leurs filiations et celui de s'auto-engendrer par magie. Revint alors l'idée que ce mariage-conte-de-fées n'était pas un vrai mariage qui suppose l'alliance entre les époux, les familles et deux lignées générationnelles. Ce désir ancien de se nommer d'un autre nom que celui de leurs parents respectifs correspondait à un désir de désengendrement suivi d'un auto-engendrement. On comprend alors le motif profond des turbulences qui ont agité ce couple lors de la naissance du bébé. Il s'est avéré si difficile pour eux d'avoir un fils parce que, se reconnaître capable d'engendrer impose l'idée d'avoir soi-même été engendré. Viviane a montré combien, en utilisant Merlin comme son porte-drapeau dans le conflit contre son père, elle a participé au fantasme commun d'auto-engendrement.

Le désir d'auto-engendrement réciproque s'origine ici à la fois dans le désir et l'impossibilité de se défaire d'un lien incestuel avec le père. C'est un point commun aux deux partenaires de ce couple. Viviane trop proche de son père a dû aller vivre en Angleterre dès l'adolescence pour mettre de la distance entre elle et lui. Elle était incapable de s'opposer à lui et exprimait sa révolte par l'intermédiaire de ses copains gauchistes. Merlin lui, est resté sous le coup de l'idéalisation massive d'un père adulé, en même temps qu'inaccessible, avec qui il aurait, selon Viviane, entretenu une relation épidermique. D'ailleurs Viviane a reconnu que son beau-père a constitué son principal rival dans cette rupture. Le fantasme d'auto-engendrement est destiné à se défaire d'un lien par trop incestuel avec un parent. On comprend l'angoisse massive qui a saisi le couple au moment de la naissance de Benjamin, car cet enfant par sa vie même, mettait fin ou détruisait leur rêve d'auto-engendrement réciproque. Benjamin devint la preuve vivante de l'inanité de leur rêve en les conduisant à reconnaître qu'il faut le concours d'un père et d'une mère unis sexuellement pour venir à la vie.

Viviane s'est toujours présentée comme victime d'un abandon mais on peut s'interroger sur sa complicité avec son époux dont elle admirait inconditionnellement le charme.

Merlin a séduit son épouse et nous-mêmes. Face à des jeunes gens si beaux et si intelligents, nous nous sommes trouvés englués dans un contre-transfert inhibant notre capacité de penser et atténuant tout sens critique.

Il y a, dans la gémellité dont ils ont fait preuve lors de cette thérapie, l'expression d'un fort degré d'incestualité qui va apparaître dans le travail autour de la vie de chacun des partenaires. Liens incestueux de la patiente pour son père mais également dans le souci permanent d'être le parent de sa propre mère pour lui porter secours et soigner sa dépression. C'est la même incestualité que nous retrouvons chez Merlin avec sa mère, car le divorce de ses parents l'a mis à une place de compagnon et si l'on peut dire, le partenaire sexuel par procuration à travers les amants qu'elle avait. Il y a également l'idéalisation excessive d'un père adulé mais inaccessible.

Le couple est basé sur une admiration réciproque dont la fonction est de masquer l'envie mais il est lui-même profondément incestuel car il baigne dans l'illusion d'une mêmeté qui fait obstacle à toute possibilité de procréation. L'incestualité se retrouve dans l'interrelation du couple mais également à la génération précédente, celle des parents des deux partenaires de ce couple. Cette incestualité a pour conséquence un fantasme -non-fantasme de désengendrement suivi d'un auto-engendrement qui fait obstacle à toute possibilité de procréation donc à la naissance d'un tiers susceptible de les confronter à la temporalité et donc à la succession, à la réalité des générations.

Certains couples, qu'ils soient peu doués ou brillants, se considèrent comme des personnes exceptionnelles dans la mesure où ils sont soudés par une collusion grandiose : celle de se penser comme des couples exceptionnels. Le couple de Merlin et Viviane pour se maintenir avait besoin d'une collusion constante dans la mégalomanie avec son corollaire de danger d'effondrement.

Dans un premier temps, il a été important de montrer la participation des deux partenaires au le désir de constituer un couple au-dessus des autres, un couple grandiose, enviable sous tous les plans. Il y a une collusion dans le grandiose et dans la mégalomanie qui semble partagée mais plus discrète chez Viviane. C'est cette mégalomanie qui va les conduire au fantasme -non-fantasme d'auto-engendrement.

Viviane d'une certaine façon se rendit complice des traits pervers de Merlin et se vit entraînée dans la dynamique initiée par son compagnon. Il est des cas, nous dit Chasseguet-Smirgel où « le névrosé est séduit par le pervers car il est souvent un être étincelant, un prestidigitateur, un enchanteur. Cette séduction s'exerce sur le névrosé et paralyse jusqu'à son fonctionnement psychique, notamment son sens critique [1]».

M. Hurni et G. Stoll nous montrent également que dans la dynamique de la rencontre, il n'y a pas « un méchant pervers et une pauvre victime innocente. Si cela existe, c'est moins fréquent qu'on ne le croit. Cette vision nous empêche de voir la dynamique perverse. Il convient de reconnaître au partenaire passif son rôle : sa part de sadisme masquée par sa propension à se mettre à la disposition de l'autre, à abandonner tout contrôle de soi au bénéfice de l'autre [2]».

---

1 CHASSEGUET-SMIRGEL J. (1984), *Éthique et esthétique de la perversion,* Paris, Champs Vallon, p. 63.

2 HURNI M., STOLL G. (1996), *La Haine de l'amour,* Paris, l'Harmattan, p. 64.

Le pacte dénégatif du couple est en rapport avec l'envie dans la relation des partenaires. L'idéalisation réciproque est une manière d'éviter l'envie.

Il y a un lien évident entre la rivalité rencontrée dans ce couple au sujet de l'écriture et la capacité ou l'aptitude à engendrer. En effet, quand Viviane énonce son incompétence en matière d'écriture et son défaut de créativité, elle fait preuve d'un masochisme évident car on ne voit pas pourquoi une jeune femme aussi brillante dans ses études ne pourrait pas écrire. Mais son compagnon ne la contredit guère et paraît même la conforter dans l'idée qu'elle ne serait pas apte à l'écriture. Il semble qu'elle ait renoncé à ce type de projet pour Merlin qui considère cela comme normal. Ce pacte dénégatif serait l'équivalent d'un contrat où elle s'engagerait à ne pas écrire pour lui laisser la place et compenser ainsi la douleur de Merlin de ne pas enfanter[1].

Ne peut-on appliquer à ce couple ce qui est décrit par Roger Dorey comme une emprise qui s'appuie sur la séduction : « Il s'agit de capter l'autre dans un jeu de miroir afin de le réduire à n'être qu'une image mais bien davantage de le détruire. L'objet de cette action serait l'autre comme sujet désirant qui doit impérieusement être gommé, annulé, néantisé[2] ? »

Ainsi la relation d'emprise est essentiellement spéculaire et se situe entièrement dans l'imaginaire. La victime peut participer à l'action qui lui est infligée parce que d'une certaine manière elle y trouve sa propre satisfaction. Satisfaction d'être expropriée de son désir propre, possédée par le séducteur puisqu'elle est dépossédée par lui de ce qu'elle a de plus personnel et réduite à n'être que son fidèle reflet.

Dans la grossesse de Viviane, Merlin est en rivalité avec elle, il se comporte comme s'il était lui-même la mère du bébé et veut le lui arracher, se substituant complètement à elle dans les soins. On retrouvera un tel comportement avec le caméléon envers qui Merlin se comportait comme le sein nourricier maîtrisant sa vie et sa mort.

---

1 L'idéalisation est utilisée en tant que défense, non seulement contre la persécution mais contre l'envie. En lien avec l'envie, dans *L'introduction à l'œuvre de M. Klein*, H. Segal écrivait : « L'idéalisation se fait mais à une condition essentielle : il fallait que l'objet idéal fût ressenti non seulement comme possédé, mais aussi comme crée par lui-même. À sa base, le seul objet idéal était un sein internalisé qu'il sentait comme ayant été originellement sa propre création… » SEGAL H. (1969), *Introduction à l'œuvre de M. Klein*, Paris, PUF, chapitre IV.

2 DOREY R. (1981), « La relation d'emprise », *Nouvelle Revue de Psychanalyse,* n° 24, p. 124.

Dans un texte de 1987, Rosenfeld écrit : « De tels patients sont bien décidés à croire qu'ils se sont auto-engendrés, qu'ils sont capables de se nourrir et de prendre soin d'eux-mêmes sans aide[1]. »

On peut dire que la situation réelle en rapport avec le divorce des parents a favorisé un état adultomorphe chez Merlin qui dès l'âge de 11 ans habitait dans une chambre de bonne ce qui lui permettait ainsi d'être très autonome et de sortir le soir comme un adulte. L'attitude des parents a favorisé cette omnipotence.

Il faudrait aussi souligner le lien homosexuel très puissant que Merlin entretenait avec son père totalement idéalisé et avec qui il avait des relations épidermiques. Ce rapport avec lui a entravé sa capacité à passer l'agrégation car son père ne l'avait pas réussie. Cette idéalisation de l'objet a pour conséquence l'incapacité à exploiter ses propres dons.

M. Klein dit en substance : « Certains sujets sont incapables de cultiver leurs dons... chaque fois qu'il peut être dangereux d'avoir à rivaliser avec une image prééminente. En dévalorisant leurs propres dons, ils nient leur envie tout en se punissant de l'éprouver[2]. »

Comment expliquer le départ précipité de Merlin au moment de la grossesse de sa femme ? Selon M. Klein il y a une défense contre l'envie qui consiste à réprimer les sentiments d'amour et par là même à intensifier la haine, ce qui paraît moins douloureux à tolérer que la culpabilité naissant d'une conjonction intime de l'amour, de la haine et de l'envie. Il n'y a pas nécessairement haine manifeste, mais indifférence apparente. Ceci correspond à la situation de Merlin quand il quitta sa femme parce qu'elle était enceinte.

Il y a donc clivage de la personnalité afin de ne pas prendre conscience des parties les plus envieuses et les plus destructrices. Rosenfeld a montré comment l'*acting out* est utilisé pour éviter la réduction du clivage. Selon M. Klein l'*acting out* est mis en œuvre pour éviter l'intégration et la prise de connaissance de la partie envieuse de soi.

En effet, Merlin abandonne le domicile conjugal ; cet *acting* est destiné à faire obstacle à la prise de conscience de sa partie envieuse voire à son désir de tuer la mère et le bébé. Ce mécanisme de défense cherche à éviter que les sentiments hostiles ne portent atteinte au sein maternel qui constitue par excellence l'objet envié.

Il y a chez Merlin une fuite motrice pour éviter le conflit psychique. Le clivage présent dans le but de ne pas prendre conscience des parties

---

1 ROSENFELD H.-A. (1987), *Impasse et interprétation,* Paris, PUF, 1990, pp. 127-155.

2 KLEIN M. (1957), *Envie et gratitude,* Paris, Gallimard, p. 69.

destructrices est à mettre en rapport avec le clivage passif subi dans l'enfance au moment de la séparation de ses parents.

Viviane a été séduite par le côté manifestement séducteur et enchanteur de Merlin qui s'avère être un être original et brillant. Un tel lien flattait son narcissisme d'autant que Viviane n'avait pas tendance à se mettre en valeur. Sa partie brillante était déposée dans son mari : il réalisait d'une certaine façon sa mégalomanie et une sûreté de soi qu'elle n'est pas parvenue à avoir malgré ses diplômes. Il savait se mettre en valeur, exercer une énorme séduction sur l'autre, subjuguer, ce dont elle n'était pas capable. On a toute raison de penser que Viviane était dévorée d'envie face à l'aisance de Merlin mais surtout et qu'elle était fascinée par l'invulnérabilité de cet homme face aux angoisses de castration qu'il semblait tenir parfaitement à distance.

Cette envie est compensée par l'idéalisation de leur couple. Elle est moins brillante que lui, moins créative, moins originale mais leur union servira pour elle à compenser son manque d'assurance. Vivant dans l'éclat de l'étoile, elle en sera éclairée. L'envie est réprimée du seul fait qu'elle devient complice de cette idée qu'à eux deux ils constituent un couple hors du commun. Le mariage-conte-de-fées costumé en est la preuve. Il faut se pavaner auprès des amis et de la famille, susciter leur envie afin qu'ils puissent admirer en eux un couple extraordinaire.

CONCLUSION

Nous souhaitons qu'au travers de ce livre, les lecteurs aient pu apprécier la pertinence de concepts comme ceux d'incestualité, de meurtriel et leur intérêt fondamental pour comprendre les enjeux et les turbulences de la vie à deux.

Au travers de notre expérience clinique et des exemples exposés nous avons pu, dans cet ouvrage illustrer les manifestations de l'incestualité et explorer le meurtriel qui en est sa forme la plus sévère. En effet, si l'incestualité effracte les limites, le meurtriel vise à les anéantir. Il y a un changement qualitatif dans l'attaque de l'autre. Des exemples cliniques nous ont permis d'exposer la difficulté des patients à se désengluer de ces relations primaires toxiques où le désir de mort des parents sur les enfants est au premier plan. Au cours de notre parcours, nous avons vu combien le lien primaire avait une incidence impressionnante sur les relations de couple. Ce sont les aléas et les obstacles du deuil originaire qui vont avoir une répercussion ultérieurement dans les relations houleuses ou paradoxales qui régissent l'intersubjectivité dans le couple. La conjugalité peut devenir décevante quand est recherchée à travers elle une expérience de satisfaction primaire et nostalgique d'un état de plénitude jamais atteint et désiré ardemment pour le connaître au moins une fois dans la vie.

Nous avons vu se déployer des formes du lien incestuel selon plusieurs variantes comme le fantasme de création continuée et d'avortement perpétuel, le Tamagushi, le sauvetage du partenaire ou le sauvetage réciproque dans la conjugalité.

C'est le cas de Cariatide qui remplace les fonctions du moi du son compagnon. Cette vignette clinique a montré de manière spectaculaire la paradoxalité à l'œuvre dans l'impossible séparation d'un couple déjà séparé. Elle illustre en ce sens le deuil originaire infaisable chez l'un comme chez l'autre des partenaires de ce couple. En effet, à travers cet exemple nous avons pu mesurer les difficultés parfois insurmontables de certains couples où l'un des partenaires occupe la place d'un moi auxiliaire comme une mère pourrait le faire avec son bébé incapable de se débrouiller seul. Il y a alors un empiétement des espaces personnels où tout semble confondu.

Cette sorte de confusion jointe à une relation vitale relevant de l'autoconservation a pour effet, à la longue, d'étouffer tout désir.

Le statut spécial du meurtriel comme formation qualitativement différente de l'incestuel met en évidence l'impact décisif d'un lien à la fois paradoxal et pervers, si bien qualifié de ligature.

Dans cette forme d'incestualité, l'enfant participe d'une certaine façon. Il devient complice de ce débordement des espaces psychiques. Il peut aussi subir ces empiétements : une mère qui par amour pour son enfant déborde en permanence son espace personnel pensant le faire « pour son bien » et en toute bonne foi, s'impose, agit à sa place. Dans ces conditions l'enfant ne peut parvenir à s'appartenir lui-même ou à avoir statut de sujet.

L'un des aspects centraux de cette forme d'incestualité conjugale déclenche chez le partenaire qui le subit une forme de claustrophobie. La vie conjugale répète alors quelque chose de central mais d'anachronique, survenu dans un temps révolu où l'emprise joue un rôle central.

C'est parfois le spectacle de cette emprise d'un partenaire sur son conjoint auquel nous assistons dans nos consultations de couple. Un travail approfondi nous montrera qu'il s'agit bien souvent pour l'un de faire endurer à l'autre ce qu'il a lui-même subi dans son enfance, une position passive dont il faut à tout prix sortir en l'infligeant à son partenaire.

Dans le meurtriel, il y a de la violence, de la toute-puissance de l'impulsivité, de la brutalité. Ces mouvements font référence à une autre scène, à un autre temps. Il s'agit bien souvent de se venger sur le partenaire d'un abus subi pendant l'enfance de la part d'un parent. L'enfant d'alors n'a pas pu se défendre en raison de l'amour et de l'idéalisation portés à son parent abuseur.

Enfin, dans le meurtriel, à défaut de séduction, la dérive narcissique conjugale aboutit à un principe oscillant entre survivance et anéantissement. Si l'incestuel garde la trace, les stigmates d'un lien positif allant dans le sens d'Éros, le meurtriel lui, est sous l'égide de la pulsion de mort d'une façon plus franche.

Le gradient de perversité que l'on y trouve se mesure au degré de désintrication pulsionnelle entre Éros et pulsion de mort. Dans le meurtriel, le degré de destructivité est une figure de la désintrication pulsionnelle autrement dit de la mort.

Quand on passe au meurtriel, on a affaire le plus souvent à une pure culture d'instinct de mort. Certains couples s'affrontent en permanence et souffrent sans parvenir à se séparer. Dans d'autres cas la rupture peut se faire par la fuite, sans explications véritables, sans parole, c'est alors un agir.

Le fuyard est persuadé que c'est l'autre qui va souffrir. Lui-même veut rester indemne de toute douleur en ayant l'illusion que son départ est le fait d'une libre décision. Pourquoi la fuite ? En raison peut-être de la mort qui rôde, celle qui est infligée à l'autre ou celle qui menace le sujet sous forme de somatisation ou de perte de la réalité. C'est pourquoi il est question de survivance. Selon Racamier ce « principe de survivance régit avant tout les pulsions du moi, il se tient au plus près de la nécessité narcissique, enrôle les énergies de conservation ; mobilise les défenses qui sont d'un caractère vital. » En vérité dit-il, « le principe de survivance est plus vital que le principe de plaisir. Et cela va de soi : *ne faut-il pas survivre avant que de jouir ?* »[1]

Elle est le moyen par lequel le partenaire peut parvenir à résister à une violence qui vient d'un autre dont les attaques et disqualifications visent à l'anéantir.

Enfin, il est nécessaire d'affirmer que les problèmes rencontrés par les couples marqués du sceau de ces expériences anciennes mais déterminantes relèvent essentiellement du registre narcissique, la sexualité passant alors au second plan. La violence intersubjective, l'emprise, les tensions, la répression ont pour effets non seulement l'abolition de toute tendresse et de toute sexualité mais aussi le déclenchement ou l'aggravation d'atteintes psycho-somatiques.

Cette approche de l'incestualité dans le couple et surtout la présence du meurtriel nous oblige à reconsidérer les capacités du couple à engendrer. Il faut en effet compter avec le rôle des « imagos terribles » qui peuvent avoir un impact puissant et colorer les relations générationnelles du couple parental aux enfants. Le désengendrement et l'auto-engendrement sont parfois les seules issues permettant de se libérer d'une relation aliénante et de lutter contre l'anéantissement possible.

FIN

---

1 RACAMIER P.-C. (1992), *Le génie des origines*, Paris, Payot, p. 143.

BIBLIOGRAPHIE GÉNÉRALE

ANZIEU D. (1984), *Le groupe et l'inconscient*, Paris, Dunod.

ANZIEU D. (1986), « La scène de ménage », *Nouvelle Revue de Psychanalyse*, 33, pp. 201-209.

ANZIEU D. (1971), « L'illusion groupale », *Nouvelle Revue de Psychanalyse*, 4.

ANZIEU D. (1974), *Le Moi-peau,* Paris, Dunod.

ANZIEU D. (1975), « Le transfert paradoxal », *Nouvelle Revue de Psychanalyse,* 12, pp. 49-72.

ANZIEU D. (1986), « Introduction à l'étude des fonctions du moi peau dans le couple », *Gruppo*, 2, pp 75-81.

ANZIEU D. (1986), « Introduction à l'étude du moi-peau dans le couple », *Gruppo, 2*, pp. 75- 83.

ANZIEU D. (1996)*, Créer, Détruire*, Paris, Dunod.

ANZIEU D. (1998), « Fantasmes de casse », *Vocabulaire de psychanalyse groupale et familiale,* Paris, Ed. Le Collège de Psychanalyse Groupale et Familiale, t. 1, pp. 113-114.

ANZIEU D. (1998), « L'illusion groupale », *Vocabulaire de psychanalyse groupale et familiale*, Paris, Ed. Le Collège de Psychanalyse Groupale et Familiale, t. 1, pp. 133-137.

AULAGNIER P. (1975), *La violence de l'interprétation,* Paris, PUF.

BERGERET J. (1984), *La violence fondamentale,* Paris, Dunod.

BION R. W. (1959), « Attaques contre les liens », *Nouvelle Revue de Psychanalyse,* 1982, 25, pp. 285-298.

BION W. (1965), *Recherche sur les petits groupes,* Paris, Payot, 1982.

BRACONNIER A. (2007), « Entretiens avec Paul Denis », Carnet Psy, 9 ; N° 122.

CAILLOT J.-P. (2003), « Introduction à la psychanalyse du couple. Les thérapies psychanalytiques de couple », *Groupal,* 14, pp. 15-33.

CAILLOT J.-P. (2004), « La position narcissique paradoxale », *Groupal,* 15, pp. 181-197.

CAILLOT J.-P. (2015), *Le meurtriel, l'incestuel et le traumatique,* Paris, Dunod.

CAILLOT J.-P., DECHERF G. (1982), *Thérapie familiale psychanalytique et paradoxalité,* Paris, Clancier Guénaud.

CAILLOT J.-P., DECHERF G. (1985), « La position narcissique paradoxale : la défense par oscillation contre les angoisses catastrophiques », *Gruppo,* 1, pp. 47-63.

CAILLOT J.-P., DECHERF G. (1987), « Couple, famille et défense perverse », *Gruppo,* 3, pp. 47-66.

CAILLOT J.-C., DECHERF G. (1989), *Psychanalyse du couple et de la famille,* Paris, Apsygée.

CAREL A. (1992), « L'intime, le privé et le public », *Gruppo,* 8.

CHARBONNIER G., *Entretiens avec Claude Lévi-Strauss,* Paris, Les Belles Lettres.

CHASSEGUET-SMIRGEL J. (1984), *Éthique et esthétique de la perversion,* Paris, Champs Vallon.

CICCONE A. (2012), « Aux sources du lien tyrannique », *Revue Française de Psychanalyse,* 76, pp. 173-191.

CICCONE A., FERRAND A. (2009), *Honte, culpabilité et traumatisme,* Paris, Dunod.

CICCONE. A, LHOPITAL M. (1991), *Naissance de la vie psychique,* Paris, l'Harmattan.

DAVID C. (1971), *L'état amoureux,* Payot, 1971.

DEFONTAINE B. (2003), « A propos de l'illusion gémellaire chez Didier Anzieu », *Groupal,* 14, pp. 34-47.

DEFONTAINE B. (1997), « L'incestuel dans les somatoses », *Groupal,* 3, pp. 89-108.

DEFONTAINE J., voir plus loin bibliographie exhaustive de l'auteur.

DEJOURS C. (2003), « Pour une théorie psychanalytique de la différence des sexes », *Libres cahiers pour la psychanalyse,* n° spécial *Sur la théorie de la séduction,* In Press, pp.55-67.

DOREY R. (1981), « La relation d'emprise », *Nouvelle Revue de Psychanalyse,* n° 24, Gallimard.

EIGUER A. *et al.* (1984), *La thérapie psychanalytique de couple,* Paris, Dunod.

EIGUER A. (1989), *Le pervers narcissique et son complice,* Paris, Dunod.

FERENCZI S. « De la différence des langues entre adulte et enfant », *Carnet, Journal,* Paris, Payot, Petite bibliothèque Payot, 2016.

FREUD S., « Le président Schreber », *Les cinq psychanalyses,* Paris, PUF.

FREUD S. (1884), « *Nouvelles Conférences* »,

FREUD S. (1914), *La vie sexuelle,* Paris, PUF, 1969.

FREUD S. (1920), *Essais de psychanalyse,* Paris, Payot, 2001.

FREUD S. (1929), *Malaise dans la civilisation,* Paris, PUF.

GRANJON E. (1994), « L'élaboration du temps généalogique dans l'espace de la cure de thérapie familiale psychanalytique », pp. 61-73. Conférence aux *Journées d'étude de psychologie sociale clinique.* Hôpital Imbert. Arles, 21 sept 1994.

GREEN A. (1983), *Narcissisme de vie, narcissisme de mort,* Paris, éd. Minuit,

GREEN A. (1990), « La remémoration : effet de mémoire ou temporalité à l'œuvre ? », *Revue Française de Psychanalyse,* T. 54, n° 4, p. 947-972.

HURNI M., STOLL G. (1996), *La haine de l'amour. La perversion du lien,* Paris, L'Harmattan.

KAËS R. (1993), *Transmission de la vie psychique entre générations*, Paris, Dunod.

KAËS R. (2009), *Les alliances inconscientes,* Paris, Dunod.

KAËS R. (2012), *Le Mal-être,* Paris, Dunod,

KAËS R., « Le sujet de l'héritage - Introduction au concept de transmission psychique dans la pensée de Freud », article « Le sujet de l'héritage - Introduction au concept de transmission psychique dans la pensée de Freud », Dunod, coll. « inconscient et culture. »

KESTEMBERG E. (2001), *La psychose froide*, Paris, PUF, coll. Le fil rouge.

HURNI M., STOLL G. (1998), « Tension intersubjective perverse », *Vocabulaire de psychanalyse groupale et familiale*, t. 1, pp. 261-277.

KAUFFMAN J.-C. (1992), « Le sacrifice égoïste », *Dialogue,* 116.

KLEIN M. (1957), *Envie et gratitude,* Paris, Gallimard.

KOHUT H. (1971), *The analysis of the self,* New York, International Universities Press.

LAPLANCHE J. (2003), « Le genre, le sexe, le sexual », *Libres cahiers pour la psychanalyse,* n° spécial *Sur la théorie de la séduction,* In Press, pp. 69-103.

MARTY P. (1980), *L'ordre psychosomatique*, Paris, Payot.

MAUSS M. (1973), « L'essai sur le don », *Sociologie et anthropologie,* Paris, PUF.

MARX K. (1848), *Le manifeste du parti communiste*, Paris, Garnier Flammarion, 1999.

MARX K. (1859), *Contribution à la critique de l'économie politique,* Paris, Ed. Sociales, 1972.

MARX K. (1872), *Le capital*, Paris, PUF, 1993.

MELTZER D. (1980), « La psychologie des états autistiques et de l'état mental post-autistique », *Explorations dans le monde de l'autisme*, Paris, Payot, 2002.

MELTZER D., *Les structures sexuelles de la vie psychique* Paris, Payot.

PARAT C. (1991), « A propos de la répression », *Revue Française de psychosomatique*, citée in *Groupal*, 3.

PASCHE F. (1990), « Narcissisme et Anti-narcissisme », *Gruppo,* 6, pp. 19-22.

PIGOTT C., « L'empreinte familiale », 120, pp. 18-19.

PIGOTT C. (1999), *Les imagos terribles,* Paris, Les éditions du Collège de Psychanalyse Groupale et Familiale.

PLATON, *Le Banquet,* Paris, Gallimard, La Pléiade, t. 1.

RACAMIER P.-C. (1980), *Les schizophrènes,* Paris, Payot.

RACAMIER P.-C. (1989), *Antoedipe et ses destins,* Paris, Apsygée.

RACAMIER P.-C., (1989) « Antoedipe et ses destins », *Gruppo, 5,* « Le transfert familial. »

RACAMIER P.-C. (1991), « Autour de l'inceste », *Gruppo*, 7, 1991, pp. 49-65.

RACAMIER P.-C. (1992), *Le génie des origines,* Paris, Dunod.

RACAMIER P.-C. (1993), *Cortège conceptuel*, Paris, Apsygée.

RACAMIER P.-C. (1995), *L'inceste et l'incestuel,* Paris, Dunod.

RACAMIER P.-C. (1997), « Brève histoire de l'incestuel », *Groupal*, 3, pp. 7-16.

RACAMIER P.-C. (1998), « Incestuel », *Vocabulaire de psychanalyse groupale et familiale*, t. 1, p. 147-165.

ROSENFELD H. (1990), « Narcissisme destructeur et pulsion de mort », dans *Impasse et interprétation*, Paris, PUF, Coll. Le fil rouge.

ROSENFELD H. (1987), *Impasse et interprétation,* Paris, PUF, Coll. Le fil rouge, Paris, p. 35.

SEGAL H. (1969), *Introduction à l'œuvre de M. Klein*, Paris, PUF.

SPINOZA B. (1677), *Éthique,* livre 1, Paris, Hachette, 2011.

SZWEC G. (1998), *Les galériens volontaires,* Paris, PUF.

LEMAIRE J. G. (1966), *Les conflits conjugaux,* Paris, ESF.

LEMAIRE J. G. (1971), *Les thérapies de couple,* Paris, Payot

LEMAIRE J. G. (1971), *Le couple, sa vie, sa mort,* Paris, Payot.

MELZER D. (1972), *Les structures sexuelles de la vie psychique,* Paris, Payot.

VACHERET C. (2010), « L'apport de la violence fondamentale à l'approche du groupe », *Revue de psychothérapie psychanalytique de groupe, 55.*

WAINRIB S. (2003), « Solutions perverses, malaise dans le contre-transfert », *Filigrane*, 12.

Bibliographie de l'auteur

Ouvrage

DEFONTAINE Jeanne (2007), *L'empreinte familiale - Transfert, Transmission, Transagir,* Paris, L'Harmattan, coll. Études psychanalytiques.

Articles

DEFONTAINE Jeanne (1989), « Esthétique du sens dans l'analyse », *Revue française de psychanalyse,* vol. 53, 6, pp. 1971-1976.

DEFONTAINE Jeanne (1991), « Le cadre à fleur de peau », *Revue française de psychanalyse*, vol. 55, 4, pp. 997-1003.

DEFONTAINE Jeanne (1991), « Incidences des altérations du cadre sur les fantasmes originaires », *Revue française de psychanalyse*, vol. 55, 5, pp. 1265-1271.

DEFONTAINE Jeanne (1991), « Identité en souffrance », *Revue française de psychanalyse,* vol. 55, 6, pp. 1771-1777.

DEFONTAINE Jeanne (1992), « Une forme particulière d'emprise : l'effet brouillard », *Bulletin SPP,* 24, pp. 25-31.

DEFONTAINE Jeanne (1993), « Expérience culturelle et perte du sens », *Revue française de psychanalyse*, vol. 57, 4, pp. 1189-1198.

DEFONTAINE Jeanne (1993) « Arrière-plan prégénital de l'envie du pénis », *Bulletin SPP,* 28, pp. 29-35.

DEFONTAINE Jeanne (1995), « Les turbulences de la passion ou la relation d'objet paradoxale, *Bulletin SPP,* 38, pp. 123-13.

DEFONTAINE Jeanne (1994), « Impasses contre-transférentielles dans le traitement des patients narcissiques », *Bulletin SPP*, 32, pp. 19-32.

DEFONTAINE Jeanne (1995), « Échec de la maîtrise anale : claustrum ou crypte ? », *Revue française de psychanalyse,* vol. 59, 3, pp. 785-801.

DEFONTAINE Jeanne (1995), « Les turbulences de la passion ou la relation d'objet paradoxale, *Bulletin SPP,* 38, pp. 123-138.

DEFONTAINE Jeanne (1998) « Épilepsie essentielle et violence familiale », *Bulletin SPP*, 49, pp. 49-57.

DEFONTAINE Jeanne (1999), « L'agir : voie subvertie du fantasme de séduction », *Bulletin SPP, 53,* pp. 43-51.

DEFONTAINE Jeanne (1999), « Angoisses de séparation et sexualité », *Groupal,* 5, pp. 46-66.

DEFONTAINE Jeanne (2000), « Corps anorectique, corps familial », *Groupal,* 7, pp. 100-119.

DEFONTAINE Jeanne (2001), « Le porte-parole du transfert groupal », *Groupal* 8, pp. 102-130.

DEFONTAINE Jeanne (2002), « Schreber, abus de pouvoir et meurtre d'âme, une figure d'antœdipe », *Groupal,* 10, pp. 81-108.

DEFONTAINE Jeanne (2002), « L'incestuel dans les familles » », *Revue française de psychanalyse*, vol. 66, 1, pp. 179-196.

DEFONTAINE Jeanne (2003), « Quelques aspects du transfert dans la perversion narcissique », *Revue française de psychanalyse*, vol. 67, 3, pp. 839-855.

DEFONTAINE Jeanne (2003), « La perversion narcissique », *Groupal*, 12, pp. 46-70.

DEFONTAINE Jeanne (2003), « Un type particulier de transfert : la ligature », *Groupal*, 13, pp. 11-36.

DEFONTAINE Jeanne (2003), « L'intertransfert dans le couple thérapeutique », *Groupal*, 14, pp. 163-181.

DEFONTAINE Jeanne (2004), « Couple en mal de parentalité », *Groupal*, 15, pp. 81-100.

DEFONTAINE Jeanne (2004), « La groupalité dans l'œuvre de Freud », *Groupal*, 16, pp. 17-34.

DEFONTAINE Jeanne (2005), « L'intersubjectivité dans le travail de sublimation », *Bulletin SPP*, 76, pp. 135-142.

DEFONTAINE Jeanne (2005), « Quand la transitionnalité est en crise », *Groupal*, 17 pp. 73-91.

DEFONTAINE Jeanne (2010) « Pourquoi la thérapie familiale psychanalytique ? », paru sur le site du Collège de Psychanalyse Groupale et Familiale.

DEFONTAINE Jeanne (2010) « Lorsque le corps familial vient à se fragmenter », *Le divan familial*, pp. 133-135.

DEFONTAINE Jeanne (2011) « Animalité incestualité. Réflexions à propos de l'effet Tamagushi », *Revue française de psychanalyse*, vol. 75, 1, pp. 133-148.

DEFONTAINE Jeanne (2012), « La tyrannie dans le couple », *Journal des psychologues, numéro hors-série*, pp. 67-74.

DEFONTAINE Jeanne (2014), « La croyance peut-elle être une aliénation de la pensée » ? *Le divan familial*, 32, pp. 39-54.

DEFONTAINE Jeanne (2014), « Convaincre, se convaincre », *Esquisse*, 7, pp. 81-89.

DEFONTAINE Jeanne (2016) « Visage de Narcisse, "Séduction et perversion" : le narcissisme face à l'énigme de la séduction », *Psychiatrie française*, vol. 46, 2, pp. 31-48.

DEFONTAINE Jeanne (2016) « Séduction narcissique », Congrès du Collège de psychanalyse familiale et groupale, octobre 2014, *Revue de Psychiatrie Française*, vol. 46, 2.

DEFONTAINE Jeanne (2016), « Antœdipe et incestualité », Congrès, texte paru sur le site du Collège de Psychanalyse Groupale et Familiale.

DEFONTAINE Bernard et DEFONTAINE Jeanne (1973), « La figure dans l'art, le discours et la représentation politique », *Annales, économies, sociétés et civilisation,* Paris.

DEFONTAINE Bernard et DEFONTAINE Jeanne (1994), « L'incestuel et le gémellaire dans une thérapie de couple », *Gruppo,* 10, pp. 58-80.

DEFONTAINE Bernard et DEFONTAINE Jeanne (2000), « Bébés clés en main, procréation assistée et perversité », *Groupal,* 6, pp. 42-61.

DEFONTAINE Bernard et DEFONTAINE Jeanne (2002), « Effet traumatique de la diaspora, filiation paradoxale avortement perpétuel et création continuée », *Groupal,* 11, pp. 79-95.

DEFONTAINE Bernard et DEFONTAINE Jeanne (2003), Envie et défense contre l'envie dans un couple », *Groupal,* 14, pp. 126-141.

INDEX DES CONCEPTS

S

T

INDEX DES NOMS PROPRES CITES

Table des matières

PSYCHANALYSE
AUX ÉDITIONS L'HARMATTAN

Dernières parutions

LA PSYCHANALYSE
Les sources d'inspiration de Jacques Lacan du Parménide à Averroès
Stoïan Stoïanoff-Nenoff
Cet essai nous invite à revisiter plusieurs points de l'enseignement de Jacques Lacan que le psychanalyste a repris et développé à partir de certaines propositions d'auteurs anciens. Chemin faisant, on est en mesure de redessiner le noeud borroméen d'après son origine géographique. A l'instar de Porphyre, Lacan n'a-t-il pas rajeuni de vieux mythes en leur donnant une portée psychanalytique ?
(166 p., 18 euros)
ISBN : 978-2-343-15197-7, EAN EBOOK : 9782140114946

ÉDUCATION, FORMATION ET PSYCHANALYSE : UNE INSISTANTE ACTUALITÉ
Ouvrage coordonné par Louis-Marie Bossard, Sophie Lerner-Seï et Philippe Chaussecourte
Cet ouvrage prolonge le cinquième congrès CLIOPSY qui a eu lieu en mai 2017 à l'université Paris Descartes et marque une nouvelle étape dans les productions du champ de la clinique d'orientation psychanalytique en éducation et en formation. Il montre en particulier que de nouvelles méthodes et médiations se développent avec une diversité de références psychanalytiques, faisant émerger des questionnements en matière d'épistémologie et de méthodologie.
(Coll. Savoir et formation, 206 p., 22 euros)
ISBN : 978-2-343-16515-8, EAN EBOOK : 9782140111136

LA NAISSANCE DU LIEN
Essai
Anne-Laure Galtier
C'est dans le corps de la femme que'enfant est conçu. C'est là qu'il grandit. Rien ne remplace la grossesse. Pour l'instant on ne peut pas en faire l'économie. Souvent par le sexe de la femme l'enfant né, au sein de la femme l'enfant tète. Il y a ce corps à corps primordial au démarrage de la vie. La grossesse semble incontournable pour faire naître un enfant. Cette expérience singulière, unique, marquera définitivement l'enfant et la femme. Le lien se tisse, s'apprend, dans ce plein et ce vide, entre désir et angoisse, entre demande et réponse, entre frustration et satisfaction. Notre lien à l'autre, notre rapport au monde, prend naissance de manière « éternelle » au corps de l'autre.
(Coll. Nomino ergo sum, 86 p., 12 euros)
ISBN : 978-2-343-16308-6, EAN EBOOK : 9782140111624

LOUANGE, L'ENFANT DU PLACARD
Psychothérapie analytique d'un enfant autiste
Christine Bouyssou-Gaucher
Préface de Pierre Delion
Voici un livre touchant et profond qui va réjouir nos contemporains qui estiment que la psychanalyse a quelque chose à proposer pour les enfants autistes, et plus largement, tous ceux auxquels rien de ce qui est humain n'est étranger. Il s'agit d'un récit précis, concis et vivant de la cure de Louange, un enfant ravagé par le processus autistisant depuis son plus jeune âge. Christine Bouyssou-Gaucher, sa psychanalyste, nous raconte en détail l'évolution de cet enfant pendant de nombreuses années. En plus d'être une démonstration éblouissante de l'efficacité de la psychanalyse dans l'autisme, ce livre est un outil pour tous les praticiens qui voudraient s'y engager. Les parents aussi peuvent lire ce récit pour s'en nourrir, tant le message d'espoir qu'il contient est basé sur une réalité clinique palpable et partageable.
Editions Penta (238 p., 24,5 euros)
ISBN : 978-2-917714-22-5, EAN EBOOK : 9782140111426

LE PASSE-PORT

Entre poésie et psychanalyse

Christiane Anglés Mounoud

Entretiens de Christiane Anglès Mounoud et Jean Godebski avec Paule Plouvier

Paule Plouvier, Christiane Anglés Mounoud, Jean Godebski : trois générations, trois itinéraires, trois voix et plusieurs croisements entre poésie et psychanalyse. Ce livre-entretien est survenu lorsque Paule Plouvier constata un jour qu'il lui restait à « écrire sur la sagesse ». Une histoire hors norme, de révolte, d'invention et enfin de compassion. Entre amour-haine et humanité, entre Orient et Occident. Un passeport pour la vie, entre la force de la poésie et l'ouverture fragile de la psychanalyse-parcours initiatique-succession de passages, combat et sagesse mêlés.

(Coll. Sexualité et genre : fiction et réalité, 116 p., 13,5 euros)

ISBN : 978-2-343-16238-6, EAN EBOOK : 9782140110481

LA RADICALISATION

ou La résurrection du père par le fanatisme

Julien Maucade

Le processus conduisant à la radicalisation dans son aboutissement extrême est un passage à l'acte terroriste. En quoi l'avènement de la radicalisation avec ce qui s'ensuit, c'est-à-dire le passage à l'acte terroriste, peut-il représenter un signe d'un malaise grandissant des sociétés post-modernes ? Nous sommes en droit de nous interroger sur ce qui justifie ce mode de "surgissement" de la religion dans la vie quotidienne et son ampleur. Il s'agit d'aller au plus profond du questionnement sur le rapport du fanatisme et du terrorisme avec la religion et le caractère éminemment spirituel du tout religieux. La spécificité religieuse caractérise aujourd'hui le phénomène, en particulier l'islam, et oriente l'observation vers un approfondissement des connaissances des dogmes de la troisième religion monothéiste.

(Coll. Études Psychanalytiques, 248 p., 26 euros)

ISBN : 978-2-343-16255-3, EAN EBOOK : 9782140107795

LE COMPLEXE DE JOSIANE

Nouvelles psychanalytiques

Michel Granek

Des "Études de cas" de Freud, on a pu dire qu'elles "se lisent comme des romans". Voici des "Nouvelles psychanalytiques" dont on pourra dire qu'elles "se lisent comme des cas cliniques. Entre le divan freudien et la loupe de Conan Doyle, le lecteur avancera à travers énigmes et intrigues jusqu'aux surprenants dénouements. Par un crescendo dramatique inexorable, Michel Granek offre au lecteur le miroir où il pourra entrendre l'écho des vicissitudes de sa propre quête inconsciente. Celle d'une vérité à chaque fois subjective, enfouie et qu'il croyait oubliée(er).

Editions Penta (242 p., 23,5 euros)

ISBN : 978-2-917714-21-8, EAN EBOOK : 9782140108419

LA SUBJECTIVITÉ FACE AU DÉSASTRE

Subjectivation et catastrophes

Saverio Tomasella

La catastrophe correspond à une rupture de la continuité existentielle de personnes, de familles et de communautés. Plus qu'une somme de deuils et de traumatismes, elle engendre un véritable bouleversement des subjectivités, pouvant entraîner la désubjectivation de celles et de ceux qui y sont confrontés ou qui en sont témoins. Après une telle expérience du chaos, quelles sont les possibilités de resubjectivation ?

(Coll. Psychanalyse et civilisations, 272 p., 27 euros)

ISBN : 978-2-343-16296-6, EAN EBOOK : 9782140107009

PSYCHOLOGIE DE L'INCONSCIENT ET DIEU FREYR DU MYTHE SCANDINAVE

Le mythe de Freyr dans l'Edda en prose de Snorri Sturluson

Charles Marsel

Le mythe de FREYR fait suite au mythe de création des HYPERBORÉENS. Ces peuples du Nord, furent les maîtres du monde connu durant l'épopée VIKING, qui fut le chant du cygne de la civilisation des mégalithes. Snorri STURLUSON, initié scalde du XIIième siècle, en transmet les savoirs et l'hermétisme sur le point de s'éteindre. Les antiques dieux Vanes, SKADI, NJORD, FRYER et FREYJA y sont revisités, selon les principes de la psychologie des profondeurs. L'étude de leurs participations aux épisodes mythiques décrits dans l'Edda, éclaire leur qualité archétype et la richesse des contenus accessibles, tel que la dimension astrale de l'humain, que le rationalisme n'a toujours pas constellé, malgré les preuves scientifiques accumulées. La filiation de cette étude, est celle de la branche française de psychologie junguienne, fondée par Étienne PERROT.

(Coll. Psychanalyse et civilisations, 320 p., 33 euros)

ISBN : 978-2-343-14525-9, EAN EBOOK : 9782140106231

LA HÂTE, UN TEMPO POUR AUJOURD"HUI

Henri Mialocq

Pourquoi, avec la psychanalyse, la philosophie et même la physique, penser la hâte comme un tempo pour un aujourd'hui ? Un aujourd'hui déjà tant précipité et stressant. Pourquoi lui donner de l'importance quand il s'agirait au contraire de donner du temps au temps, de prendre les choses et les gens avec mesure et apaisement ?

(Coll. Études Psychanalytiques, 174 p., 18 euros)

ISBN : 978-2-343-15980-5, EAN EBOOK : 9782140103865

PSYCHANALYSE ET RÉALITÉ SOCIALE

1918-1968-2018

Bernard Sigg

Préface de Marie-Jean Sauret

Bien des gens voudraient entreprendre une psychanalyse et ne l'osent ou ne le peuvent pas. La psychanalyse serait-elle toujours le privilège des beaux quartiers ? Nulle histoire de la pratique n'est disponible ; et pourtant, que de projets et de réalisations originales ? Commençant au cabinet de Freud, traversant les premiers instituts et polycliniques, on peut découvrir plusieurs institutions européennes et françaises méconnues. De ce parcours, Bernard Sigg déduit des propositions théoriques qui ébranlent certaines idées reçues, tel le « prix » élevé à payer pour qui veut engager une analyse. (1990)

(222 p., 22,5 euros)

ISBN : 978-2-343-15736-8, EAN EBOOK : 9782140100840

HISTOIRE DE PSYFA PSYCHANALYSE ET FAMILLE

Lectures et conversations avec les fondateurs : Évelyne et Jean-Georges Lemaire

Catherine Combase

Psyfa est fondée en 1981. Son but est « l'étude psychanalytique du système familial et la recherche en thérapie familiale, l'enseignement, la formation, la supervision des thérapeutes de famille et l'organisation de thérapies familiales. » Les questions éthiques posées par les découvertes dans le domaine de la procréation médicale assistée, l'augmentation des divorces, le développement des familles recomposées, monoparentales, homoparentales, etc., viennent bousculer théorie et pratiques. C'est toute une histoire, dont Psyfa est en France l'un des acteurs essentiels...

(Coll. Études Psychanalytiques, 110 p., 13 euros)

ISBN : 978-2-343-15531-9, EAN EBOOK : 9782140099229

MON CHAT CHEZ LACAN

Laurence Jean

Par le biais d'une fiction, dans laquelle un chat fait la curieuse expérience d'aller se raconter chez un psychanalyste, Laurence Jean introduit un questionnement sur un nouveau statut à accorder aux animaux domestiques. Faut-il leur reconnaître une subjectivité, des droits, une certaine liberté? En quoi cela peut-il, voire doit-il modifier notre rapport à eux ?

(Coll. Mouvements des Savoirs, 124 p., 14 euros)

ISBN : 978-2-343-15419-0, EAN EBOOK : 9782140098499

PERVERSION - VARIATIONS SUR UN THÈME

Béatrice Bérard, Lydie Camus, Laurent Koelblen, Marie-Sarah Néjadi, Dorit Perl, Christine Zimamou-Prigent

La perversion reste une question encore difficile à appréhender à notre époque. À partir de synthèses de romans, films et faits divers, ce livre interroge huit concepts sur leur versant psychanalytique : le couple pervers, le fétiche, le fantasme, la jouissance, le masochisme, le scenario, la manipulation et le fétichisme, par des allers-retours théorico-cliniques. Le lecteur pourra y questionner les réelles difficultés des sujets pervers à s'inscrire dans l'existence, malgré l'illusion d'une parfaite maîtrise qu'ils exposent.

(Coll. Études Psychanalytiques, 166 p., 18 euros)

ISBN : 978-2-343-15471-8, EAN EBOOK : 9782140097966

PETIT TRAITÉ DE PSYCHANALYSE À BATONS ROMPUS

De la "deuxième" madeleine de Proust à l'inconscient lacanien

Anny Cordié

Arrivée en fin de vie - 90 ans -, Anny Cordié veut revisiter son passé d'analyste. À la relecture de ses livres et de ses écrits, conférences, articles, etc., elle a souhaité leur donner un nouveau départ. Elle a retenu, par exemple, plusieurs analyses d'enfants, de leur petite enfance à leur adolescence, fait un long trajet sur les pulsions, Eros et Thanatos, et posé un nouveau regard sur la madeleine de Proust et le monde des arts avec Picasso.

(Coll. Études Psychanalytiques, 152 p., 16,5 euros)

ISBN : 978-2-343-15269-1, EAN EBOOK : 9782140095955

HANDICAPS, INSTITUTIONS ET PSYCHANALYSE

Jean-Tristan Richard

À l'heure de la désinstitutionnalisation généralisée et de la fronde anti-freudienne, ce livre consacré à la prise en charge des personnes handicapées en services spécialisés témoigne de l'intérêt de ces services à l'aune de l'approche clinique référencée à la psychanalyse. Sont ainsi explorées successivement : la question des âges et transitions chez le jeune enfant handicapé mental en institution(s) ; la place d'une organisation en « faux self » dans le handicap mental et dans le handicap psychique chez l'enfant ; la nécessité d'un mode de « contrôle » clinique institutionnel des équipes pluri-professionnelles sur le terrain ; la place de la violence et de la répétition face à la parentalité handicapée. Et, enfin, les liaisons entre soin et sein à partir d'une réflexion axée sur le fait que la première institution psychosociale rencontrée par tout être humain est le sein maternel.

(Coll. Études Psychanalytiques, 254 p., 26 euros)

ISBN : 978-2-343-15501-2, EAN EBOOK : 9782140097522

L'ADOLESCENT ACTEUR D'ABUS SEXUELS

Clinique psychanalytique

Claude Savinaud

Avec la collaboration d'Alain Harrault

Les violences sexuelles seraient-elles l'expression d'une « maladie infanto-juvénile du néolibéralisme » ? Comment ne pas en passer par l'analyse d'une intersubjectalité sociale pour penser le traitement de ces violences impensables et restituer au Sujet sa responsabilité ?

(320 p., 32 euros)

ISBN : 978-2-343-14679-9, EAN EBOOK : 9782140093685

Structures éditoriales du groupe L'Harmattan

L'Harmattan Italie
Via degli Artisti, 15
10124 Torino
harmattan.italia@gmail.com

L'Harmattan Hongrie
Kossuth l. u. 14-16.
1053 Budapest
harmattan@harmattan.hu

L'Harmattan Sénégal
10 VDN en face Mermoz
BP 45034 Dakar-Fann
senharmattan@gmail.com

L'Harmattan Cameroun
TSINGA/FECAFOOT
BP 11486 Yaoundé
inkoukam@gmail.com

L'Harmattan Burkina Faso
Achille Somé – tengnule@hotmail.fr

L'Harmattan Guinée
Almamya, rue KA 028 OKB Agency
BP 3470 Conakry
harmattanguinee@yahoo.fr

L'Harmattan RDC
185, avenue Nyangwe
Commune de Lingwala – Kinshasa
matangilamusadila@yahoo.fr

L'Harmattan Congo
67, boulevard Denis-Sassou-N'Guesso
BP 2874 Brazzaville
harmattan.congo@yahoo.fr

L'Harmattan Mali
Sirakoro-Meguetana V31
Bamako
syllaka@yahoo.fr

L'Harmattan Togo
Djidjole – Lomé
Maison Amela
face EPP BATOME
ddamela@aol.com

L'Harmattan Côte d'Ivoire
Résidence Karl – Cité des Arts
Abidjan-Cocody
03 BP 1588 Abidjan
espace_harmattan.ci@hotmail.fr

L'Harmattan Algérie
22, rue Moulay-Mohamed
31000 Oran
info2@harmattan-algerie.com

L'Harmattan Maroc
5, rue Ferrane-Kouicha, Talaâ-Elkbira
Chrableyine, Fès-Médine
30000 Fès
harmattan.maroc@gmail.com

Nos librairies en France

Librairie internationale
16, rue des Écoles – 75005 Paris
librairie.internationale@harmattan.fr
01 40 46 79 11
www.librairieharmattan.com

Librairie l'Espace Harmattan
21 bis, rue des Écoles – 75005 Paris
librairie.espace@harmattan.fr
01 43 29 49 42

Lib. sciences humaines & histoire
21, rue des Écoles – 75005 Paris
librairie.sh@harmattan.fr
01 46 34 13 71
www.librairieharmattansh.com

Lib. Méditerranée & Moyen-Orient
7, rue des Carmes – 75005 Paris
librairie.mediterranee@harmattan.fr
01 43 29 71 15

Librairie Le Lucernaire
53, rue Notre-Dame-des-Champs – 75006 Paris
librairie@lucernaire.fr
01 42 22 67 13

www.ingramcontent.com/pod-product-compliance
Lightning Source LLC
LaVergne TN
LVHW011318061026
849535LV00005B/1613